U0217516

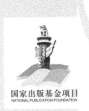

国家出版基金项目
NATIONAL PUBLICATION FOUNDATION

『十三五』国家重点出版物出版规划项目

国家出版基金资助项目

土单验方卷 4（上）

新中国
地方中草药
文献研究
（1949—1979年）

张瑞贤 张 卫
刘更生 蒋力生

主编

SPM
南方出版传媒 广东科技出版社
北京科学技术出版社

图书在版编目（CIP）数据

新中国地方中草药文献研究：1949—1979年．土单验方卷．4：全3册／张瑞贤等主编．—广州：广东科技出版社；北京：北京科学技术出版社，2020.10

ISBN 978-7-5359-7364-1

Ⅰ．①新… Ⅱ．①张… Ⅲ．①中草药—地方文献—研究—中国—现代②土方—汇编③验方—汇编 Ⅳ．①R28

中国版本图书馆CIP数据核字（2019）第249719号

新中国地方中草药文献研究（1949—1979年）·土单验方卷4：全3册
Xinzhongguo Difang Zhongcaoyao Wenxian Yanjiu（1949—1979 Nian） Tudan Yanfang Juan 4 Quan 3 Ce

出 版 人：朱文清

责任编辑：莫志坚　赵雅雅　侍　伟　尤竞爽

责任校对：贾　荣

责任印制：彭海波　张　良

封面设计：蒋宏工作室

出版发行：广东科技出版社　http://www.gdstp.com.cn

（广州市环市东路水荫路11号　邮政编码：510075　电子信箱：gdkjzbb@gdstp.com.cn）

北京科学技术出版社　http://www.bkydw.cn

（北京市西直门南大街16号　邮政编码：100035　电子信箱：bjkj@bjkjpress.com）

销售热线：0086-10-66113227（发行部）　0086-10-66161952（发行部传真）

经　　销：新华书店

印　　刷：北京虎彩文化传播有限公司

（河北省廊坊市固安县工业区南区通达道临7号　邮政编码：065500）

规　　格：787mm×1 092mm　1/16　印张122.5　字数980千

版　　次：2020年10月第1版

2020年10月第1次印刷

定　　价：2670.00元（全3册）

如发现因印装质量问题影响阅读，请与广东科技出版社印制室联系调换（电话：020-37607272）。

目　录

中草药资料汇编
（处方选）

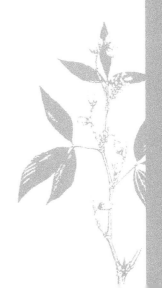

提　要

湖南医药工业研究所编印。

1970 年 8 月出版。共 114 页，其中目录 2 页，正文 110 页，插页 2 页。纸质封面，平装本。

　　湖南医药工业研究所编写了《中草药资料汇编》，本书为《中草药资料汇编（处方选）》，主要侧重于运用中草药治疗疾病的临床经验等方面的内容。本书涉及一些战备用药、秘方和保密级的工艺过程，所以封面标有"秘密"字样。

　　本书分为止血方，镇痛、麻醉药，骨折、跌打损伤用药，烫伤用药，蛇药，抗破伤风药，抗菌消炎药，解热、止喘药，治痢疾、消化不良药，治肝炎、胆囊炎药，治胃、十二指肠溃疡病药，抗肿瘤药，抗结核药，抗风湿药，计划生育用药，治阑尾炎药，治血吸虫病药，传染病用药，妇科用药，五官科用药及其他药物。每类下列方几个到十几个不等，全书共收方 244 个。每方下依次介绍其处方（组成）、主治、用法、疗效及来源等内容。

【秘密】

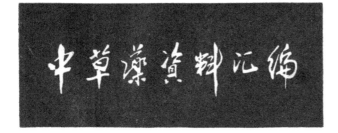

处 方 选

1

湖南医药工业研究所

目　　录

1949

新　中　国
地 方 中 草 药
文　献　研　究
(1949—1979年)

1979

中草药处方选

止 血 药

【处方】 牛西西。学名巴天酸模，蓼科。针剂：每2毫升相当于生药4克；片剂；水剂。

【主治】 各种出血性疾病。

【用法】 遵医嘱。

【疗效】 共收治出血性疾病110例，包括肺结核或支气管扩张咳血18例，溃疡病呕血、便血10例，肝硬化食道静脉曲张呕血1例，肠道出血（阿米巴）1例，痔出血10例，月经过多42例，人工流产后出血3例，宫颈癌（晚期）3例，泌尿系出血2例，鼻衄9例，牙龈出血2例，外伤出血1例，再生障碍性贫血5例，血小板减少性紫癜3例。疗效显著69例（62.7％），良好39例（35.5％），无效2例（1.8％）。

【来源】 天津碱厂医院新疗法组：中草药"牛西西"治疗出血性疾患，1970年7月11日。

【处方】 705止血水：了哥王根皮4斤，韭菜（全草）2斤，均为生药。

【主治】 止血。

【用法】 将了哥王根皮及韭菜充分洗净，去尽泥污及杂质，并切成碎片。盛于瓦质溶器内加水至药面约五公分，武火煎三小时，倒出药液存放，再加水至药面2公分，武火2.5小时，倒

1

1949

新 中 国
地 方 中 草 药
文 献 研 究
(1949—1979年)

1979

出药液存放，药渣再次加水至药面2公分，武火煎2个小时，倒出药液，并把三次药液混合。

用棉花或尼龙网过滤煎出之药液，盛入瓦质或玻璃容器内加热浓缩至流浸羔状。装并封存，经煮沸30分钟消毒或高压消毒即可使用。

【疗效】 作猪的肝出血止血试验28次，其中一分钟止血的有3次，一分半的8次，二分钟的17次。5—7天内未见出血。又作狗动脉止血试验39次，其中二分钟止血的5次，二分半的9次，三分钟的25次。5—7天内未见出血。并且还作了数例临床观察。

【来源】 广东省博罗县长 宁 公 社 新村大队合作医疗站："705止血水"动物实验和临床使用总结，1970年5月29日。

【处方】 70—2号止血粉：兰衣树（皮）。系榆科榆属榆树。

【主治】 止血。

【用法】 采兰衣树真皮切成小块洗净，用蒸馏水或过滤开水浸泡24—48小时，取其浸出液过滤后，置于干燥箱蒸发，将粉块研细，高压消毒备用。

【疗效】 经动物止血试验及临床试用，证实 疗 效 显 著。李××，男，成年，1970年1月23日下午被碾末机皮带铁钉挂伤，致左尺骨上三分之一开放性骨折，入院时伤口出血不止，即行做手术，发现骨髓腔及软组织出血，用兰衣树止血粉填压出血点，三分钟即止。手术后未再出血。

【来源】 昆明部队138野战医院。转摘昆 明 部队中草药展览会。

2

【处方】 **土茵陈叶止血粉**：土茵陈1—2斤。

【主治】 止血。

【用法】 晒干研成细末，即可应用。

【疗效】 猪肝止血试验二分钟止血有12次，一分半钟止血有17次，一分钟止血5次。狗的股动脉止血四分钟有36次，五分钟止血有12次。

【来源】 广东省惠阳专区博罗县长宁公社新村大队医疗站："十味止血粉"实验小结，1970年2月。

【处方】 **山橡皮草**（别名肿节连）。爵床科。

【主治】 止血。

【用法】 遵医嘱。

【疗效】 六次用于狗的股动脉或颈动脉切断止血试验，1—3分钟即止血。

肌注一例上消化道出血，效果良好。

【来源】 江西省婺源县医药卫生院。

【备注】 用蒸馏法和酒精脱蛋白清可制成注射液。

【处方】 **001止血粉**：罗兰参（又名兰花参）根。

【主治】 止血。

【用法】 研细末，撒布伤口，出血多时加压。

【疗效】 家兔在静脉麻醉下，暴露后肢股动脉，直径1—2毫米。完全切断，血液喷出，用001粉撒于切口，加压一分钟止血。

【来源】 云南省曲靖专区。转摘云南省卫生局：中草药展

3

1949

新 中 国
地 方 中 草 药
文 献 研 究
(1949—1979年)

1979

览资料选编，1970年5月。

【处方】 "八号"止血药粉：百步还原1份，类藤仲1份，三条筋1份，贯仲1.5份。

【主治】 止血。

【用法】 研细粉末备用。

【疗效】 经过四百五十一次动物止血试验，终于制成"八号"止血药粉。还分别用人血、动物血（狗血）进行了离体试验。结果证明，一般动脉出血，在四十秒钟到二分钟内，最短在二十五秒钟内即可止住；肝脾出血（动物试验三十二次）十至十五秒钟即可止住；皮下软组织微血管出血，敷上药粉，立即见效。

【来源】 昆明军区后勤卫生部：为打仗，勇于实践创新方——0283部队卫生队应用中草药接骨、止血试验初步获得成功，1970年5月。

【处方】 外用止血粉：赤石脂八份、五倍子六份、松香六份。

【主治】 止血。

【用法】 撒布创面。

【疗效】 离断狗股动静脉，将药粉撒布创面20—40秒钟止血，五分钟后经较强烈运动仍无出血。狗肝刺破实验，刺破长5cm，二十秒钟止血，切除组织3×5cm，二十秒钟止血。

【来源】 昆明军区〇二七七部队。转摘昆明部队中草药展览会，1970年5月。

4

【处方】 **小白药**：止血接骨藤（接骨丹）。

【主治】 止血。

【用法】 中层根皮晒干碾粉备用，将药粉撒布出血创面。

【疗效】 作了六次动物实验（羊颈动脉、狗肠系膜动脉、兔股动脉），止血时间2—3分钟。应用门诊50多例外伤出血，效果良好。

【来源】 昆明军区三五一部队卫生所。转摘昆明部队中草药展览会，1970年5月。

【处方】 **铁马尾**。别名脆骨莲。

【主治】 外伤出血。

【用法】 内服，或撒于伤口外敷。

【疗效】 用于3例创伤出血，治疗效果良好。又内服治疗肺咯血2例，有效。动物试验，全切断狗右侧股动脉，用此药口嚼烂外敷伤口，30—40秒钟止血，包扎后该狗能自由行走，四天后伤口愈合。

【来源】 广东省从化县良口公社达溪大队卫生站。

【处方】 **止血驳骨散**：石射香晒干研末。

【主治】 外伤出血。

【用法】 取药粉撒于伤口，包扎即可。

【疗效】 刀伤70余例，均获良效。

【来源】 广东省惠东县人民卫生服务站。

5

1949

新 中 国
地 方 中 草 药
文 献 研 究
(1949—1979年)

1979

【处方】 **保康止血粉**：土龙骨（干燥研末）。

【主治】 止血。

【用法】 外敷。

【疗效】 狗股动脉切开2分钟止血。

【来源】 湖北省保康县。转摘湖北省中草药展览会，1970年6月。

【处方】 **恩施二号**：生半夏100克，明胶10克。

【主治】 止血。

【用法】 外敷。

【疗效】 狗股动脉切开3分钟止血。

【来源】 湖北省恩施县。转摘湖北省中草药展览会，1970年6月。

【处方】 **宜昌止血粉**：胡麻仁、血砂莲各等份。晒干研末。

【主治】 止血。

【用法】 外敷。

【疗效】 兔腹主动脉切开，36秒止血，肝叶部份切除16—28秒止血。

【来源】 湖北省宜昌市。转摘湖北省中草药展览会，1970年6月。

【处方】 **秭归止血粉**：老虎台衣花。晒干研末。

【主治】 止血。

6

【用法】 外敷。

【疗效】 兔腹主动脉切开11秒止血，肝叶22—26秒止血。

【来源】 湖北省秭归县。转摘湖北省中草药展览会，1970年6月。

【处方】 利川止血粉：半截烂，仙鹤草，生龙骨，见血飞，皮血屯，蒲黄，白三七，陈石灰，金毛狗脊各等分研末。

【主治】 止血。

【用法】 外敷。

【疗效】 狗股动脉切开2分钟止血。

【来源】 湖北省利川县。转摘湖北省中草药展览会，1970年6月。

【处方】 八角茴、臭椿树皮（研末）。

【主治】 止血。

【用法】 外敷。

【疗效】 山羊股动脉切开2分钟止血。

【来源】 湖北省郧阳县。转摘湖北省中草药展览会，1970年6月。

【处方】 白芨1两，研细末。

【主治】 适用于各种内外出血，如呼吸道、消化道出血，妇女崩漏，外伤，尿血等。

【用法】 每次1—2钱，温水冲服。外伤以粉压迫包扎，鼻

7

1949

新 中 国
地 方 中 草 药
文 献 研 究
(1949—1979年)

1979

衄以粉吹入鼻腔用棉花塞鼻孔。

【疗效】 经中医药研究小组介绍，止血疗效显著。

【来源】 安徽省████生产指挥组卫生小组中医药研究小组：中草药方选编，1969年8月。

【处方】 生白附子二两，白芷一两，天麻一两，南星一两，防风一两，羌活一两。

【主治】 用于治疗各种外伤出血，并能治疗各种内伤及防治破伤风。

【用法】 共研细末，外敷压迫，用纱布包扎止血，结痂时除去。内伤疼痛者用温开水冲服，每日二次，每次5分—1钱。

【疗效】 经中医药研究小组介绍，疗效好，常用方。

【来源】 安徽省████生产指挥组卫生小组中医药研究小组：中草药方选编，1969年8月。

【处方】 吐血莲。

【主治】 内出血。

【用法】 吐血莲一株晒干研粉，开水冲服。

【疗效】 本品用于各种内出血13例均在一天内止血。

【来源】 湖北省麻城县。转摘湖北省中草药展览会。1970年6月。

【处方】 活血莲三至八片叶。

【主治】 内出血。

8

【用法】 同瘦肉炖，吃肉汤。

【疗效】 对各种内出血立即见效。

【来源】 湖北省通城县。转摘湖北省中草药展览会，1970年6月。

【处方】 刘寄奴。煎成水剂。

【主治】 止血。

【用法】 外敷。

【疗效】 狗股动脉出血，用棉球蘸药水按之，4分半钟止血。

【来源】 武汉医学院附一医院，1970年2月。

【处方】 玉珍散。

【主治】 止血。

【用法】 外敷。

【疗效】 狗股动脉出血，用药粉按之，3分钟止血。止血后用酒精擦去粉末，亦未出血。

【来源】 武汉医学院附一医院，1970年2月。

【处方】 马勃粉。

【主治】 再生障碍性贫血之鼻出血，宫颈癌出血，及一般出血。

【用法】 外用。

【疗效】 为民间常用方，经有关医院试用疗效良好。

【来源】 安徽医学院小分队，1970年4月。

·9

1949

新 中 国
地 方 中 草 药
文 献 研 究
(1949—1979年)

1979

【处方】 鲜马兰根二两。

【主治】 鼻衄。

【用法】 每日煎服二两，当茶饮之。

【疗效】 连服20日，可以根治，不易复发。

【来源】 安徽省立医院：临床验方汇编，1970年3月。

10

中草药处方选

镇痛、麻醉药

【处方】 七叶莲。系百合科，Paris Polyphylla Sm.又名七叶一支花等。

【主治】 止痛。癌症疼痛，或手术后疼痛等。

【用法】 煎服，或注射。

【疗效】 广西壮族自治区人民医院应用七叶莲治疗六十多种疾病或手术引起的疼痛，共治疗271例，其中疗效显著的220例，占81%，疗效良好的38例，占14%，无效的13例，占5%。许多癌症病人本来需注射杜冷丁止痛，服用七叶莲之后，疼痛减轻，能入睡了。

【来源】 广西壮族自治区人民医院：中草药"七叶莲"临床试用小结。1970年。

【处方】 鸭脚莲。又名土牛藤、假荔枝。系木通科野木瓜属藤本植物。

【主治】 各种疾病引起的疼痛。如肿瘤，腰酸痛，骨折，溃疡病，胆石症，风湿性关节炎，胸膜炎等。

【用法】 痛时服用，用量如下：
煎　剂：干草药一至三钱。
干糖浆：0.3克至3克（1克相当草药一钱）
片　剂：3—4片（每片0.3克，相当草药0.3钱）。

11

1949

新　中　国
地 方 中 草 药
文　献　研　究
(1949—1979年)

1979

胶囊：与片剂同。

【疗效】　用于101例各种痛症，显著51例（50.5%），良好42例（41.5%），无效8例（8.0%）。有三例癌症病人过去每天要注射杜冷丁或吗啡止痛，改为服用鸭脚莲后，就能安静入睡。

【来源】　广州市第一人民医院：鸭脚莲及其制剂对101例临床镇痛疗效观察，1970年3月。

【处方】　701注射液。

【主治】　止痛。如对癌症疼痛，胃痛，肠绞痛，头痛，胆道蛔虫、风湿痛等。

【用法】　痛时注射2毫升。

【疗效】　有强烈止痛作用，生效快（5—15分钟），持续时间长（4—7小时）。用于82例，各种疾病之疼痛，有效率为90%，且效果赛过杜冷丁，无毒性和副作用，不成瘾。

【来源】　广州市从化县良口卫生院，从化县卫生战线：利用中草药"701"提制癌肿止痛针剂，1970年6月。

【处方】　两面针。系芸香科花椒属（Zanthoxylum niti-dum〔Roxb〕DC．）别名入地金牛、山椒，野花椒。制成了三种剂型：表面麻醉一号，表面麻醉二号，表面麻醉三号。

【主治】　在口腔科用作表面麻醉剂，代替氯化烷。

【用法】　用小棉球蘸药液少许，放于需要进行手术的牙龈的周围或脓肿的表面上，由病人自咬棉球一、二分钟后进行手术。

【疗效】　用一、二、三号两面针制剂作为表面麻醉剂拔牙

12

101只（84例病人），无痛98只，占97％，仍有痛感3只，占3％。施行脓肿切开共18例，无痛14例，占77％，仍有痛感者4例，占23％。总之，临床上可代替氯乙烷作为表面麻醉剂，而且效疗优异。

【来源】　广州市第一人民医院口腔科：两面针表面麻醉剂在口腔外科应用的小结，1970年3月12日。

【处方】　**青骨止痛片**：青骨藤根。别名：瓦草，保石竹科。研粉制片。每片0.5克。

【主治】　各种疼痛。

【用法】　每次2—4片，痛时口服。

【疗效】　临床应用32例，一般15分钟痛开始减，半小时止。维持时间最短5小时，长20小时，赛过杜冷丁。

【来源】　昆明部队中草药展览会（云南滇南方），1970年5月。

【处方】　**复方鸡骨香注射液**：大叶鸡骨香根5克，伤寒草2.5克。每支2毫升。

【主治】　止痛，镇静，对创伤性疼痛，胃肠绞痛，风湿痛，神经痛均有效。

【用法】　成人每次2—4毫升，肌注。

【疗效】　共用35例各种痛症病人，都有良好止痛作用。而且作用迅速，有29例在5分钟内就起作用。维持时间较长，31例可维持8小时，有的可维持24小时。对胃十二指肠溃疡痛效果更佳。

【来源】　广东省博罗县长宁公社新村大队合作医疗站：复

13

1949

新 中 国
地 方 中 草 药
文 献 研 究
(1949—1979年)

1979

方鸡骨香注射液临床应用小结，1970年3月10日。

【处方】 小白撑。系毛茛科乌头属多年生草本。

【主治】 镇痛，活血祛瘀。治跌打损伤所致的疼痛和各种疼痛。

【用法】 研末，每次0.1至0.2克，酒送服。

【疗效】 几个单位试用，疗效良好。有典型病例报告。

【来源】 曲靖专区（云南省）。

【备注】 本品剧毒，多服中毒，出现全身发麻，心慌等症。可刮竹子外皮末一分，开水送服解救。

【处方】 雪上一支蒿。别名搜伤虎，生根子，本品为毛茛科、乌头属。

【主治】 镇痛止血，风湿。

【用法】 有剧毒！内服每次半粒米大，日二次。研末外撒止血；泡酒外擦止痛。

【疗效】 经卫生院应用，对风湿性关节炎、小手术麻醉、牙痛、跌打损伤等14种疾病均有效。

【来源】 云南东川市法者公社、达德公社，因民公社。

【处方】 麻醉镇痛散：三脉马前（种子）三钱，生乌头（块根）三钱，山嵝（果）一钱，胡椒（种子）一钱，生南星（块根）二钱，生半夏（块根）二钱。细末，备用。

【主治】 应用于骨折、扭挫伤手术前作麻醉剂。

【用法】 遵医嘱。

【疗效】 此方用50多例，收到良好效果。

【来源】 广西植物研究所，中国人民解放军181医院。

【处方】 止痛粉：两面针（根）三钱，飞龙掌血（根）二钱，勒丁茄（根）一钱，蔓佗萝（花）五分，白木香（沉香）三钱，通成虎（根）二钱。

【主治】 止痛。可用于胃痛、骨折、脱臼、扭挫伤、烫火伤、蛇伤等。细末备用。

【用法】 内服。

【疗效】 用于胃痛100余例，骨折25例，脱臼40余例，用药后15分钟可以止痛。

【来源】 广西植物研究所，中国人民解放军181医院。

1949

新 中 国
地 方 中 草 药
文 献 研 究
(1949—1979年)

1979

中 草 药 处 方 选

骨折、跌打损伤用药

【处方】 连钱草（大叶金钱草、透骨消）全草，四季葱根（火煨软），三月苞（蔷薇梅）嫩叶，白糖各等量。

【主治】 断指再植。

【用法】 用生理盐水迅速擦除断指连接处的异物，对正离断的断指位置，缝合皮肤（也可不缝合），外用小竹片进行固定，再敷上药，固定包扎，第一次换药间隔24至48小时，以后每隔24小时换药一次，直至痊愈。如有感染，可配合抗菌消炎药物。

【疗效】 共治愈指（趾）损伤12例，所有病例指骨均断，血管、神经、肌肉离断，皮肤有二例全断，十例存有不同程度的皮肤。敷药后均能迅速止血、止痛，平均治愈时间为十七天半。附有病例报告。

【来源】 江西省德兴县████卫生组：中草药在断指再植中的应用，1970年5月1日。（王谷水方）

【处方】 红药膏：取黑公猪板油一斤熬油去渣，滤液加净松香四两、洋冰二两、黄腊六两，熔化过滤，滤液加尔香末四钱，没药末四钱，儿茶末一两，血竭末四钱，冷却至摄氏四十度以下，投入麝香五分、冰片四钱，搅拌成膏。

【主治】 断指再植。

【用法】 外敷，一至三日换药一次，直至痊愈。

16

【疗效】 治疗五例断指病人，四例成功(断指时间最短3小时，最长40小时)。平均治愈日期为三十七天半。一例因时间过长，护理不当而失败。附有病例报告。

【来源】 江西德兴县 卫生组：中草药在断指再植中的应用，1970年5月1日。

【处方】 "六号"接骨粉：接骨树（根皮）2份，大麻药（根）2份，排骨灵1份，大绿藤0.3份。

【主治】 接骨。

【用法】 复位后外敷。

【疗效】 经动物试验六十七次，证明接骨效果良好。用于临床十二例，亦收到良好效果。例如，用刀砍断狗的一只大腿（肌肉、血管、神经、骨骼全断，仅留有1.5厘米的皮肤），只作一般外科处理，敷上"六号"接骨药粉，七天后骨痂形成，经×线透视，对位良好，十三天后伤口愈合，肢体皮温基本正常，伤肢能着地跑动。

【来源】 昆明军区后勤部卫生部：为打仗，勇于实践创新方——0283部队卫生队应用中草药接骨、止血试验初步获得成功，1970年5月。

【处方】 接骨片：猴羌一两，九节风一两，水泽兰八钱，羊耳菊八钱，山萎二钱。螃蟹（或土鳖）八钱。上药研粉熬成膏，加10％淀粉打片，每片0.3克。

【主治】 骨折，慢性腰肌劳损。

【用法】 每次5片，每日三次，服至骨折愈合为止。

17

1949

新 中 国
地 方 中 草 药
文 献 研 究

(1949—1979年)

1979

【疗效】 治疗10例四肢骨折，服药后平均3天止痛，4—5天消肿，经照片复查，平均骨痂生长时间15天，平均治愈天数20天，有典型病例报告。

【来源】 广西植物研究所，中国人民解放军一八一医院：接骨处方，1969年11月28日。

【处方】 接骨饮：骨碎补四钱，当归四钱，五加皮三钱，乳香三钱，没药三钱，血竭二钱，儿茶一钱，红花三钱，自然铜三钱，土鳖三钱，辰砂五分。

【主治】 骨折。

【用法】 煎水服，每天一剂，至骨痂生长为止。

【疗效】 从治疗四肢骨折、骨折畸形愈后矫形手术后等骨折19例，平均骨痂生长时间17天，平均治愈天数32天。有典型病例报告。

【来源】 广西植物研究所，中国人民解放军一八一医院：接骨处方，1969年11月28日。

【处方】 接骨酒：幌幌木二两，羊耳菊二两，裂叶骨碎补一两，阴阳草一两，大加皮一两，红郎伞一两，南五味一两，山蒌五钱，自然铜一两。

【主治】 骨折。

【用法】 将上药研末，泡酒3斤。以外用为主，也可内服。

【疗效】 已治疗科雷斯氏骨折、肱骨骨折、锁骨骨折、股骨骨折等13例，经照片复查，平均骨痂生长时间12天，平均治愈天数20天。与过去"全盘西化"治疗对比，治疗时间缩短1/3

18

至1/2。有典型病例报告。

【来源】 广西植物研究所，中国人民解放军一八一医院：接骨处方，1969年11月28日。

【处方】 接骨散：驳骨丹二两，水泽兰一两，透骨消一两，螃蟹一两，羌黄五钱。

【主治】 四肢闭合性、创伤性骨折。

【用法】 将上药研成粉。经手术整复后用小夹板固定，用酒调匀外敷患处，隔一天更换一次。

【疗效】 已治疗四肢各部位骨折15例，经照片复查，见骨折端骨痂生长连接平均所需时间14天，平均治愈时间25天，与过去"全盘西化"治疗对比，治愈时间缩短1/3至1/2。有典型病例报告。

【来源】 广西植物研究所，中国人民解放军一八一医院：接骨处方，1969年11月28日。

【处方】 三月泡嫩叶，连钱草全草，四季葱葱白等量。

【主治】 断指再植。

【用法】 捣烂，加白糖少许，外敷伤处用小夹板固定。

【疗效】 例一，左手中指第一节断裂，剩皮瓣2公分相连，治后20天能参加劳动。

例二，大姆指第二节折断，食指第二节断裂，中指开放性骨折，经治15天痊愈。

【来源】 湖北省黄岗县。转摘湖北省中草药展览会，1970年6月。

19

1949

新 中 国
地 方 中 草 药
文 献 研 究
(1949—1979年)

1979

【处方】 内撒药八仙丹：轻粉、红粉，炉甘石，水银，煅龙骨，煅石膏，冰片，枯矾，各等量。共研末撒于骨折断面。

外敷药接骨丹：接骨丹根皮、懒泥巴树根皮，红刺老包根皮，臭黄金条全草，亥参全草，雷公，蒿树叶，地蜈蚣全草，川椒，仙鹤草全草，田三七，透骨消全草各等量。晒干研末，加凡士林调膏。

【主治】 断指再植。

【用法】 药膏放纱布上外敷。

【疗效】

例一，中指、无名指几乎砍断，经治一月后能参加劳动。

例二，右食指砍断，7天痊愈。

例三，食指全断，中指断一半，治12天痊愈。

【来源】 湖北省利川县。转摘湖北省中草药展览会，1970年6月。

【处方】 龙头草、山姜、九节木、风车草、蛇麻、万能木、鲜品各等量。

【主治】 骨折。

【用法】 鲜品各等量捣烂外敷患部（正骨复位后），固定患肢，每天换药一次，一般疗程20—25天。

【疗效】 经治骨折100例，痊愈。

【来源】 广东省海南区乐东县乐罗卫生院。转摘海南区医药卫生成就展览馆处方选，1970年6月。

【处方】 外用接骨方：水冬瓜（根）二两、骨粹补（根）

20

二两、野葡萄（根）二两。将上述药加白酒适量捣烂备用。

【主治】 骨折。

【用法】 先行复位，将药外敷患处，杉树皮小夹板固定，每天酒精浸湿一次，七天换药一次。

【疗效】用于三例骨折患者，平均十五天治愈。

【来源】 昆明部队三六八医院。转摘昆明部队中草药展览会，1970年5月。

【处方】 外用接骨粉：接骨草，牛夕，白马分宗，晒干碾粉，混合备用。

【主治】 骨折。

【用法】 药粉加白酒调匀敷患处。

【疗效】 用于骨折五例效果良好。

【来源】 昆明部队六十三医院。转摘昆明部队中草药展览会，1970年5月。

【处方】 跌打止痛片：土三七三钱（打粉、浓缩各半），红花一钱，当归一钱，土元五分，炙马前子一分，合欢皮一钱。每片0.3克。

【主治】 跌打损伤。

【用法】 每日三次，每次10片。

【疗效】 良好。治疗44例，全部治愈或好转。

【来源】 青岛市6.26新医药研究小组：努力发掘祖国医药宝库，更好地为工农兵服务，1969年10月10日。青岛市药材批发站：中成药新品种核定处方资料，1969年12月1日。

21

1949
新　中　国
地 方 中 草 药
文 献 研 究
(1949—1979年)
1979

【处方】　紫荆皮三两，红曲米三两，木贼草一两，生南星四钱，生川乌三钱，生草乌三钱，红花一两，毛姜一两（骨粹补），生乳没各二两，土别虫四两，黄柏二两，榆根白皮三两。

【主治】　跌打损伤，骨折骨碎，瘀血肿痛。

【用法】　上药共研为细末，以凡士林调成软膏外敷。

【疗效】　此方疗效确实，为临床常用方。再生快。

【来源】　安徽省立医院：临床验方汇编，1970年3月。

22

中草药处方选

烫伤用药

【处方】 **黄连解毒膏**：地榆炭六两,当归四两,川芎二两,红花一两,赤芍二两,桃仁二两,生地四两,银花四两,白芷二两,黄柏六两,黄芩二两,白蔹四两,乳香二两,没药二两,五倍子二两,紫草二两,旱莲草四两,黄连六两,木别子四两,升麻二两,大黄六两,樱粟壳二两,蛤蟆科六两,黄白腊各三斤,麻油二十五斤。

【主治】 烫伤。

【用法】 将麻油、木别子入铁锅内,放炉火上加热近沸,再将上药入麻油中文火熬枯后,最后下紫草,红花,银花熬枯,去渣,下腊熔化后过滤放冷,敷患处,一至二日换一次药。

【疗效】 经有关医院应用,疗效显著、确切。三度烫伤可不植皮,大部分病例不结痂。

【来源】 安徽省立医院：临床验方汇编,1970年3月。

【处方】 酸筒根（又名土大黄、大叶蛇总管）80%,金银花15%,黄莲5%。

【主治】 对Ⅰ—Ⅲ度烧伤有效,特别以Ⅰ—Ⅱ度烧伤为好,有止痛、收敛、结痂、干燥、止血、清凉、解毒、抑菌等作用。

【用法】 将酸筒根浸泡、煮沸、过滤,将金银花和黄莲一起浸泡、煮沸、过滤,再将二者混合,再煮沸半小时过滤,即

23

1949

新 中 国
地 方 中 草 药
文 献 研 究
(1949—1979年)

1979

可装并，高压消毒后备用。用时，将疮面清洁后，涂于表面。

【疗效】 用于8例病人，平均烧伤面积7.3%，平均住院16天，治愈率100%。

【来源】 江西省兴国县人民医院：使用酸筒树治疗烧伤病人，1970年4月24日。

【处方】 **烫伤油：黄芩，紫草，地榆，冰片，香油。**

【主治】 烫伤。

【用法】 敷患处。

【疗效】 用过20多例（Ⅰ—Ⅱ度），疗效较好，敷后10分钟即止痛，能预防感染，生肌。有典型病例。

【来源】 山东张店新华制药厂"6.26"小组 ，1970年5月。

【处方】 竹节草（赶山鞭）七钱，过冬青三钱。

【主治】 烧伤。

【用法】 上药焙干研末，用香油或菜油调后涂患处。

【疗效】 止痛快，愈合无疤痕。

例一，左颈到大腿烫伤达50%，治15天痊愈；

例二，右上肢烧伤达16%，治12天痊愈。

【来源】 湖北省巴东县。转摘湖北省中草药展览会，1970年6月。

【处方】 猪油一斤,桐油一至二两,小九龙盘草一至二两,陀僧八钱,泻叶四钱,九月花五钱,茶叶五钱,地柏杖四钱,

24

地苦胆五钱，地榆二两。

【主治】 烧伤。

【用法】 外涂，每天换药二次。

【疗效】 曾治15例，效果达100％，无疤痕，其中治疗烧伤面积最大的有80％以上。

【来源】 湖北省恩施县。转摘湖北省中草药展览会，1970年6月。

【处方】 鲜红冬草全草。

【主治】 烧伤。

【用法】 取全草洗净切粹捣烂，加水适量，煮一小时后去渣取浓汁加等量麻油热半小时。外涂。

【疗效】 治疗一百余例均痊愈。

【来源】 湖北省圻春县。转摘湖北省中草药展览会，1970年6月。

【处方】 无毛小老鼠五至十只，香油四两浸泡储瓶备用。

【主治】 烫伤。

【用法】 取上油涂患处。

【疗效】 经中医药研究小组介绍，疗效显著。

【来源】 安徽省█████生产指挥组卫生小组中医药研究小组：中草药方选编，1969年8月。

1949

新 中 国
地 方 中 草 药
文 献 研 究
(1949—1979年)

1979

中 草 药 处 方 选

蛇 药

【处方】 691蛇药。

【主治】 蝮蛇咬伤。

【用法】 取药粉点入双目下眼睑内和点入咬伤口内。以后每隔2小时点眼一次。

【疗效】 共治疗1000余例，有记录的有230例，疗效显著。如溧阳县地区治疗毒蛇咬伤近300例，全部治愈。有解蛇毒，安心神，消热退肿之效。

【来源】 上海中药制药二厂：中药新产品"691蛇药"简介，1969年10月。

【处方】 吴萸7份，牙皂角7份，百芷10份，年健10份，菖蒲10份，研末浸米酒备用。或临时调酒用。

【主治】 毒蛇咬伤。

【用法】 内服少量药酒，清除伤口毒牙，浮肿患部用药酒自上而下，用力推向伤口，使排出黑血→鲜血→黄水→清水，直至肿部变软，后用药渣敷之。

【疗效】 曾治疗鹤咀蛇咬伤1例，波基合咬伤7例，白颈芋蛇咬伤22例，青竹蛇咬伤41例，黄双朗蛇咬伤1例，水广朗蛇咬伤1例，共73例均获痊愈。

【来源】 广东省恩平县附城公社卫生院。转摘广东省医药

26

科研工作会议筹备小组：草药方剂选编，1970年。

【处方】 穿心莲五钱　伽兰菜一两半。

【主治】 毒蛇咬伤。

【用法】 鲜品捣烂冲米酒服，或取干品切碎，加米酒泡过面，浸渍7—15日后过滤备用。上方药量为一次用量。

【疗效】 治疗毒蛇咬伤32例，治愈率100％。典型病例：张××，女，17岁，被银环蛇咬伤，经用白花蛇舌草、季德胜蛇药治疗无效，病情恶化，改用上方连服20天，痊愈。

【来源】 广东省万宁县卫生服务站。转摘海南区医药卫生成就展览馆处方选，1970年6月。

【处方】 三角星藤一两，金不换一两，鸡田黄一两。

【主治】 毒蛇咬伤。

【用法】 上药加水2碗，煎存大半碗，一次服完，每日1—2剂。药渣擦伤口周围。

【疗效】 治疗毒蛇咬伤23例，均痊愈。典型病例：王××，男，成，被金环蛇咬伤右下肢，用上方治疗3天痊愈。

【来源】 广东省海南区自治州医院。转摘海南区医药卫生成就展览馆处方选，1970年6月。

【处方】 白花蛇舌草、红心蓖麻、大米碎叶、花生藤、紫珠草、大青叶、鲜品各适量。

【主治】 毒蛇咬伤。

1949

新 中 国
地 方 中 草 药
文 献 研 究
(1949—1979年)

1979

【用法】 煎水外洗伤口。

【疗效】 治疗毒蛇咬伤80例，均痊愈。

【来源】 广东省海南区琼海县卜敖公社。转摘海南区医药卫生成就展览馆处方选，1970年6月。

【处方】 鸡屎树叶5两、蜈蚣藤叶3.5两，节节花2.5两，千总赶叶3两。

【主治】 毒蛇咬伤。

【用法】 取鲜药捣碎，加水及米酒适量，绞汁400－500毫升。首次服200毫升，以后每隔30－60分钟服100毫升，药渣外敷伤口周围。

【疗效】 经治7例毒蛇咬伤，痊愈。典型病例：朱××，男，成，被眼镜蛇咬伤大姆趾，随后即感下身麻木，嗜睡，经服上药5天，痊愈。

【来源】 广东省海南区保亭县医院。转摘自海南区医药卫生成就展览馆处方选，1970年6月。

【处方】 大青叶、落地生根、半边莲、双眼灵、凤尾草、望江南、白花蛇舌草，鲜品各适量。

【主治】 毒蛇咬伤。

【用法】 鲜品各适量，捣烂加米酒内服。

【疗效】 经治60例毒蛇咬伤，疗效100%。

【来源】 广东省海南区琼海县卫生办公室。转摘海南区医药卫生成就展览馆处方选，1970年6月。

28

【处方】 苦楝树二层皮，韭菜各4两。加米酒半斤，醋4两炖热，放凉。

【主治】 毒蛇咬伤。

【用法】 伤口先行扩创，用药酒 自 上 而 下外擦，药渣外敷，内服少许药酒。

【疗效】 治疗70多例，疗效显著。

【来源】 广东省清远县石角公社。转摘广东省医学科研工作会议筹备小组：草药方剂选编，1970年。

【处方】 山苍子树根(山胡椒、山鸡椒)、前胡、银 线 草、博落迥、乌柏叶。

【主治】 毒蛇咬伤。

【用法】 内服：取鲜山苍子树根半斤至一斤或干山苍子树根三两至半斤，煎成浓汁后冲冷水顿服，每日一剂。

外用：前胡二两，银线草一两，博落迥草五两，乌柏树叶五两，煎水洗伤口，若伤口周围红肿，用生半夏，七叶一支花根磨白酒外搽，每日二至三次。

【疗效】 共用23例。疗程最长七天，最短者三天，均恢复劳动能力。

【来源】 江西德兴县人民卫生防治院：山苍子树根治疗毒蛇咬伤23例疗效观察，1969年12月。

【处方】 鹅不食草1两，雄黄3钱，红糖3钱，人乳3毫升，白酒3毫升。

【主治】 蛇、虫咬伤。

29

1949
新 中 国
地 方 中 草 药
文 献 研 究
(1949—1979年)
1979

【用法】 捣烂拌匀，外敷伤口四周。如伤口溃破应从附近用针刺两个点(见血)，然后敷药，如牙关紧闭亦应刺破后外敷。严重者可配合内服药。

【疗效】 经中医药研究小组介绍，疗效显著，有几例"不治之症"亦治好。

【来源】 安徽省████生产指挥组卫生小组中医药研究小组：中草药方选编，1969年8月。

【处方】 1、琴叶榕茎叶洗伤口。2、紫荆花，野蓖麻蔸，加雄黄少许外敷用。3、大青、野苦麻、广木香，如头昏时可服用蜈蚣(去头、脚)或臭虫3只。

【主治】 毒蛇咬伤。

【用法】 第1、2方外敷，3方内服。

【疗效】 显著。

【来源】 江西药校：江西草药验方第一集，1970年1月。

【处方】 解蛇毒一号药酒。扛官回叶八十至一百叶，双眼灵根一两，南天山子(全草)五钱，松根藤二两，叶上红花根五钱，红雀珊瑚五钱，鬼针草二两，小浪伞根五钱，红花二钱，白芷二钱，细辛二钱，牛七三钱。

【主治】 各种毒蛇咬伤，各种蜂咬伤。

【用法】 浸酒或煮水服，必要时一小时后再服一剂。

【疗效】 六九年白延公社被蛇咬伤病人40例，其中36例服用解蛇毒一号药酒，平均2～3天痊愈，治愈率100％。

【来源】 广东省海南行政区文昌县卫生防疫站。

30

中草药处方选

抗破伤风药

【处方】

1、破伤风抗毒素，视年龄及病情而定。

2、中医辩证论治。①基本方为：蝉退5钱至1两、全虫3—5钱、蜈蚣3—5钱、生草乌(或生川乌)2—4钱、两面针5钱至1两、白花蛇舌草1—2两、川心连3钱至1两、葛根5钱至1两。热度高者加连乔5钱至1两，川连1钱至3钱。②咳嗽痰多加浙贝5钱至1两，桔梗2—4钱，蒌皮3—5钱，或用雪梨泡冰糖，或用咸柏子1两、咸四季桔4—5只、西柠檬1只，白糖1两泡水服；小便黄赤，排尿困难加茅根5钱至1两，木通2—4钱，车前草4钱至1两等。③大便秘结用大黄，元胡粉各1两，煎水800毫升灌肠。④缓介期及恢复期以通经活络益养气胃为主。处方用桑枝5钱至1两，地龙2—5钱，木瓜5钱至1两，川折5—8钱，白芍5—8钱，党参4—8钱，北芪5钱至1两，首乌5钱至1两，麦冬3—6钱，茯苓3—5钱。

【主治】 破伤风。

【用法】 遵医嘱。

【疗效】 中、西结合治疗破伤风21例，全部治愈出院。

【来源】 广东省中医院：中西医结合治疗破伤风报告，1970年3月。

1949

新 中 国
地方中草药
文 献 研 究
(1949—1979年)

1979

【处方】

方一：苦麻子五分至三钱。

方二：伏地虎(紫花地胆头，紫花羊耳草)二至三两，鲜单根罪(老鼠尾)一两，生姜3—6片。

【主治】 破伤风。

【用法】

方一：每日一剂，水煎服，分1—3次内服；

方二：每天一剂，水煎服，分1—3次服。小儿酌减。

【疗效】 治疗五例破伤风患者，其中一例婴儿(9天)死亡于循环、呼吸衰竭，其余四例均治愈出院。

【来源】 广东海南专区屯昌县人民医院：屯昌县人民医院贯彻中西结合的方针，采用草药治疗破伤风的体会，1970年2月23日。

【备注】 苦麻子是用黄麻树结的成熟的果子。

32

中草药处方选

抗菌消炎药

【处方】 穿心莲。系爵床科须药草属园锥须药草(Andrographis paniculata Ness)，又名榄核莲，一见喜，斩蛇剑，竹节黄，印度草等。初步分析含下列成份：甙类(苦味甙、甾醇皂甙等)、酚类衍生物(缩合鞣质等)、醣类(戊聚醣、木聚醣等)、苦味质、色素等。

穿心莲(干燥全草)1000克提炼成浸膏后制1000片。每片相当原生药1克。

【主治】 抗菌消炎。如菌痢，胃肠炎，肺结核，胸膜炎，淋巴结核，百日咳，腮腺炎(外敷、内服)，麻疹，上感，扁桃腺炎，肺炎，急慢性泌尿系统感染等。

【用法】 每次4—6片，每天3—4次，首剂可加倍。或者把穿心莲叶晒干研粉，每次五分至一钱，开水送下，每日1—2次。

【疗效】 各地已广泛使用，疗效都较满意。如上海第一医学院华山医院用于泌尿感染25例，有效率72%。迁延性、慢性肝炎52例，有效率67%。又如中国人民解放军31医院用于各种传染病434例，痊愈390例(89.9%)，好转19例(4.3%)，无效25例(5.8%)。

【来源】 上海第一医学院华山医院：一见喜临床研究总结，1970年3月20日。

中国人民解放军31医院：榄核莲(穿心莲)临床应用初步观察报告，1969年8月。

33

1949

新 中 国
地 方 中 草 药
文 献 研 究
(1949—1979年)

1979

【处方】 抗菌1号：金银花一两，黄芩、连翘、菊花、板兰根各五钱。

【主治】 胆道感染，急、慢性炎症。

【用法】 水煎服，每日一剂，分三次服，7—10日为一疗程。

【疗效】 南昌第一医院半年来在各病区对胆道感染，急慢性炎症，手术前后预防感染，以及青、链霉素不能控制的非特异性感染，给予抗菌1号治疗共使用2000例以上，均获良效。抑菌试验证明，抗菌1号对大肠杆菌、葡萄球菌等细菌的 抑 菌 力比青霉素、链霉素、氯霉素等均强。

【来源】 南昌第一医院：抗菌1号的临床应用，1970年4月26日。

【处方】 陈小粉(小麦加水，浸透，捣碎过滤去渣，沉淀出的淀粉)。

【主治】 痈，疖，搭背。

【用法】 上药放锅内炒至起烟深黄色取出，放地冷透，研末备用。红肿以冷开水少加些大黄末调敷；肿处色白不红以酸醋少加些姜末调敷。未破敷肿痛处，已破敷四周。

【疗效】 此方已验证1110例，均获显效。

【来源】 江苏省████卫生局：民间验方选编(高邮方)，1969年9月。

【备注】 陈小粉以储存2、3年以上者为佳。

【处方】 抗菌消炎片：双花一两，大青叶一两，白部一两，金钱草一两，知母八钱，黄芩五钱，生大黄五钱。每片0.5克。

34

【主治】 抗菌消炎，如上感，扁桃腺炎，牙周炎、外伤感染，急性肾盂肾炎等。

【用法】 每天20片，分3—4次服，儿童酌减。

【疗效】 治疗各种炎症病人168例，治愈135例，好转15例，无效18例，有效率90％。

【来源】 青岛市6·26新医药研究小组：抗菌消炎片治疗各种炎症168例报告，1969年9月28日。

【处方】 了哥王注射液。系瑞香科荛花属植物（Wicktroe-mia indica C.A.Meg.），又名南岭荛花，地棉根、山豆了、九信草。

【主治】 抗菌消炎。适用于肺炎，扁桃腺炎，淋巴腺炎，腮腺炎，支气管炎，乳腺炎，蜂窝组织炎，风湿骨痛等。

【用法】 每次2毫升，肌注，每日1—2次。

【疗效】 广州市第一人民医院等单位试用，共35例，治愈率约为80—100％。

【来源】 "中草药通讯"第一期，1970年。

【处方】 胆木注射液。每毫升相当于生药一克。

【主治】 抗菌消炎，如上感，扁桃腺炎，肺炎，麦粒肿，中耳炎，手术后感染，泌尿系感染。

【用法】 每次一毫升，每天一次。1—10天为一疗程。

【疗效】 400多例炎症病人用过，疗效较好，绝大部分于1—10天内痊愈。

【来源】 广东海南铁矿工人医院：关于胆木注射液用于临

35

1949

新 中 国
地 方 中 草 药
文 献 研 究
(1949—1979年)

1979

床抗炎的初步体会，1970年3月21日。

【处方】 白花夏枯草5钱(鲜者1两)。

【主治】 肺脓疡。

【用法】 水煎服，每日一剂。

【疗效】 疗效显著。病例较多。原安徽省医学研究所曾研究过白花夏枯草。

【来源】 安徽省████生产指挥组卫生小组中医药研究小组：中草药方选编，1969年8月。

【处方】 壁钱蜘蛛一个(即墙上结网的蜘蛛)。

【主治】 痈、疖。

【用法】 将蜘蛛按死，连网揭下贴患处。

【疗效】 经中医药研究小组介绍，疗效显著。

【来源】 安徽省████生产指挥组卫生小组中医药研究小组：中草药方选编，1969年8月。

【处方】 紫消膏：紫花地丁 (Viola inconspicua Bl.)，又名梨头草。制成25%紫花地丁糊。将紫花地丁洗净，晒干，磨细过筛，隔水蒸消毒，按紫花地丁1份，甘油1份，水2份比例搅匀成糊状。如需较久储存可调入0.05%冬绿油及0.3%苯甲酸。

【主治】 各种炎症。如急性淋巴结炎，疖痈，毛囊炎，深部感染，腱鞘炎等。

36

【用法】　每日或隔日敷用一次。

【疗效】　收治 171 例痊愈 78 例，占45.7％，显效 63 例占36.8％，无效25例占14.6％，恶化5例占2.9％。有效率为82.5％。

【来源】　句容县天王地区医院，南京药学院小分队：紫消膏对早期外科急性化脓性感染的疗效观察，1970年。

【处方】　密陀僧三两，白芷一两半，共研细末，以麻油调敷患处。

【主治】　下肢溃疡。

【用法】　敷患处。

【疗效】　经有关医院试用，疗效显著。

【来源】　安徽芜湖地区：常见病土方、验方汇编，1969年12月。

【处方】　抗感染一号：三桠苦根三钱，百两金二钱，鸭脚木根二钱，崩大碗三钱，野菊花三钱，淡竹叶三钱。

【主治】　各种炎症，如急性扁桃腺炎，急性中耳炎，疖肿，白内障术后感染，上感，烧伤等。

【用法】　加800毫升水煎至200毫升，每日二次服。

【疗效】　共治疗29例，痊愈23例。可代替青、链霉素。

【来源】　中国人民解放军176医院：中草药"抗感染一号"，1970年2月。

【处方】　蕃薯叶加红糖。

1949

新　中　国
地方中草药
文　献　研　究
(1949—1979年)

1979

【主治】　痈、疖。

【用法】　将蕃薯叶、红糖捣烂外敷于痈、疖上。

【疗效】　用过4例痈、疖病人,局部用蕃薯叶、红糖外敷,同时注射抗菌素,疗效好,不必开刀切开。

【来源】　广州市东山区人民医院外科:蕃薯叶加红糖治疗痈疖在临床上观察,1970年3月22日。

【处方】　**一点红注射液**。学名羊蹄草(Emilia Sonchifolia〔L.〕D.C),别名野芥兰、红背草。

【主治】　抗菌消炎,如呼吸道、胃肠道、泌尿道及外科感染。

【用法】　每次2毫升,每日1—2次,肌注。

【疗效】　抑菌试验证明对链球菌、绿脓杆菌、金黄色葡萄球菌有抑菌力。目前正在临床试用。

【来源】　广州第五制药厂:一点红注射液试用说明,1970年3月。

【处方】　**野葡萄根**。

【主治】　骨髓炎。

【用法】　去粗皮取白皮捣烂,用鸡蛋白和麻油调成糊状外敷,每日一次。

【疗效】　本方共治愈20例。例:×××患右股骨上端慢性骨髓炎四年,共11处瘘管,用上药20次痊愈。

【来源】　湖北省麻城县。转摘湖北省中草药展览会,1970年6月。

38

【处方】 **锣锅底**。本品为葫芦科韩瓜属的一种植物。每片0.2克。

【主治】 抗菌消炎，解毒，止痛，止泻，退烧，健胃等。

【用法】 每次1—2片，每日三次。

【疗效】 治疗急、慢性痢疾64例，胃痛11例，腹痛5例,急性扁桃腺炎8例，高烧3例等20种疾病，均收到了一定的效果，据部份病例统计，有效率达95.2％。副作用为服后有恶心、腹胀出现。

【来源】 中国人民解放军69医院。转摘昆明部队中草药展览会，1970年5月。

【处方】 **解毒消炎针**：黄连0.25斤，黄柏2公斤，大黄2公斤,连翘1.5斤,二花1.5公斤,知母1.5公斤,赤小豆0.05公斤,冰片0.02公斤，枝子2公斤，精制食盐适量。

【主治】 抗菌消炎。

【用法】 遵医嘱。

【疗效】 经有关医院试用，疗效良好。

【来源】 湖南鹿邑县制药厂：新产品，1970年5月。

【处方】 干桉叶15克，煎水100毫升。

【主治】 各种化脓性病症。

【用法】 外用。

【疗效】 用15％桉叶汤，治疗深部脓肿8例，各型创口感染36例，急性洳慢性腹膜炎2例，急性蜂窝组织炎3例，唇痈1例，外伤性创口3例，均获得较为满意的疗效。

1949

新 中 国
地方中草药
文 献 研 究
(1949—1979年)

1979

【来源】 江西德兴县人民卫生防治院：桉叶汤在临床外科的应用，1969年12月。

【处方】 干燥铜盆一枝香、金香炉各五钱。

【主治】 肺脓疡，大叶肺炎，菌痢。

【用法】 上药置碗中，以烧酒半斤，浸湿药渣，再盖上一只碗，隔汤炖下汁服。渣以烧酒或水炖出二剂，下午服。

【疗效】 治疗肺脓疡数例、大叶肺炎数例、痢疾几十例，均获显效。

【来源】 江西遂昌县████生产指挥组卫生办公室（整理）：有关草药治疗"肺痈"（肺脓疡）的资料，1970年4月4日。

40

中 草 药 处 方 选

解 热、止 喘 药

【处方】 **银黄清热片**。每片含：金银花提取物100毫克，黄芩提取物42毫克，大黄总蒽醌7毫克，连翘提取物8毫克，板兰根提取物1毫克，小蘖碱10毫克。

【主治】 上感、扁桃腺炎。

【用法】 每次二片，每日三次。

【疗效】 上海中医学院附属曙光医院 观 察上感104例，急性扁桃腺炎54例，认为有类似土霉素的抗炎退热作用，对上感的平均退热时间为24.6小时。

【来源】 上海医药工业研究院，上海中药一厂：银黄制剂工作总结，1969年8月20日。

【备注】 现已改进制成银花片、银花针，只用金银花、黄芩二味。

【处方】 **上感冲剂**。每包：大青叶0.25两，板兰根0.25两，草河车0.125两，连翘0.125两。

【主治】 上感，扁桃腺炎。

【用法】 每次1—2包，4—6小时服一次。退热后改为每次1包，每日2—3次。

【疗效】 经上海中医学院附属曙 光 医 院 等七个医院试用（共数百例），有效率为92.8%左右，退热时间为28.8小时左右。

41

1949

新 中 国
地 方 中 草 药
文 献 研 究
(1949—1979年)

1979

【来源】 上海医药工业研究院，上海中药三厂：上感冲剂（暂名）初步工作总结。1968年4月。

【处方】 柴胡。片、流浸膏、针剂。

【主治】 上感、流感。

【用法】 片剂：1—6岁，每次 1—1.5片，每 日 2—3次。7岁以上每次2片，每日2次。

流浸膏：儿童每次1—2毫升，成人每次2.5毫升，每日3次。

针剂：6个月至3岁，每次1—1.5毫升，3岁以上每次2毫升，每日1—2次，肌注。

【疗效】 解放军总(字)151部队门诊部等单位进行了试用。某院治疗上感、流感病人115例，治愈105例(91.3%)，24小时内退热。

【来源】 武汉市医药工业研究所、武汉市中联制药厂：柴胡制剂(片剂及流浸膏)报批生产申请书，1970年1月。

中国人民解放军总字151部队门诊部：应用柴胡注射液治疗上感疗效观察，1969年12月。

【处方】 6941针剂：蒲公英、金银花、大青叶、黄芩。每安瓿2毫升。

【主治】 上感，扁桃腺炎，支气管炎。

【用法】 每次2毫升，每日2次。

【疗效】 应用96例，有效率73%。

【来源】 济南人民制药厂，1970年5月。

42

【处方】 **地龙注射液**：生地龙10克。每支2毫升。

制法：生地龙充分洗净，加清水行热浸渍法，提取有效成份。经酒精沉淀，药用炭处理等精制，再经垂溶漏斗精滤，加入助溶剂吐温80 2%即成。

【主治】 高烧，抽搐，烦燥，高血压。

【用法】 成人每次4毫升，每天三次。小儿每次1—2毫升，每天3—4次。

【疗效】 共用于50例高烧病人，全部有效。起效时间在10—15分钟内，有41例在24小时内体温恢复正常，49例在36小时内恢复正常（98%）。

【来源】 广东省博罗县长宁公社新村大队合作医疗站。

【处方】 **清热消炎片**：蒲公英。每袋48粒。

【主治】 抗菌消炎。如上感、扁桃腺炎、疖疮等。

【用法】 每次8粒，每4—6小时一次。儿童酌减。

【疗效】 上海中医学院附属曙光医院等单位试用，治疗上感100例，二天退热占80%，治疗扁桃腺炎102例，亦有较好效果。

【来源】 上海中药二厂：中药新产品"清热消炎片"简要介绍，1969年5月。

【处方】 **清热消炎丸**：公英一两，地丁五钱，大青叶五钱，板兰根五钱，双花三钱，黄芩五钱，大黄三钱。每瓶1两。

【主治】 急性扁桃腺炎，牙龈肿痛，疮疖。

【用法】 每次2钱，每日3—6次。小儿酌减，孕妇忌服。

【疗效】 治疗146人，治愈109人，好转25人，无效12人，

1949
新 中 国
地 方 中 草 药
文 献 研 究
(1949—1979年)
1979

有效率91.7％。

【来源】 青岛市6.26新医药研究小组：努力发掘祖国医药宝库，更好地为工农兵服务，1969年10月10日。

青岛市药材批发站：中成药新品种核定处方资料。1969年12月1日。

【处方】 感冒丸：桑叶、菊花、桔梗、甘草、芦根、大青叶、杏仁各五分。黄芩、双花、生石膏各一钱，薄荷水适量。每瓶1.2两。

【主治】 伤风感冒，咳嗽，喉痛。

【用法】 每次二钱，每日三次。

【疗效】 经有关单位试用，疗效较好，有效率90％。

【来源】 青岛市6.26新医药研究小组：努力发掘祖国医药宝库，更好地为地为工农兵服务，1969年10月10日。

青岛市药材批发站：中成药新品种核定处方资料，1969年12月1日。

【处方】 感冒茶：青蒿3斤、香薷2斤、青蛇仔3斤、崩大碗2斤、五指柑叶4斤、岗梅叶4斤、甘草2斤。

【主治】 感冒。

【用法】 上药晒干研末混合，每次2钱，用开水250毫升冲服，每天1－2次（小孩酌减）。

【疗效】 观察1000例、效果良好，部分病人一剂即退热。

【来源】 广东韶关市人民医院（有专题报告）。

44

【处方】 **三根汤**：岗梅根，如意花根，算盘子根各一两。

【主治】 感冒、高热。

【用法】 用三碗水，煎取大半碗水，分二次服，每日一剂。
3岁以上各药用一两、3岁以下各药用5钱。

【疗效】 观察93例，有效率94％。

【来源】 广东省人民医院、湛江专区徐闻县人民医院。转
摘广东省医药卫生科研会议资料，1970年。

【处方】 **土牛七注射液**。每支2毫升，相当于生药10克。

【主治】 急性扁桃腺炎，白喉，风湿性关节炎。

【用法】 肌注，每次2毫升，每天2－3次。

【疗效】 共用35例，痊愈27例，好转8例。

【来源】 广东博罗县长宁公社新村大队医疗站：土牛七注
射液治疗急性扁桃体炎35例小结，1969年12月。

【处方】 木蝴蝶，金银花，白茅根，蜂窝草，排钱草，薄
荷，甘草。

【主治】 急、慢性咽喉炎。

【用法】 上药各取适量，制成小包，冲水服用。

【疗效】 治疗100例以上，有效率90％。

【来源】 浙江黄岩县中草药研究小组：处方介绍，1970年。

【处方】 **喘舒宁片**。每片含量：琥珀酸钠300毫克，盐酸异
丙嗪5毫克，氯化铵100毫克。

45

1949

新　中　国
地　方　中　草　药
文　献　研　究
(1949—1979年)

1979

【主治】　各种过敏性哮喘、支气管喘息性哮喘,效果良好。对于炎症所引起之哮喘效果稍差,可与消炎药物同用。

【用法】　成人每次1—2片,1日三次。

【疗效】　以44例统计,有效的37例,占84.09％,其中有显著疗效的20例,占45.44％。

【来源】　化工部北京医药工业研究院:喘舒宁临床应用小结,1969年。

【附注】　琥珀酸为广地龙止喘成分之一。

【处方】　"3031"**注射液**:每毫升含琥珀酸钠300毫克,每支2毫升。

【主治】　过敏性哮喘及支气管喘息性哮喘病,用于哮喘发作或控制其发作。

【用法】　肌肉注射,每次2毫升。

【疗效】　北京市朝阳医院急诊室用于30多例哮喘严重发作病人,注射"3031"后,能较快地控制哮喘发作,症状缓介有效者占83.8％,如能同时服用"喘舒宁"片,效果更为满意。

【来源】　化工部北京医药工业研究院,1969年。

【处方】　**复方救必应散**:救必应二层皮半斤,地胆头(去皮)三两,人字草三两,金不换三两,薄荷二两,晒干备用。

【主治】　感冒、腹泻。

【用法】　每次一剂,可服3—5剂。泡开水服。

【疗效】　治疗感冒腹泻病人1000多例,疗效良好。

46

【来源】 广东惠阳专区医院中药厂。

【处方】 **哮喘注射液**（地龙）。每支2毫升。

【主治】 哮喘。

【用法】 第一次用1毫升，若无反应,每天一次2毫升,20天为一疗程，可连用2—3个疗程。

【疗效】 共治疗200多例，对资料较完善的50例作统计，其中痊愈27人，有效18人，无效5人。无效病例中 有 一例发病15年，合并有肺气肿，其它4例有合并肺气肿及肺心病。

【来源】 郑州市第二人民医院：应用自制哮喘注射液治疗五十例哮喘患者的疗效观察，1970年2月。

【处方】 **抗哮喘丸**：蚯蚓、银杏各等分。每瓶1、2两。

【主治】 支气管哮喘。

【用法】 每次 1 钱，每日三次。

【疗效】 经有关单位试用，疗效良好，有效率80％。

【来源】 青岛市6·26新医药研究小组：努力发掘 祖 国医药宝库，更好地为工农兵服务，1969年10月10日。

青岛市药材批发站：中成药新品种核定处方资料，1969年12月1日。

【处方】 **止咳定喘糖浆**：桑皮一钱，百部五分，五味子二分五厘，沙参五分，天冬五分，紫苑一钱，白果仁五分，生石膏一钱，麻黄一钱，杏仁水六分四厘，薄荷水二毫升半，苯甲

47

1949

新 中 国
地 方 中 草 药
文 献 研 究
(1949—1979年)

1979

酸钠二分，酒精六钱五分，砂糖一两八钱，梨汁五钱二分。每瓶100毫升。

【主治】　感冒咳嗽，痰多气喘。

【用法】　每次10毫升，每四小时一次。儿童酌减。

【疗效】　经有关单位试用，疗效良好，有效率80％以上。

【来源】　青岛市6·26新医药研究小组：努力发掘祖国医药宝库，更好地为工农兵服务，1969年10月10日。

青岛市药材批发站：中成药新品种核定处方资料，1969年12月1日。

【处方】　哮喘冲剂：麻黄，大力子，桑白皮，黑苏子，宋半夏，大青叶，平地木，前胡等。

【主治】　哮喘发作，咳嗽气急，胸闷痰稠不易咳出。

【用法】　每次一包，每日二次。重者每日可服三包。

【疗效】　先后共治疗500多人，有效率达到83％，普遍反映一般4－6包就能起平喘作用。

【来源】　上海中药制药二厂：中药新产品"哮喘冲剂"简要介绍，1969年9月。

【处方】　臭草挥发油胶丸：每粒含油0.3－0.5毫升。

【主治】　哮喘性支气管炎，支气管哮喘及慢性支气管炎。

【用法】　每次2－3粒，每日三次，饭后服。夜间哮喘症状严重者可在睡前再服一粒。

【疗效】　188例中疗效显著者55例，占29.2％，有效119例，占63.3％，无效14例，占7.5％。

48

【来源】 四川省绵阳专区药检所：关于臭草药效成份的初步探讨，1968年9月。

【处方】 芸香片：每片0.5克，含芸香草挥发油14%。

【主治】 支气管哮喘，哮喘性支气管炎，慢性支气管炎。

【用法】 每次6片，每日3-4次，严重发作 可增 加剂量，每次6-10片，饭后服用。

【疗效】 共用365例，各组有效率均在88%以上。

【来源】 重庆制药八厂：关于民间草药芸香草(臭草)药效成份及其制剂生产的研究，1969年8月。

【处方】 亚硫酸氢钠胡椒酮片：每片含药物0.3克或0.4克。

【主治】 支气管哮喘，慢性支气管炎。

【用法】 每次2-3片，每日三次。

【疗效】 慢性支气管炎73例，有效率93.15%，支气管哮喘23例，有效100%。

【来源】 四川省射洪县人民卫生服务站 ：臭草(芸香草)制剂临床总结报告，1969年10月15日。

49

1949

新 中 国
地 方 中 草 药
文 献 研 究
(1949—1979年)

1979

中 草 药 处 方 选

治痢疾、消化不良药

【处方】 治痢片：黄柏五钱，黄芩三钱，川朴三钱，白芍三钱，槟榔二钱。

【主治】 急性细菌性痢疾。

【用法】 每天服药18—20片，分三次服，平均6—7天为一疗程。

【疗效】 87例中有82例（94.2%）痊愈，5例（5.8%）进步。平均退热时间21小时，腹痛消失天数3.5天，里急后重消失天数3天，大便恢复正常天数4天，腹部压痛消失天数3天，细菌转阴天数2.5天，转阴率为72%。

【来源】 湖北中医学院附属医院：中医药治疗急性细菌性痢疾工作报告，1969年4月14日。

【处方】 "消化一号"：25%山竹树皮煎剂。

"消化二号"：山竹树皮1斤，黄连藤1斤，五指柑叶2.5两，加水4000毫升，煎成2000毫升。

【主治】 小儿腹泻。

【用法】 6个月以下每天30毫升（分1—2次），6个月至2岁每天40毫升，2—5岁每天50毫升。

【疗效】 "消化一号"用于170例，"消化二号"用于133例，疗效都很好，一般3—5天可治愈。

50

【来源】 广东海南区人民医院：海南人民医院儿科用草药治疗"小儿腹泻"303例的体会，1970年3月3日。

【处方】 兔丝子藤五分，厚朴二至三分。
【主治】 小儿单纯性消化不良。
【用法】 研粉或水煎（加五倍量），口服，每日三次。
【疗效】 用于275例，疗效显著。
【来源】 江西药校，江西草药 验方第一集（莲 花县方），1970年1月。

【处方】 厚朴三钱。
【主治】 急性胃肠炎。
【用法】 研末内服，每日三次。
【疗效】 已治疗1000例，疗效显著。
【来源】 江西药校：江西草药验方第一集（井 岗 山专区方），1970年1月。

【处方】 白胡椒十粒，丁香一分，玉桂一分，混合后捣成细末。
【主治】 小儿消化不良。
【用法】 将上药粉放于膏药中心，贴于患儿脐孔，48小时后除去。脐孔有感染者，可贴于命门穴。
【疗效】 经有关医院应用，疗效显著。
【来源】 芜湖地区：常见病土方验方汇编，1969年12月。

51

1949

新 中 国
地 方 中 草 药
文 献 研 究
(1949—1979年)

1979

【处方】 斑地锦三两、石榴皮五钱，大叶桉一两，水辣蓼五钱，凤尾草一两。

【主治】 慢性痢疾。

【用法】 水煎服，日服一次。

【疗效】 治疗15例，痊愈12例，好转3例。

【来源】 浙江黄岩县中草药研究推广小组：处方介绍，1970年。

【处方】 **复方消炎清毒片**：穿心莲1000克，山熊胆1000克，制1000片。

【主治】 急性菌痢，急性胃肠炎等。

【用法】 每次4片，每日3—4次。

【疗效】 用此药治疗细菌性传染病434例，其中急性细菌性痢疾134例，急性胃肠炎244例，各类型结核病47例，百日咳4例，伤寒2例均有显著疗效。

【来源】 广东汕头制药厂。

【处方】 **止痢散**：黄荆子粉一斤，酒药一两，白糖半斤。

【主治】 痢疾，肠炎，腹泻。

【用法】 成人每次4—6克，小孩1—2克，每日4次。

【疗效】 共治疗225例，治愈率达98％。

【来源】 湖南郴州传染病医院。1970年4月。

52

中草药处方选

治肝炎、胆囊炎药

【处方】 紫参。

【主治】 急、慢性肝炎。

【用法】 紫参糖浆：紫参二两，加水煎煮两次，两次合并加红糖半两。成人每次100毫升，每日二次；儿童每次50毫升，每日二次。紫参合剂：紫参二两，糯米稻草一两，煎煮方法同上。成人每次125毫升，每天二次；儿童每次60毫升，每天二次。

【疗效】 共收治205例，治愈150例（73.2%），进步33例（16.1%），无效22例（10.7%）。其中急性肝炎169例中治愈126例，平均治愈日36天；慢性肝炎36例中治愈24例（66.7%）。

【来源】 中国人民解放军总医院，302医院：中草药治疗肝炎，1970年。

【处方】 岗稔根（主药），白花蛇舌草，田基黄，半边莲，鸡骨草，茵陈。

【主治】 各种类型肝炎。

【用法】 遵医嘱，20天为一疗程。

【疗效】 共收治180例各种类型肝炎（其中黄疸型58例，无黄疸型100例，迁延型22例），痊愈118例（65%），显效32例（17.8%），有效25例（13.9%），无效5例（3.3%）。

【来源】 广州第四人民医院：中草药治疗各种类型肝炎疗

53

1949

新 中 国
地 方 中 草 药
文 献 研 究
(1949—1979年)

1979

效总结，1970年3月21日。

　　【处方】　田基黄五钱，蛇舌草五钱，鸡骨草一两，土茵陈一两。

　　【主治】　急性黄疸型肝炎。

　　【用法】　遵医嘱。

　　【资料】　10例急性黄疸型肝炎全部症状消失，肝功能恢复正常出院。

　　【来源】　广州第五人民医院：中草药临床资料（附一）。

　　【处方】　岗稔根。

　　【主治】　无黄疸型传染性肝炎（活动期）。

　　【用法】　遵医嘱。

　　【疗效】　62例中有效为61例，占98.5%。其中痊愈28例，显效14例，好转16例，有效3例，无效1例。

　　【来源】　广州市第四人民医院：无黄疸型传染性肝炎（活动期）用草药岗稔根治疗临床分析。

　　【处方】　肝炎丸。

　　【主治】　肝炎，肝硬化，肝病综合症。

　　【用法】　每次10粒，每日一次。

　　【疗效】　用于肝炎166例，有效108例；肝硬化55例，有效27例；肝病综合症99例，有效72例。

　　【来源】　杭州市第三人民医院：肝炎丸治疗 320 例肝病的

54

临床总结，1970年4月。

【处方】 清肝饮：

药　名	1—4岁用量	5--7岁用量	7--14岁用量
茵　陈	4钱	4钱5分	5钱
粉丹皮	2钱	2钱5分	3钱
栀　子	2钱	2钱5分	3钱
龙胆草	1钱	1钱5分	2钱
败酱草	3钱	3钱5分	4钱
忍冬花	3钱	3钱5分	4钱
川　军	5分	5分	5分
枳　实	5分	5分	5分
甘　草	1钱	1钱5分	2钱
玉　金	5分	5分	5分

【主治】 小儿传染性肝炎，适用于急性期。

【用法】 煎服。疗程2—9天。

【疗效】 疗效100％。

【来源】 安徽芜湖地区：常见病土方、验方汇编，1969年12月。

【处方】 肝复康片。**每片内含**：田基黄浸膏（相当于原草药）3.125克，黄牛木叶浸膏（相当于原草药）0.625克，山白芷浸膏（相当于原草药）1.670克，山刁竹浸膏（相当于原草药）0.625克。

【主治】 急性黄疸型肝炎。

1949
新 中 国
地 方 中 草 药
文 献 研 究
(1949—1979年)
1979

【用法】 每日三次，每次4—6片。

【疗效】 广州市第八人民医院使用本处方合剂（现已制成片剂）治疗急性黄疸型肝炎50例，痊愈（症状消失，体征及肝功能恢复正常）11例，显著好转（黄疸消退，症状、体征及肝功能明显好转）30例，好转（症状、体征及肝功能有改善）9例，有效率100%。有典型病例报告。

【来源】 广州第三制药厂。

【处方】 鲜破铜钱一两，马蹄金一两，瘦猪肉四两共煮。

【主治】 肝炎。

【用法】 吃汤和肉，每日一剂。

【疗效】 共治136例，皆愈。

【来源】 浙江义乌县中草药研究推广小组：义乌县民间中草药方剂，1970年3月。

【处方】 鸡骨草。取干燥全草，成人2—3两，儿童1—2两，加水1000毫升，文火煎成300毫升。

【主治】 肝炎。

【用法】 每次100毫升，每日三次。

【疗效】 治愈率95%，治愈时间平均21天。

【来源】 安徽芜湖地区编：常见病土方、验方汇编，1969年12月。

【处方】 青鱼胆。别名小青鱼胆、肝炎草、云南獐牙菜。

56

【主治】 急、慢性传染性肝炎。

【用法】 取全草三至五钱水煎服，每日三次。

【疗效】 治疗80余例肝炎中，对急性黄疸型肝炎治愈率87.5%，对慢性无黄疸型治愈率为60%。

【来源】 云南省弥勒县。转摘云南省卫生局：中草药展览资料选编，1970年5月。

【处方】 **复方岩柏糖浆**：摩来卷柏80斤，连子草20斤，马兰青8斤，白糖60斤。每瓶500毫升。

【主治】 黄疸型、无黄疸型肝炎。

【用法】 每次二食匙，每日二次。

【疗效】 温州医学院附属医院治疗各型肝炎150例，证明疗效肯定，症状改善，肝功能转正常。

【来源】 温州市医药公司制药厂：新产品介绍，1969年2月23日。

【处方】 胡南连翘二两，菝葜一两，芦楮兜一两，白马骨二钱，水灯芯三钱，黄栀子一钱，丝茅根四钱，车前子一钱，土茵陈二两，瘦猪肉二两。

【主治】 急性传染性肝炎。

【用法】 煎水内服。

【疗效】 已治500多例，显著。

【来源】 江西药校：江西草药验方第一集（九江专区方）。1970年1月。

57

1949

新 中 国
地 方 中 草 药
文 献 研 究
(1949—1979年)

1979

【处方】　天胡荽（满天星）鲜1—2两加水，糯米酒 各 半 炖服。

【主治】　急性黄胆型肝炎。

【用法】　每日一剂，每剂炖二次，上下午空腹时各服一次。

【疗效】　数十人服用，一般3—5剂即可退黄。

【来源】　江西德兴县人民卫生防治院：天胡荽治疗急性黄疸型传染性肝炎临床观察，1969年12月。

【处方】　核桃仁、生白矾、红枣、馒头（发面引子做的，不要放碱和苏打，剥皮）、黑豆。

【主治】　肝硬化腹水（俗称"水鼓"）。

【用法】　核桃仁碾碎，生白矾为末，红枣去核烘干为末，馒头为末，黑豆蒸熟晒（烤）干为末。以上诸药各等分，压挤成粉，成人每次二至四钱，每日三次（饭后一小时），小孩酌减。

【疗效】　已治愈20例肝硬化腹水病人。

【来源】　山东省昌邑县岞山公社卫生院：治肝硬化腹水方，1970年。

【备注】　忌盐100天，酒和老母猪长期禁忌。服药后如有反应不适之感，不需停药，可吃小剂量，如无反应可吃最大剂量，以病人不难受为适量，直至痊愈为止。

【处方】　活泥鳅（一寸大小为宜）。

【主治】　肝硬化腹水。

【用法】　小的可活的吞下，大者洗净去肠切成小块生吞。

58

【疗效】　经中医药研究小组介绍，疗效显著。

【来源】　安徽省██████生产指挥组卫生小组中医药研究小组：中草药方选编，1969年8月。

【处方】　利胆片。

【主治】　胆道感染、胆结石。

【用法】　每次6—15片，每日三次，一般服药2—11周。

【疗效】　408例分析（胆道感染、胆囊炎296例，胆石症17例，胆囊手术后复发95例）：显著疗效108例，一般有效226例，有效率为81.86％；无效74例，占18.14％。

【来源】　青岛市6.26新医药研究小组等：利胆片药理试验总结，1969年11月19日。

青岛市6•26新医药研究小组：利胆片的临床疗效观察，1969年12月。

青岛市中药厂：利胆片标准规格，1969年12月5日。

【处方】　清胆片：穿心莲868克，溪黄草868克，山熊胆868克。上药共制成1000片。

【主治】　急性胆囊炎，胆结石并发感染。

【用法】　每次6片，日服3次，温开水送下。

【疗效】　目前已试用8例，都在24小时内控制了急性感染症状。仍在继续临床观察中。

【来源】　广东省汕头制药厂试制品（有专题报告）。

59

1949

新　中　国
地方中草药
文　献　研　究
（1949—1979年）

1979

【处方】　淡黄芩五钱。

【主治】　胆道感染。

【用法】　煎服。

【疗效】　已治疗四例，均见效。有典型病例报告。

【来源】　浙江金华县人民防治院：中草药、电针灸在外科的临床应用，1970年4月8日。

【备注】　淡黄芩还可和筋骨草、金钱草合用治疗胆道感染。

【处方】　24号胆道蛔虫药：大黄0.5克，木香0.5克，阿斯匹林1.5克，苯巴比妥0.12克，敌百虫0.17克。

【主治】　胆道蛔虫。

【用法】　成人每次1包，7—11岁半包，一天可服二次，二天为限。

【疗效】　26例（其中合并胆道感染者8例）中有效者24例，占92%。副作用有头昏、多汗、上腹部不适、恶心、呕吐，眼肉震颤，注射阿托品后可消除。

【来源】　上海胆道蛔虫药协作组（四个单位）：胆道蛔虫药鉴定总结，1969年9月26日。

60

中草药处方选

治胃、十二指肠溃疡病药

【处方】　204胃药：枯明矾500克，乌贼骨375克，玄胡125克，炼蜜200克。每片0.7克。

【主治】　胃、十二指肠溃疡，及一般胃病。

【用法】　每日四次，每次5—7片，一般以三个月为一疗程。

【疗效】　280例胃、十二指肠溃疡病人（全部经钡剂检查）服用后275例（98.2%）胃痛消失或显著减轻。40例钡剂复查病人中发现36例龛影消失或缩小。

【来源】　武汉医学院第一附属医院，武汉医药工业研究所：——记204胃药创用及对280例胃病患者疗效观察，1969年10月26日。

【处方】　胃溃疡片：海螵蛸五钱，白芨一钱，洋金花一分，蒲公英二钱，姜夏一钱，山药一钱。每片0.3克。

【主治】　胃、十二指肠溃疡。

【用法】　每次4—6片，每日三次，空腹服。

【疗效】　治疗71人，治愈好转66人，有效率93%。

【来源】　青岛市6·26新医药研究小组：努力发掘祖国医药宝库，更好地为工农兵服务，1969年10月10日。

青岛市药材批发站：中成药新品种核定处方资料，1969年12月1日。

1949

新 中 国
地 方 中 草 药
文 献 研 究
(1949—1979年)

1979

【处方】 每包：甘草次酸0.3克，白芨0.2克，浙贝母0.15克，海螵蛸0.3克，元胡索0.3克。

【主治】 消化道溃疡。

【用法】 每次一包，每日3—4次。如胃出血，可加入三七粉（或紫参粉）100毫克。

【疗效】 42例溃疡患者服后2—10天症状基本消失，23—60天全部治愈。

【来源】 中国人民解放军261医院：提制"甘草次酸"治疗消化道溃疡，1969年10月。转摘全军后勤技术革新展览会。

【处方】 溃疡膏：

诃子（诃黎勒）一斤，白芨二两，甘草二两半，蜂蜜二斤。

【主治】 胃、十二指肠溃疡，慢性胃炎，上消化道出血，幽门梗阻等。

【用法】 每次20毫升，饭后半小时服，一般20—30天后可明显见效。

【疗效】 116名胃溃疡住院病人，经20—30天连续服用上药后，基本治愈，症状消失，体重增加，能进普食。X光检查，壁龛消失或缩小的有55例，占47％。疗效为100％。

【来源】 沈阳医学院：溃疡膏的制作及临床应用的初步介绍（转摘"救死扶伤"1969年第8期），1969年7月5日。

【处方】 山姜漆（又名龙蒿穿心莲，姜老头）。切片晒干研末。

【主治】 胃、十二指肠溃疡，胃神经官能症，术后肠粘连；

62

消化不良，呕吐腹痛等。

【用法】 每次3—4分，每日3—4次。小儿酌减。

【疗效】 治疗1500多例，治愈率90％。

【来源】 广东省紫金县龙嵩公社卫生院。转摘广东省医药科研工作会议筹备小组：草药方剂选编，1970年。

【处方】 **消化散**：金不换（风痧藤）皮2斤，救必应二层皮1.5斤，樟脑树根皮1斤，香附子0.5斤（均为干药）。

【主治】 急性肠胃炎，小儿消化不良，食滞腹痛，胃气痛。

【用法】 成人每次1—1.5钱，小儿0.5—1钱，每天3—4次口服。

【疗效】 用于急性胃肠炎250例，其中痊愈201例(80.4％)，好转34例（13.6％），无效15例（97.5％）。此药疗效迅速，大部分病人在一天内收到显著疗效。

【来源】 广东省博罗县长宁公社新村大队合作医疗站：消化散临床应用250例小结，1970年7月。

【处方】 **1号胃痛腊丸**：

金不换3份、苦楝寄生1.5份，山竹树皮1.5份。

【主治】 十二指肠溃疡，合并出血。

【用法】 上药研末，炼密为丸，每次一丸，每天2次，饭前1—2小时服。

【疗效】 治疗214个病例，有效率达90％以上。

【来源】 广东海南区万宁县六·二六制药室。转摘自海南区医药卫生成就展览馆。

1949

新 中 国
地方中草药
文 献 研 究
(1949—1979年)

1979

【处方】　灯架树皮0.5克，山竹树皮1克，海螵蛸0.5克，两面针1克，石菖蒲1克。

【主治】　治疗胃、十二指肠溃疡疼痛。

【用法】　混合制成散剂，一次用量2.5克，痛时服。

【疗效】　治疗胃、十二指肠溃疡疼痛5000余例，止痛效果极好。

【来源】　广东省海南人民医院。转摘自海南区医药卫生成就展览馆处方选，1970年6月。

【处方】　胃痛片：良姜一钱，醋香附一钱，元胡一钱，甘松五分，山奈五分。每片0.3克。

【主治】　胃痛。

【用法】　每次10片，每日三次。

【疗效】　经有关单位试用，反映疗效转好，有效率80％以上。

【来源】　青岛6.26新医药研究小组：努力发掘祖国医药宝库，更好地为工农兵服务，1969年10月10日。

青岛药材批发站：中成药新品种核定处方资料，1969年12月1日。

【处方】　虎掌草药酒：虎掌草2斤，白酒10斤。

【主治】　胃痛。

【用法】　每天服三次，每次五毫升。

【疗效】　用于临床五十二例，均有止痛作用，效果较好。

【来源】　昆明〇四三二部队。转摘昆明部队中草药展览会，

64

1970年5月。

　　【处方】　**香根止痛片**：青木香（根）、茨藜根（蔷薇科）、樟树根皮各等量。碾粉压片，每片0.5克。
　　【主治】　胃痛。
　　【用法】　每天三次，每次3—4片。
　　【疗效】　用于临床50例，效果良好。
　　【来源】　昆明部队73医院。转摘昆明部队中草药展览会，1970年5月。

　　【处方】　**胃宁注射液**：良姜、元胡、川栋子、香附。每安瓶2毫升，40％。
　　【主治】　胃痛。
　　【用法】　足三里注射，或肌肉注射。
　　【疗效】　经临床试用，疗效显著，有人反映比阿托品效果还好。
　　【来源】　河南宁陵县城关卫生院，1970年4月。

65

1949
新 中 国
地 方 中 草 药
文 献 研 究
(1949—1979年)
1979

中 草 药 处 方 选

抗 肿 瘤 药

【处方】 **藤梨根**。系猕猴桃科猕猴桃（Actinidia Arguta Planch）藤本植物的根部。

【主治】 各种癌症，淋巴结核。

【用法】 干根1/4斤，加水约一斤，文火煎煮3—5小时，取其汁，上、下午各半分服。15—20天为一疗程，停药后几天再服，可连服四个疗程。

【疗效】 已收治130余例，疗效良好。有典型病例报告。现已在某些省、地区试用，有待进一步总结。

【来源】 浙江义乌县中草药研究推广小组：义乌县民间中草药方剂，1970年3月。

【处方】 **抗癌合剂**：藤梨根三两，水杨梅三两，野葡萄根二两，凤尾草五钱，半边莲五钱，半枝莲二两，白茅根五钱。

【主治】 各种癌症。

【疗效】 共收治26例（食道癌5例，胃癌7例，肝癌7例，子宫癌2例，鼻咽癌及其它各种癌症5例）。痊愈2例（食道癌1例，胃癌1例），显效8例，好转12例，无效4例。

【来源】 兰溪县人民防治院：兰溪县人民防治院关于使用抗癌合剂治疗癌症效果调查小结，1969年12月22日。

66

【处方】 皂角刺一两，黄芪四钱，广木香二钱，西当归三钱，川芎二钱，白芷三钱，金银花三钱，全瓜蒌四钱，大贝四钱，全蝎二钱，陈皮三钱。

【主治】 乳癌。

【用法】 煎服。

【疗效】 用过数百例，疗效较好。

【来源】 安徽省立医院：临床验方汇编，1970年3月。

【处方】 **喜根素**（喜树）。

【主治】 白血病。

【用法】 每日4毫升左右（2至10毫升）。

【疗效】 对慢性粒细胞型白血病具有降低白细胞，缩小脾脏，使白血病稳定好转的作用，但不能达到完全缓介的程度。药物发挥疗效的时间最短5天，最长30天。

【来源】 中国医学科学院输血及血液学研究所。

【处方】 **长春新碱**（Vincristine，简称VCR）。是从国产长春花（Catharanthus roseus T.G.Don）中提取分离出的抗癌生物碱。

【主治】 白血病，淋巴肉瘤。

【用法】 遵医嘱。

【疗效】 观察白血病及淋巴肉瘤19例，其中完全缓介或完全消失3例，显著有效4例，有效8例，无效4例。副作用为白血球及血小板减少，脱发，腹痛，恶心呕吐等。

【来源】 杭州制药厂：新抗癌植物药长春碱、长春新碱，

新 中 国
地 方 中 草 药
文 献 研 究
(1949—1979年)

1949
1979

转摘"中草药通讯"第一期，1970年，以及其他资料。

【处方】 硫酸长春碱。或称硫酸长春花碱（Vinblastine，简称VLB）系从国产长春花（Catharanthus roseus L. G. Don）中提取分离出的抗癌生物碱。

【主治】 何杰金氏病，淋巴肉瘤，网状细胞肉瘤等肿瘤。

【用法】 每次0.05—0.2毫克/公斤体重，用10—20毫升注射用水溶解后静脉推入或静脉冲入，注意勿使药液外漏。每周一次，可连续使用10—20次。但需密切检查白血球及血小板，如白血球低于4000，可再停药一周。

【疗效】 各地试用，对淋巴系统肿瘤及其它肿瘤有一定的缓解作用，用药后淋巴结可迅速缩小。副作用为白血球及血小板减小，麻木感，恶心呕吐等。

【来源】 杭州制药厂：新抗癌植物药长春碱，长春花碱。转摘"中草药通讯"第一期1970年，以及其他资料。

【处方】 黄药子十两，62度白酒三斤。

【主治】 食道癌及其他消化系统癌症。

【用法】 每日服50—100毫升，少量，勤喝。

【疗效】 山东省莱西人民医院治疗28例癌症患者，18例症状基本消失后出院，其余也有明显好转。民间治愈1例晚期食管癌，五年尚健在。

【来源】 烟台█████肿瘤治疗、调查研究领导小组：莱西县人民医院等医疗单位用黄药子酒治疗恶性肿瘤初步疗效情况汇报，1969年10月28日。

68

【备注】 个别患者服用黄药子酒，对肝有副作用。

【处方】 "6941"(制作方法和"三仙丹"基本相同，其主要成份为氧化汞)。

【主治】 癌症。

【用法】 每周一次，每次0.4—1.6克，口服，一疗程总量最大8克，最小1.2克。一般3—6克左右。

【疗效】 70例中近期症状有效58例，客观有效者18例。有效的肿瘤包括食管癌、贲门癌、淋巴肉瘤、口底鳞癌、鼻咽癌、上颌窦癌和筛窦癌等。

【来源】 中国医学科学院日坛医院新医疗法小组，北京第一机床厂卫生科：临床应用"6941"治疗恶性肿瘤的初步报告。

【处方】 **当归芦荟丸**：当归、芦荟、胆草、大黄、木香、黄连、黄芩、黄柏、栀子、青黛、麝香。

【主治】 慢性粒细胞白血病。

【用法】 每日服3—4丸，如患者能耐受可增至6—9丸。

【疗效】 28例中缓解者16例，进步6例，无效6例。

【来源】 中国医学科学院输血及血液学研究所：当归芦荟丸治疗慢性粒细胞白血病的初步小结，1969年11月15日。

【处方】 葵树子及半枝莲各二两。

【主治】 良性、恶性葡萄胎，绒毛膜上皮癌。

【用法】 用水六碗煎至一碗口服，每日服2次，10天为一

69

1949

新 中 国
地 方 中 草 药
文 献 研 究
(1949—1979年)

1979

疗程。

【疗效】 治疗14例，其中完全缓解11例，部分缓解3例。

【来源】 中山医学院附属第一医院：用毛泽东思想统帅，中西医结合治疗恶性葡萄胎和绒毛膜上皮癌的点滴体会，1969年10月。

【处方】 卤碱粉，10％卤碱静脉注射、卤碱乌梅合剂。

【主治】 纵隔淋巴肉瘤、肺癌、肝癌等。

【疗效】 22例各种癌症患者经用卤碱粉、卤碱乌梅合剂，10％卤碱静脉注射后，其中痊愈1例，好转4例，症状缓解7例，无变化8例、恶化2例。

【来源】 旅大市第三人民医院：应用"卤碱"治疗22例癌肿疗效初步观察，1969年10月15日。

【处方】 石上柏（药用全草）。

【主治】 癌症。

【用法】 每次剂量：湿全草3—4两，干全草5钱至1两。用清水5—7碗，煎至1—1.5碗，分1—2次服。最好加入1—2两瘦猪肉同煎。一般以15—20天为一个疗程，连服3—4个疗程。

【疗效】 经医治153个病例，都获得不同程度的治疗效果。用量从三钱增至一两，未发现中毒现象。

【来源】 广东省三山县西南镇卫生院：关于石上柏治疗癌症的初步探索，1970年3月20日。

【备注】 石上柏对肺气肿，哮喘，肝炎，淋巴结炎，咽喉痛等都有较好的疗效。

70

【处方】 全羊丸。

【主治】 食道癌。

【用法】 每次一丸，日服二次。

【疗效】 以全羊丸为主，配合中药，针灸综合治疗食道癌111例，经三个月来的观察，基本治愈2例，显著好转2例，好转15例，控制发展16例，中断治疗65例，恶化2例，死亡9例。

【来源】 安阳市中医院，医药公司：中草药"全羊丸"治疗食道癌简介，1970年4月24日。

【处方】 消积丹（桂枝茯苓丸加味方）

【主治】 子宫肌瘤。

【用法】 遵医嘱。

【疗效】 治疗31例，痊愈8例，显效10例，有效5例，无效2例，不明6例。治愈率25.8％，有效率74.9％。

【来源】 甘肃省中医院：高举毛泽东思想伟大红旗，战胜危害人民的严重疾病"肿瘤"，1969年6月14日。

1949

新 中 国
地 方 中 草 药
文 献 研 究
(1949—1979年)

1979

中 草 药 处 方 选

抗 结 核 药

【处方】 肺得治片：穿心莲781.25克，甜牛力根781.25克，土黄莲781.25克。制成浸膏片1000片。

甜牛力为蝶形花科鸡血藤属(Millettia speciosaChamp.)植物，又名山莲藕，大力薯，牛大力，美丽崖豆藤。土黄莲系小蘗科十大功劳属植物〔Mahonia bealei(Fort)Carr.〕，又名土黄蘗，八角刺，阔叶十大功劳。

【主治】 各类型肺结核。

【用法】 每次四片，每日三次。3个月为一疗程。

【疗效】 某医院应用于35例，其中19例均在三个月以内治愈出院，其余亦显著好转。本品已开始作系统试验，目前已观察50多例，初步印象效果良好。

【来源】 广东汕头制药厂：肺得治片。转摘"中草药通讯"第一期，1970年。

【处方】 骨结核紫金丹：制川乌四两，兔丝子四两，广木香一两，土别虫四两，川牛膝二两，鸡血藤四两，制草乌四两，炒杜仲四两，制乳没各二两，醋煅自然铜一两，川木瓜二两，当归四两，肉桂一两，川续断一两，狗脊一两，红花五钱，陈皮二两，黄芪四两，熟附片一两，鹿角胶二两，潞党参四两，金银花四两，熟地四两，西大黄一两，骨碎补二两，川芎一两，

72

枸杞一两，地龙一两，桂枝五钱，麻黄五钱，血竭二两，楮实子二两，炮甲五钱。

【主治】 骨结核，结核瘘管，骨髓炎。

【用法】 共研细粉，炼蜜为丸，梧桐子大，早晚各服三钱，开水送下。

【疗效】 用过数十例，疗效好，只要未发生骨变化的都有效。

【来源】 安徽省立医院：临床验方汇编，1970年3月。

【处方】 肺结核丸：制首乌三两，白芨三两，土别虫七钱五分。

【主治】 初、中、晚期肺结核空洞，肺出血。

【用法】 每次三钱，每日三次。

【疗效】 在芜湖市第一人民医院临床试验已达几年。对肺结核咯血，浸润性肺结核，慢性纤维空洞型肺结核有显著效果。

【来源】 芜湖中药厂，1969年1月4日。

【处方】 大蒜粥，白芨。

【主治】 肺结核。

【用法】 取紫皮蒜15瓣（约30克），去皮，将蒜放入沸水中煮1—1.5分钟，将蒜捞出，然后取机米一两，放入煮蒜水中煮成稀粥，待粥已成，又将蒜放入稀粥内搅拌均匀后，即可服用。白芨粉一钱与大蒜粥同吃。或食粥后再服。以上为一次量，一日二次，各在早晚餐后服用。

【疗效】 共使用115例。从统计上看，对以渗出性为主病灶

73

1949

新 中 国
地 方 中 草 药
文 献 研 究
(1949—1979年)

1979

疗效较好，有效率90.76％，混合性病灶有效率66.66％，干酪及增殖性病灶有效率65.38％。对空洞以早期可逆性空洞疗效较好，晚期不可逆的空洞疗效不满意。

【来源】 中国人民解放军三〇九医院：大蒜粥加白芨治疗肺结核病115例初步总结，1970年。

【处方】 结核灵（消瘰散）：猪胆汁3300克，青黛31.25克，黄柏末31.25克，乙醇适量。

【主治】 淋巴结核。

【用法】 成人：每次五片，每日三次。

儿童：每次三片，每日三次。

【疗效】 北京市结核病防治所和广安门中医院分析单用结核灵的淋巴结核患者52例，有效率为58％，合并其他抗结核药物36例，效率亦较满意。对于破溃型或经清创手术后的淋巴结核，效果较内服更好，创面新鲜，肉芽生长快，创口愈合快。部分病例反映服后增加食欲，亦见到服药有升白血球的现象。能否应用于治疗淋巴系统肿瘤尚待研究，有一例颈淋巴结肿大（蚕豆大）患者服结核灵一月后淋巴结缩小到绿豆大，半年后又渐增大，作淋巴结活检诊断为何杰金氏病。

【来源】 化工部北京医药工业研究院：中药"消瘰散"（结核灵）治疗淋巴结核临床试用初步总结，1969年2月。

【处方】 鲜芫花根一两，红糖一两。

【主治】 淋巴结核。

【用法】 上药捣烂敷患处。

74

【疗效】 用过10多例，疗效显著。

【来源】 安徽省███████生产指挥组卫生小组中医药研究小组：中草药方选编，1969年8月。

【处方】 **复方大叶鸟不企：**大叶鸟不企根一两，虎骨草头三至五钱。

【主治】 淋巴结核,淋巴结炎,淋巴结肿大（诊断不明）。

【用法】 水四碗煎至半碗，或煲瘦猪肉，每天服一次。

【疗效】 治疗各种淋巴结肿大32例，不但疗效显著，而且好转快，绝大部分在十五天内迅速好转和痊愈。

【处方】 飞星藤三钱、酸杨桃根一两，红糖四钱。

【主治】 治疗淋巴结核（瘰疬）。

【用法】 水煎服，每天一剂，连服四至五天。

【疗效】 治疗淋巴结核（瘰疬）40例，均痊愈。

【来源】 广东省海南区定安县卫生办公室。转摘海南区医药卫生成就展览馆处方选，1970年7月。

1949

新中国
地方中草药
文献研究
(1949—1979年)

1979

中草药处方选

抗风湿药

【处方】 401：白花菜子、川椒。将上药按 1.2：1 比例混合，磨成细粉。过50目筛，将上述粉子6克与10毫升二甲基亚砜调匀，装入塑料袋内，封好待用。

【主治】 风湿性、类风湿性关节炎，良性关节痛。

【用法】 用时将塑料袋四周剪开，"401"分成二份分放在塑料袋之两块皮上，贴在适当穴位，用胶布固定。贴3—4小时，5—6天内勿用水洗，两次使用需间隔10—15天。手心、脚心、肚脐不能贴，孕妇忌贴。

【疗效】 共做129例。追访106例，其中有效94例（88.7%），无效12例（11.3%）。

【来源】 化工部北京医药工业研究院：抗关节炎药"401""403"总结，1969年。

【处方】 403：保泰松70毫克，扑尔敏3毫克，维生素$B_1$50毫克，维生素 C70毫克，鸡血藤浸膏粉207毫克（相当于3克生药）。每个胶囊0.4克。

【主治】 风湿性、类风湿性关节炎，良性关节痛。

【用法】 每次1—2片，每日3次。一个月为一疗程。

【疗效】 共试用45例，追访33例。对急性风湿性关节炎、类风湿性关节炎治疗效果显著，100%有效，显著疗效可达75%。

76

【来源】 化工部北京医药工业研究院：抗关节炎药"401""403"总结，1969年。

【处方】 **寻骨风湿片**：寻骨风根（绵毛马兜铃）。
【主治】 风湿性、类风湿性关节炎。
【用法】 每人每日20片（相当生药10克），分3—4次饭后服。
【疗效】 共试用400多例，从1969年70例风湿性关节炎活动期病例分析，其中明显好转19例，占23％，好转39例占56％，总有效率83％，无效12例占17％。治疗效果是可以肯定的。
【来源】 湖北中医附院░░░░░："684"（即寻骨风根）治疗风湿性及类风湿性关节炎疗效总结，1970年。

【处方】 63—698。
【主治】 风湿性关节炎，类风湿性关节炎，风湿热。
【用法】 每次3—4片，每日三次。
【疗效】 在山东省各有关医院试用普遍反映疗效良好。如威海市立医院对12例风湿性关节炎用此药后，全部有效，且3例已治愈。其他医院亦有同样报告。
【来源】 山东新华制药厂：关于生产治疗风湿性、类风湿性关节炎药——63—698的报告及附件，1970年3月21日。

【处方】 **入地金牛注射液**。每毫升含生药（5克）抽提物100毫克。
【主治】 风湿性、类风湿关节炎。

77

1949
新中国
地方中草药
文献研究
(1949—1979年)
1979

【用法】 肌注。

【疗效】 治疗风湿及类风湿关节炎病人189例,治愈171例,占90.1%,好转15例占8.1%,有效率为98.2%。大部分病人在五天内即可收到显效。

【来源】 广东省博罗县长宁公社新村大队合作医疗站。

【处方】 风湿骨痛片:

每片内含:黑老虎浸膏（相当于原草药1.6克）,豨莶草浸膏（相当于原草药1.6克）,路路通浸膏（相当于原草药0.3克）,鸡血藤浸膏（相当于原草药1.6克）。

【主治】 风湿性关节痛,四肢无力,腰膝酸软等。

【用法】 每日三次,每次2—3片。小儿酌减。

【疗效】 对风湿性关节痛有一定疗效,止痛作用显著、迅速,正准备作系统临床观察。

【来源】 广州第三制药厂。

【处方】 风湿一号注射液:七叶莲根7.5克,入地金牛7.5克,过江龙5克,宽筋藤5克,鸡骨香2.5克,威灵仙2.5克。

【主治】 每支2毫升。风湿性关节炎,类风湿关节炎,腰肌劳损。

【用法】 每次2—4毫升,每天三次,肌注。

【疗效】 共收治300例,治愈率61.7%,有效率97.3%。此药作用迅速,止痛作用强。

【来源】 广东省博罗县长宁公社新村大队合作医疗站:风湿一号注射液临床应用300例观察,1970年5月31日。

78

【处方】 7017：岗稔根一两、地稔根一两、走马箭一两、半风荷一两、千斤拔一两、豆豉羌一两、黄精一两、当归一两、干姜一两，入地金牛三两。

【主治】 风湿性关节炎。

【用法】 上药用水煎4—5小时后，滤汁200毫升一次服完，日服一次。

【疗效】 共治疗161人，其中痊愈或好转145人，占90%，无效16人，占10%，一般服1—3剂即见效。

【来源】 广州荔湾区人民医院：中草药"7017"方治疗风湿性关节炎，1970年3月23日。

【处方】 关节炎丸：豨莶草、老观草、炙草乌、当归、灵仙、地枫、年见各一钱。每并1.2两。

【主治】 四肢麻木，关节肿痛。

【用法】 每次二钱，每日三次。

【疗效】 经有关单位试用，疗效较好，有效率80%以上。

【来源】 青岛市6.26新医药研究小组：努力发掘祖国医药宝库，更好地为工农兵服务，1969年10月10月。青岛市药材批发站：中成药新品种核定处方资料，1969年12月1日。

【处方】 豨莶片：豨莶草，晒干压片，每片重0.3克。

【主治】 风湿痹痛，腰膝痿软，步履不健。

【用法】 每天早晚各一次，每次服2—4片，温开水送下。

【疗效】 经有关单位试用，疗效良好。

【来源】 贵阳市中药厂。

79

1949

新 中 国
地 方 中 草 药
文 献 研 究
(1949—1979年)

1979

中 草 药 处 方 选

计 划 生 育 用 药

【处方】 岗稔子干、星宿草，等量混合，制成蜜丸，每丸三钱。

【主治】 避孕。

【用法】 月经干净后第二天服，每天一丸，连服三天。

【疗效】 可避孕一年。1970年6月在广东省信宜县开现场会，有几百例已服用半年，仅1例怀孕。过去做过动物试验，效果不明显。中山医学院有小分队在该县蹲点。

【来源】 广东省信宜县。

【处方】 鹿含草。

【主治】 避孕。

【用法】 全草，晒干或在瓦片上烤干磨粉，月经来的日期及净的日期各服一次，每次三至五钱，用黄酒送服。连服2个月可以避孕1至2年，无副反应。若用鹿含草根，制法同上，服用3至5钱，在月经来的第一天早上空腹服一次用酒送服，连服3至4个月。

【疗效】 已用此方有40多例，大部分于今年2、3月份服药，至今未发现有怀孕。

【来源】 浙江省东阳县。

80

【处方】 生绿豆10—20粒。研细末。

【主治】 避孕。

【用法】 每次月经净后用白开水送服二钱，连服 3 — 5 天。

【疗效】 中国医学科学院用生绿豆做动物试验，有效率93％。

【来源】 沈阳市科学技术协会。转摘于中国科学院庐山植物园，九江市工农兵医院材料。

【备注】 西安、南昌有同样介绍。河北介绍在产后服少量生绿豆可避孕。安徽、福建也有介绍（月经后三日调糖开水送服）。

【处方】 棕树根（或芯）1—2两，猪肠一段。

【主治】 绝育。

【用法】 月经净后，将上药与猪肠炖服一次。

【疗效】 良好。可终身绝育。无副作用，月经正常，身体健康。

【来源】 江西药校：江西草药验方第一集，1970年1月。

【处方】 红浮萍一两，红油菜子二两，桃仁三钱，红花三钱，上四味药共研末，和蜜为丸，每丸重一钱。

【主治】 避孕。

【用法】 月经净后连服三天，每天两次，每次二丸，连服三个月，可避孕三至五年。

【疗效】 在某公社试用40多人，五个多月均未受孕。

81

1949

新　中　国
地　方　中　草　药
文　献　研　究
(1949—1979年)

1979

【来源】　中国人民解放军169医院。转摘衡阳地区人民卫生服务站，计划生育中草药避孕绝育方，1970年4月。

【处方】　虎刺根一两。

【主治】　避孕。

【用法】　虎刺根1两，煎煮4至5小时服，月经净后服，连服2次。

【疗效】　12例中7例吃根，5例吃根茎，能避孕2至3年。

【来源】　江西省余江县。转摘湖北省中草药展览会。

82

中 草 药 处 方 选

治 阑 尾 炎 药

【处方】 阑尾消炎片：双花一两，大青叶一两，败酱草一两，公英一两，红藤一两，川楝子二两，生大黄三钱，广木香三钱，冬瓜仁五钱，桃仁二钱，赤芍四钱，黄芩三钱。

【主治】 急、慢性化脓性阑尾炎。

【用法】 每次10—15片，每日三次。

【疗效】 73例中痊愈56例，好转10例，无效4例，手术3例。有效率为90.4%。无效4例中，有3例为慢性阑尾炎。

【来源】 青岛市6.26新医药研究小组：中药阑尾炎膏、片、汤剂治疗阑尾炎73例临床观察，1969年9月25日。

青岛药材批发站："中成药新品种核定处方资料"，1969年12月1日。

【处方】 白花蛇舌草（二叶葎）2—4两。

【主治】 阑尾炎。

【用法】 煎水服，每日二剂，分四次服。

【疗效】 54例成功，不用开刀。

【来源】 江西药校：江西草药验方第一集（赣州），1970年1月。

1949

新　中　国
地方中草药
文　献　研　究
(1949—1979年)

1979

　　【处方】　661：红藤二两，蒲公英一两，制川朴二钱，生大黄三钱（后下）。每片 0.3 克。

　　【主治】　急性阑尾炎。

　　【用法】　每次6片，每日三次。也可用饮片煎汤服。

　　【疗效】　分四阶段进行，共治疗105例，治愈86例，占81.9%，良好19例，占18.1%。以后复查，19例中又有11例治愈。

　　【来源】　上海中医学院附属龙华医院急腹症小组，上海县中心医院外科：中药"661"治疗急性阑尾炎105例临床疗效分析和研究方法，1969年。

　　【处方】　阑尾片：蒲公英三两，皂刺五钱，生川大黄五钱，厚朴五钱。

　　【主治】　急性阑尾炎，阑尾周围脓肿。

　　【用法】　每次15片，每日四次，首日剂量加倍。

　　【疗效】　共用44例，近期痊愈者42例，占95.4%，平均疗程11天左右，阑尾周围脓肿平均疗程10天左右。但仍有复发问题，已知有6例复发。

　　【来源】　武汉医学院第二附属医院中医科：阑尾片临床试用报告，1970年。

　　【处方】　生大黄二钱，桃仁二钱，丹皮三钱，败酱草五钱，生苡仁五钱，甘草二钱。

　　【主治】　阑尾炎。

　　【用法】　水煎服，每日一剂。

84

【疗效】 常用方，绝大部分病人可不开刀。

【来源】 安徽省███████生产指挥组卫生小组中医药研究小组：中草药方选编，1969年8月。

【处方】 **筋骨草**：

【主治】 阑尾脓肿，下肢溃疡。

【用法】 煎服。

【疗效】 曾用于5例阑尾脓肿有4例痊愈，1例症状好转后带回草药标本继续治疗。曾用筋骨草捣碎外敷治疗一例下肢溃疡，效果很显著。有典型病例报告。

【来源】 浙江省金华县人民防治院：中草药、电针灸在外科的临床应用，1970年4月8日。

1949

新　中　国
地方中草药
文　献　研　究
(1949—1979年)

1979

中 草 药 处 方 选

治 血 吸 虫 病 药

【处方】　牛奶浆草根。（以二年以上表皮黑色老根疗 效 最好）为大戟科大戟属多年生草本。别名鬼打伞，铁筷子，通大海等。

【主治】　血吸虫病（早、中、晚期）。

【用法】　将鲜牛奶浆草根洗净，放清水中浸泡1小时左右，取出用篾片或瓷碗片刮去黑表皮，取中层皮，不要内心。晒干研末密封备用，勿受潮，不宜久储。每日一次，每次一钱至一钱五分，早晨空腹，用白糖温开水冲服，一般服五至七次，大便不泻则停止服药。

【疗效】　先后治疗20例血吸虫病人，均获良好效果。有典型病例报告。

【来源】　湖南省湘阴县洞庭围公社洞庭湖大队：胸怀朝阳，除害灭病为人民。驻湖北中医学院工宣队：牛奶浆草治疗血吸虫病经验介绍，1970年3月16日。

【处方】　柳树叶（枫杨）。系胡桃科枫杨属。又名鬼柳树，大叶柳，锯树。

【主治】　血吸虫病。

【用法】

1法：新鲜的柳树叶洗净，切碎，半斤叶子加水一斤，煮

86

开后继续煮 10—15 分钟即可。1 天分 三 次 服 完。暂定 20 天至 1 个月为一疗程。

2 法：将鲜柳树叶连同嫩枝摘下，洗净后在烫手热水中捞几分钟，取出晒干备用。每人每天用干树叶2—5两，煎水分 2 次服。疗程同 1 法。

3 法：用 2 法所制干叶，每次一把，开水泡，当茶喝，经常服用。

以上三法，可根据具体情况选用一种。

【疗效】 从1969年以来用柳树叶治疗血吸虫病人50例，效果良好。最近收治46例病人，经短期治疗后，腹胀、腹痛、便血等症状明显改善，或完全消失。

【来源】 湖北省沔阳县何场公社卫生所。

转摘驻湖北中医学院工宣队：柳树叶治疗血吸虫病经验介绍，1970年6月。

【处方】 皂夹粉四两，五倍子一两。

【主治】 血吸虫病。

【用法】 研粉装在零号胶囊中，每丸 0.8 克每天服 3 次，每次服2至3丸。

【疗效】 已用 25 例。其中 13 例用药后 2 天内退烧，症状改善。

【来源】 江西省彭泽县。转摘 湖 北 省 中 草 药 展 览 会，1970年6月。

【处方】 699：排钱草根30克。

87

1949
新 中 国
地 方 中 草 药
文 献 研 究
(1949—1979年)
1979

【主治】 血吸虫病肝脾肿大。

【用法】 加三碗水煎成一碗，一次服。隔天服一次，七剂为一疗程。

【疗效】 用于65例患者，近期疗效满意。作者对47例病例作了分析。用小白鼠试验亦证明有缩肝脾作用，但未见有杀虫作用。

【来源】 广东中山医学院血防组，三 水 县 血 防站：草药"699"治疗47例血吸虫病肝脾肿大患者的疗效观察，1970年3月15日。

88

中草药处方选

传 染 病 用 药

【处方】 **乙脑合剂：**石膏二至五两，黄连三钱，黄芩五钱至一两，银花五钱至一两，连翘五钱至一两，生地五钱至一两，玄参五钱，丹皮五钱，竹叶三钱，山栀三至五钱，知母三钱，桔梗二钱，大青叶一两，板兰根一两，甘草三钱。

【主治】 流行性乙型脑炎。

【用法】 水煎浓汁内服，每日一剂，分4次服。

【疗效】 安徽省中医学院附属医院应用，疗效好，降低病死率。

【来源】 安徽省 ████ 生产指挥组卫生小组中医药研究小组：中草药方选编，1969年8月。

【处方】 牛蹄草，崩大碗，人字草，酢浆草，韭菜头（均鲜用），朱辰砂。五味草药洗净分别捣烂，榨取原汁备用。

【主治】 乙脑。

【用法】 5岁以内轻型者取韭菜头汁30毫升，其它草药各取15毫升，朱辰砂各5—7分冲服，日服二剂，可加糖调服或鼻饲。服后盖被子出汗，症重者加大其用量。

加减法：39°C 以上，人字草加倍，头痛剧者加酢浆草汁15毫升，抽搐重者加韭菜头汁50毫升，腹胀或便秘再加人字草汁15毫升，腹痛加崩大碗汁15毫升。

89

1949

新 中 国
地 方 中 草 药
文 献 研 究
(1949—1979年)

1979

备用方：狗迹草2—4两煎水当茶饮。

【疗效】　治疗13例，除1例极重型死亡外，其余均痊愈，无后遗症。疗程平均五天半。

【来源】　广东惠阳县澳头公社卫生服务站。转摘广东省医药科研工作会议筹备小组：草药方剂选编，1970年。

【处方】　银花一两五钱，连翘一两，生石膏一两，知母五钱，黄连五钱，贯众一两，板兰根一两，勾屯五钱，龙胆草五钱，甘草三钱。

【主治】　流脑。

【用法】　初步意见全疗程中，最大量不超过30克/公斤体重/日，最小量不小于3克/公斤体重/日。

①首次量按1.5-3克/公斤体重,肌肉注射。②第一个24小时内以静脉给药为主，全日量中的3—6克/公斤体重由肌肉注射给药，余量由静脉同时给药,全日量的2/3应在第一个12小时内用完，早期足量药物注入达到体内最大有效浓度是治疗成功的关键。③病情稳定后，以肌肉注射给药为主,每日总量分4次。每6小时给药一次，总疗程3—5天，后两天可分两次肌肉给药。

【疗效】　五年来用中医药治疗流行性脑脊髓膜炎取得可喜的成绩。单纯用这种方法治疗流脑四百余例，疗效已逐步提高到95％以上。

【来源】　湖北中医学院、湖北中医附院、中医研究所：中药流脑注射液治疗流行性脑脊髓膜炎小结，1970年5月20日。

90

【处方】 大青叶一两，黄连藤一两，黑面神五钱，蜂窝草一两，葫芦一两、黄皮叶五钱、地胆草一两、茜草五钱。

【主治】 预防流脑。

【用法】 水煎服，每天一剂，连服5天。

【疗效】 今春××工地发生"流脑"，近万人服用上 方 预防，全部控制。

【来源】 广东省海南区琼中县防疫站。转摘自海南区医药卫生成就展览馆处方选，1970年6月。

【处方】 百部五钱，蜂窝草一两，葫芦茶一两，车前草一两，布渣叶一两，鹅不食草三钱。

【主治】 百日咳。

【用法】 鲜品，洗净切碎，水 2 碗煎存半碗，一次服，每日 2 剂。

【疗效】 治疗百日咳100例，疗程2—5日，全部痊愈（其中有50％病例加挑四缝穴，挤出黄液，效果更好）。

【来源】 广东省海南区自治州医院。转摘海南区医药卫生成就展览馆处方选，1970年6月。

【处方】 百日咳片：每片含猪胆膏粉（相当于原胆汁）0.48克，鹅不食草浸膏（相当干品）1克、三荚草浸膏（相当干品）3克。

【主治】 百日咳，感冒高热，小儿疳积等。

【用法】 每日2—3次，6个月以下每次1片，6个月至1岁每次1片半，1至4岁每次2片，4至7岁每次2.5—3片。

91

1949
新 中 国
地 方 中 草 药
文 献 研 究
(1949—1979年)
1979

【疗效】 1958年11月5日健康报报导，用猪胆汁粉治疗百日咳946例，证明治愈率达97.8%，并未发生其他任何反应。最近经本厂医疗室试用，一般反映疗效较好。对成年人的咳嗽也有一定的祛痰镇咳作用。准备进一步作临床试验后投产。

【来源】 广州第三制药厂。

【处方】 芥牛杏郁汤：白芥子2钱,杏仁3钱,广玉金2钱,枳壳2钱,百部4钱,桑白皮4钱,冬花2钱,冰糖5钱。

【主治】 百日咳。

【用法】 水煎服，每日一剂。

【疗效】 已治1000多例，疗效良好。

【来源】 安徽省▨▨▨▨生产指挥组卫生小组中医药研究小组：中草药方选编，1969年8月。

【处方】 土牛七（全草）四两，小叶金锁匙五钱，咸鱼草根二两，威灵仙五钱，山大颜根二两。

喷喉散：取豺虎哥蒿烧焦,研成细末,加上梅片少许备用。

【主治】 白喉。

【用法】 内服每日一剂，水煎服。与嗽口相结合，并用喷喉散喷喉，每日3—4次，每次用量1分。

【疗效】 586例均痊愈。

【来源】 广东紫金县龙嵩公社卫生院。转摘广东省医药科研工作会议筹备小组：草药方剂选编，1970年。

92

【处方】 万年青。取鲜主根40克，洗净切细，加市售食用醋100毫升，浸48小时过滤去渣，再加100毫升冷开水。成20％万年青露。

【主治】 白喉。

【用法】 每次10--13毫升，含服，服后不要立即喝水或嗽口。

【疗效】 预防：在白喉流行期间给予13例咽炎，扁桃体炎患者加服万年青露，未发现再发白喉。在流行区93例儿童口服，鼻滴万年青露，至今观察40天无1例发病。

治疗：白喉患者22例中单用万年青露治疗6例，合并青霉素11例，合用金百英露（海金沙，百英，紫花地丁）治疗4例。22例全部治愈。

【来源】 江西德兴县潭埠公社医院：万年青防治白喉效果观察，1970年2月。

【处方】 梨头草一两，小叶金钱草五钱。

【主治】 白喉。

【用法】 将药洗净切碎、捣烂，以开水和适量砂糖搅拌成粘稠均糊状物，再用砂布过滤取汁。服其汁一日2—3次，直至痊愈。

【疗效】 23例白喉患者中10例曾配用青霉素治疗，有13例单用草药治疗，效果良好。疗程最长10天，最短4天。在治疗过程中禁食油腻。

【来源】 江西鹰潭镇人民医院：草药治疗白喉23例效果良好，1970年2月。

93

1949
新 中 国
地 方 中 草 药
文 献 研 究
(1949—1979年)
1979

【处方】 内服：浪伞根（干）四至五钱，三加皮根（干）四至五钱，榕树根（倒吊根）四至五钱，两面针根（干）四至五钱。外用：浪伞根一两，三加皮叶一两，榕树叶一两，两面针一两，鹅不食草一两，鸡屎藤一两，排钱树叶一两，桃叶一两，丝茅叶一两，盐霜柏一两，鹤莱一两，雷公头一两，木糠一两，砂羌一两，艾叶一两。

【主治】 小儿麻痹后遗症。

【用法】 将内服药合猪脚一只，煲至脚烂透为止，将药汁分三次服（小孩三至五次）。外用时将15种草药切碎，微稍捣烂，但不宜捣出汁，然后放入微火锅内炒熟，加四十到五十度米酒，乘热用布包好，外擦患肢至皮肤红热为止，再用药渣敷患肢10—20分钟。每天4—8次。

【疗效】 共治17例病人，痊愈4例，好转10例，无效3例。

【来源】 广东博罗县卫生战线，响水公社卫生院：用中草药治疗小儿麻痹后遗症的疗效观察，1970年7月。

【处方】 五色黄坭一两，粗大银花藤一两，陈皮一钱。

【主治】 麻疹及麻疹合并肺炎。

【用法】 将五色黄坭用水煎 1 小时，澄清后取澄清液加银花藤，陈皮，共煮2小时，去渣内服，日服一剂。

【疗效】 治疗麻疹高热 1043 例，其中并发肺炎 372 例，效果良好。

【来源】 广东恩平县附城公社卫生院。转摘广东省医药科研工作会议筹备小组：草药方剂选编，1970年。

94

【处方】 双毛截疟方：

三十六根（根）4分，银不换（根）1钱，木蝴蝶1.5两，砂仁（根、块）3钱，无头荨（全草）1钱，海南山榄（皮）4钱，穿破面（根、皮）5.5钱，粗糠柴（皮）4钱。

有片剂，丸剂，糖浆。

【主治】 各型疟疾。

【用法】 片剂：每次2片，每天2次。

丸剂：每次一丸，每天2次。

【疗效】 观察115例，疗效确切。

【来源】 广东海南区东方县医院：转摘自海南区医药卫生成就展览馆处方。

【处方】 蛇蜕二钱。

【主治】 急性腮腺炎。

【用法】 蛇蜕二钱，用清水漂去尘垢，切碎，加两个鸡蛋搅拌，用油煎炒（可加盐），一次服用。一般服一剂即愈。

【疗效】 经有关医院应用，疗效显著。

【来源】 安徽芜湖地区：常见病土方、验方汇编，1969年12月。

95

1949

新 中 国
地方中草药
文 献 研 究
(1949—1979年)

1979

中 草 药 处 方 选

妇 科 用 药

【处方】 万经棵。系杜鹃花属的照山白杜鹃。

糖浆：万经棵1000克

45%单糖浆5000毫升

苯甲酸钠5克

蒸馏水适量（共制成1000毫升）

片剂：万经棵5斤

滑料适量（共制成1000片）

【主治】 产后全身关节痛。

【用法】 糖浆：每次5毫升，每日二次。

片剂：每次二片，每日二次。

【疗效】 108例中痊愈41人（38%），基本痊愈18人（17%），显著有效25人（23%），有效22人（20%），无效2例（2%），有效率为98%。

【来源】 济南人民制药厂："万经棵"疗效观察。(山东新太民间验方)

【处方】 妇科痛经丸：当归二钱，赤芍一钱，元胡一钱，栀仁一钱，香附二钱，生灵脂一钱半，生蒲黄一钱半。每丸三钱。

【主治】 痛经。

96

【用法】 每次三钱，每日三次，经前及经期服3—5天，连服3—4次经期。

【疗效】 经有关单位试用，疗效好，有效率80％以上。

【来源】 青岛市6·26新医药研究小组：努力发掘祖国医药宝库，更好地为工农兵服务，1969年10月10日。

青岛市药材批发站：中成药新品种核定处方资料，1969年12月1日。

【处方】 仙人掌两块，捣碎，95％酒精50毫升，将仙人掌去刺捣碎加入酒精调匀。

【主治】 早期急性乳腺炎，腮腺炎。

【用法】 外敷局部，每日二次。

【疗效】 治疗100例以上，均痊愈。

【来源】 浙江黄岩县中草药研究小组：处方介绍，1970年。

【处方】 生半夏一粒，米饭少许。药用部分：块茎。

【主治】 初期乳腺炎。

【用法】生半夏捣细（法半夏无效），与米饭捏成丸，塞在鼻孔中。患右侧乳腺炎塞在左鼻孔中，患左侧乳腺炎塞在右鼻孔中。塞药后须睡觉。

【疗效】 此法治疗初期乳腺炎多人，疗效甚好。有典型病例报告。

【来源】 驻湖北中医学院工宣队：生半夏治疗初期乳腺炎，1970年5月。

97

1949

新 中 国
地 方 中 草 药
文 献 研 究
(1949—1979年)

1979

【处方】 广藿香2钱，陈皮1钱5分，生姜4钱，炒竹茹1钱5分，姜半夏3钱，炒白术3钱，茯苓3钱。

【主治】 妊娠呕吐。

【用法】 煎服。

【疗效】 经省立医院介绍，疗效显著。

【来源】 安徽省立医院：临床验方汇编，1970年3月。

【处方】 枳壳合剂。

第一煎剂：干枳壳1斤，加水1500毫升，煎至500毫升，入砂糖4两以调味。适用于青壮年。

第二煎剂：干枳壳1斤，升麻、白术各2两5钱，加水2000毫升，煎至1000毫升，加入红糖6两调味。适用于年老体弱者。

【主治】 子宫脱垂。

【用法】 饭后服25毫升，每日二次，十日为一疗程，服药期间以过锰酸钾溶液冲洗脱垂子宫。

【疗效】 有效率93％。

【来源】 安徽芜湖地区：常见病土方 验 方 汇 编，1969年12月。

【处方】 **侧柏汤**：侧柏一两，五月艾一两。

  益三味：益母草三钱，狗脊三钱，大血藤四钱。

【主治】 功能性子宫出血。

【用法】 上药加水三碗（600毫升），煮成一碗（200毫升），每日一次，连服3—7天。

【疗效】 对28例功能性子宫出血病人治疗，治愈率100％，

98

对身体虚弱者，益三味为好。

【来源】 广东省海南区人民医院：侧柏汤，益三味治疗功能性子宫出血，1970年3月20日。

【处方】 马兰（路边菊）、小叶五爪龙（蛇草）小叶金钱草（天胡荽）、白英（白茅藤）。

【主治】 乳腺炎。

【用法】 水煎内服。

【疗效】 治疗116例,有效率达90％以上。早期患者,有效率达98％以上。

【来源】 江西上饶专区卫校████医教组。

99

1949

新 中 国
地 方 中 草 药
文 献 研 究
(1949—1979年)

1979

中 草 药 处 方 选

五 官 科 用 药

【处方】 **耳炎散**：猪胆膏、枯矾、黄连、樟脑。

【主治】 慢性化脓性中耳炎，外耳道炎及外耳道湿疹。

【用法】 先将外耳用药棉卷净，再用双氧水或白酒洗净，卷干。将药粉（绿豆大）卷入。每日一次。

【疗效】 上海第一医学院附属 耳鼻喉 科医 院等 单位治疗200多例，有效率85%以上。

【来源】 上海中药二厂：中药新产品"耳炎散"简介，1969年10月。

【处方】 **耳底药**：猪胆一个，枯矾三钱，冰片适量。每合1两。

【主治】 中耳炎，外耳道炎，耳部湿疹。

【用法】 用淡盐水洗净患处，将药粉撒布患处，每日二次。

【疗效】 治疗100多例，有效率90%。

【来源】 青岛市6·26新医药研究小组：努力发掘祖国医药宝库，更好地为工农兵服务，1969年10月10日。

青岛市药材批发站：中成药新品种核定处方资料，1969年12月1日。

100

【处方】 密蒙花3钱，黄柏3钱,谷精草3钱,银花3钱,蒲公英5钱，连翘3钱，丹皮2钱。

【主治】 麦粒肿反复发作。

【用法】 煎服。

【疗效】 服药后往往在2、3天内消失,且不复发。据介绍疗效显著。

【来源】 安徽省立医院：临床验方汇编，1970年3月。

【处方】 口疮散：柿霜一两，枯矾五分，冰片一分。每包一两。

【主治】 口舌生疮（口腔溃疡）。

【用法】 撒布疮面，一日数次。

【疗效】 治疗167例，治愈好转163例，有效率97.6％。

【来源】 青岛市6·26新医药研究小组：努力发掘祖国医药宝库，更好地为工农兵服务，1969年10月10日。

青岛市药材批发站：中成药新品种核定处方资料，1969年12月1日。

1949
新　中　国
地方中草药
文　献　研　究
(1949—1979年)
1979

中 草 药 处 方 选

其 他 药 物

【处方】　川楝素片。系楝科植物川楝树（Melia toosendan S.et.Z.）的干燥根皮中提取的一种有效成份。每片含川楝素25毫克，片重0.05克。

【主治】　蛔虫病。

【用法】　1—2岁1—1.5片；2—4岁2—4片；4—8岁4—6片；8—15岁6—8片；16岁以上8—10片。一次服完。

【疗效】　经临床试用，驱蛔虫有效率达90％以上。与山道年疗效相似，但毒性较小，副作用少，不必服泻药。

【来源】　重庆制药八厂：新驱蛔药川楝素。转摘"中草药通讯"第一期，1970年。

【处方】　山猫儿眼（药用部分：根）。系大戟科大戟属植物京大戟。又名猫猫儿眼草，一手仙，下八仙等。

【主治】　急性肾炎、慢性肾炎所引起的全身性水肿。

【用法】　将山猫儿眼根洗净，用竹皮或瓷片刮去黑色表皮，去内心，取中层皮切片用水拌匀（每市斤药片用食盐三钱化水拌匀），晒干后碾成细末，密封放置备用。每天一次，每次1分至1分5厘，夜间3、4点钟空腹用温开水吞服，最大量可一次服6分或8分。一般患者服药5至7天后水肿即可完全消失。副作用为咽部灼热感、恶心、腹痛、腹泻（每天10多次）。

102

【疗效】 先后治疗15例肾性水肿病人，均获良好效果。有典型病例报告。

【来源】 驻湖北中医学院工宣队：山猫儿眼治疗肾性水肿，1970年6月。

【处方】 **大叶金钱草**。地落苏、海金砂、马兰各一两。

【主治】 肾炎。

【用法】 每日一剂，两次分服。

【疗效】 用于 8 例急性肾炎患者，均在服药5—9剂后精神好转，浮肿消退，蛋白、红血球及管型阴转。

【来源】 江西省德兴县人民卫生防治院：肾炎新方，1969年12月。

【处方】 **排石汤**：车前草25克、白茅根25克、冬瓜皮25克、干地龙一条、金钱草25克。

【主治】 泌尿系结石。

【用法】 煎服，每天一剂。

【疗效】 用于临床三例效果良好。例王××，患左输尿管结石，经常绞痛，经服排石汤十五剂后，疼痛消失，服卅剂后，摄片对照，结石已消失。

【来源】 昆明部队六十七医院。转摘昆明部队中草药展览会，1970年5月。

【处方】 **抗苯一号**。

1949

新 中 国
地 方 中 草 药
文 献 研 究
(1949—1979年)

1979

【主治】 慢性苯中毒和有其他各种原因引起的造血机能障碍，白细胞、血小板减少。

【用法】 遵医嘱。

【疗效】 收治5例慢性苯中毒，效果显著。对其他原因（如放射）引起的白细胞、血小板减少症也有同样的提高白细胞和血小板的作用。

【来源】 广州市越秀区第一人民医院：用毛泽东思想统帅新医药，探索出治疗苯中毒有效药物——抗苯1号，1970年。

【处方】 下山虎蔸1两，洗净切片，加水200毫升，煮3—4小时，煎至100毫升，过滤即成。

【主治】 单纯性甲状腺肿。

【用法】 成人每次2.5毫升，每日二次。儿童减半。孕妇忌服。用量稍大则有呕吐、腹泻反应。

【疗效】 有效率97％。

【来源】 安徽芜湖：常见病土方、验方汇编，1969年12月。

【处方】 枯痔擦剂：生鸡蛋一个，一支蒿适量。将鸡蛋打破一小口放入适量一支蒿粉末调匀即可。

【主治】 痔疮。

【用法】 外擦，每天一次。

【疗效】 用于临床三十例，效果良好。例李××，男，三十九岁，患混合痔已三年，发作时流血，疼痛，过去曾多次医治，效果不佳。经用枯痔擦剂，每天一次，二次后症状明显减轻，五次后症状全部消失。

104

【来源】 贵州军区门诊部。转摘昆明部队中草药展览会，1970年5月。

【处方】 **消痔灵片**。每片含：

胆膏粉（牛、羊胆）0.05克，五倍子0.2克，白敛1克，卷柏1克，地榆1克，槐实1克。

【主治】 内外痔漏，脱肛等。

【用法】 每日三次，每次2—3片，饭前开水送服。

【疗效】 经广东省人民医院门诊外科、广州市第八人民医院及公社医疗站作临床试验，共100多例，证明对新老内外痔漏都有效，有的治愈后几个月都无复发。有典型病例报告。

【来源】 广州第三制药厂。

【处方】 四叶萍三钱，酢酱草三钱，含羞草一两半，镇静草二钱，岩白菜五钱。

【主治】 头痛，失眠。

【用法】 水煎服，日服一次。

【疗效】 治疗50例，痊愈33例，好转13例，无效4例。

【来源】 浙江黄岩县中草药研究小组：处方介绍，1970年。

【处方】 **黄芫花**。学名：河朔荛花，别名药鱼稍、醉鱼草、黄闷头花。据初步化验，黄芫花中含有芹黄碱素，谷甾醇、苯甲酸、皂甙及刺激性油状物质。

【主治】 精神分裂症，躁抑症，反应性神经病，神经官能

105

1949

新　中　国
地方中草药
文　献　研　究
(1949—1979年)

1979

症，癫痫等。

【用法】　取花蕾及叶晾干研成粉,过筛备用,成人每天2—4克，连服3—7天。

【疗效】　共治疗各种精神病 病人 153 例，痊 愈 71 例，占46.5％，好转46例，占30.1％，无效23例，占15.0％，正在治疗13例，占8.4％。一般连服三至七天,可见明显效果。若不见效,休息几天,再服一个疗程。主要作用能使兴奋型病人安静，抑郁型病人情感活跃，忧虑型病人有所缓解。副作用有不同程度的胃部灼痛和腹泻，体弱者偶有虚脱现象。

【来源】　中国人民解放军 261 医院：黄芫花治疗精神病，1969年10月。

【处方】　夜明砂3—5钱。

【主治】　夜盲。

【用法】　水煎服，每日一剂。

【疗效】　经中医药研究小组介绍，显著。

【来源】　安徽省████生产指挥组卫生小组中医药研究小组：中草药方选编，1969年8月。

【处方】　治血生：马兰868克，花生仁衣868克。上药制成1000片。

【主治】　血小板减少性紫癜。

【用法】　每次6片，每日3次，温开水送服。

【疗效】　曾以煎剂试治4例，其中一例妇女,服药前血小板8.8万,服药一个月后复查曾至13.8万。其余3例紫斑同样很快消

106

失，未见复发，月经过多者也逐渐减少，目前本厂试剂品已送某医院作系统临床观察。

【来源】 广东省汕头制药厂试制品。

【处方】 老茶叶树根糯米酒煎剂。

【主治】 心脏病。

【用法】 每剂1—2片，配用适量的糯米酒，文火煎熬，睡前服。

【疗效】 共治疗经确诊的12例心脏病患者，服药时间最短者为30天，最长者达60天。一般在服药后3—7天症状得到满意的改善。

【来源】 江西德兴县人民卫生防治院：老茶叶树根糯米酒煎剂治疗心脏病的初步观察，1969年12月。

【处方】 花生叶。

【主治】 高血压。

【用法】 每次3片，每日3次。

【疗效】 经有关医院试用于40多例，疗效显著。3—7天能降压，从160—170/110—100即降至正常，超过200/110的不易下降。自觉症状亦减轻。无副作用。

【来源】 山东张店新华制药厂"6·26小组"，1970年5月。

【处方】 夏天无（别名夏无踪）。本品为罂粟科紫堇属的无柄紫堇（Corydalis amabilis Migo）。

1949

新 中 国
地方中草药
文 献 研 究
(1949—1979年)

1979

【主治】 偏瘫、高血压、风湿性关节炎、坐骨神经痛、乳腺炎、骨折扭伤、小儿麻痹后遗症、扁桃腺炎。

【用法】 有注射剂、茶剂、速溶剂。用法：每日一次，每次2毫升，或每日二次，每次一克。

【疗效】 用于偏瘫、高血压、乳腺炎等73例，治愈48例，显著好转25例。

【来源】 江西省余江县血防医药卫生处：夏天无临床应用，1970年4月23日。

【处方】 铁包金（勾儿茶）全草。铁包金属鼠李科，分大叶、小叶两种均有效，无毒，无不良味易服。

【主治】 小儿疳积。

【用法】 煎服，每日一次，每次二两。第二天起放一个鸡蛋同煮，吃蛋喝汤。

【疗效】 64例患疳积小孩服用，治愈43例，好转15例，6例患儿因夹杂其它病症或饮食质量不足未见效。一般服药二天食欲增加，连服十日显著好转，有一典型病例服药十三天体重增加4斤7两痊愈。

【来源】 湖南省新邵县龙溪铺区医院临床小结，1970年7月。

【处方】 毛冬青。别名：高山冬青、茶叶冬青、毛披树、毛涕树、水火药。系冬青科 (Ilex pubescens Hook e Arn.)

【主治】 脉管炎、水火烫伤。

【用法】 脉管炎：每次4—5两，煎水一碗分二次服。或加猪

108

脚一个(或猪肉骨适量)煎水内服(连猪肉一并服)。另用毛冬青3两煎水浸泡伤口,每天1—2次,浸泡后外敷生肌膏以保护伤口。

烫伤:叶捣烂外敷患处。

【疗效】 经某医院治疗脉管炎病人十余例,多属三期病例,发病时期最长者19年,最短2年。经过"毛冬青"草药治疗后,11例病人溃疡愈合,疼痛消失,痊愈出院,住院最短时间是36天。证实本品对脉管炎有止痛,坏死组织脱离、生肌,改善血液循环作用。

【来源】 广州市药品检验所:中草药验方选,1970年2月。

【处方】 丝木棉二两,土牛夕五钱。

【主治】 闭塞性脉管炎。

【疗效】 观察三例,均达到满意疗效。例1.龚××,患闭塞性脉管炎13年,曾两次施行交感神经切断术。69年又复发入院,西医效果不佳,改用丝木棉根4两,土牛夕三钱,制香附一两,连服28天溃疡愈合出院。

【来源】 绍兴县中草药新医疗法服务部,绍兴县药材医药公司 :中草药方选编,1970年4月6日。

【处方】 中西结合治疗:

一、中药:

1.内服方:四妙勇安汤加减:

①北芪二两,当归二两,银花一两,元参一两,甘草六钱,山甲五钱,延胡四钱,乳香二钱,没药二钱,地龙三钱,王不留行五钱(本方用于"血瘀型",以补气活血,通瘀止痛为主)。

1949

新　中　国
地 方 中 草 药
文 献 研 究
(1949—1979年)

1979

②当归一两，北芪一两，银花一两，元参一两，公英五钱，黄柏四钱，黄芩四钱，山甲五钱，王不留行四钱，入地金牛一两，两头尖一两半(本方用于"热毒型"，以解毒消炎为主)。

2.外洗方：王不留行一两，银花藤一两，甘草三钱，黄柏三钱，黄芩八钱。

二、西药：

1.维生素 C：每日1000毫克，加50％葡萄糖20毫升静脉注射，并内服500毫克，每日三次。

2.胃蛋白酶：每次15毫升，每日二次。

3.胰酶片：每次0.5克，每日二次。

4.青霉素：每次20—40万单位，肌注，每日二次。

三、其他治疗：

1.针刺：足三里或加阳陵泉。

2.按摩患肢。

3.冰片锌氧油（2％冰片）外敷。

4.尽早清除坏死组织，及时植皮（一旦新鲜肉芽出现，就可以施行植皮）。

【主治】　脉管炎。

【用法】　遵医嘱。

【疗效】　从1967年1月以来共收治49例，45例痊愈，4例好转，无一例截肢。疗程平均为57.5天。

【来源】　广州市第三人民医院：███████ 勇攀医学新高峰——中西结合，以中为主,治疗脉管炎49例，1970年。

110

湖南中草药单方验方选编（第一辑）

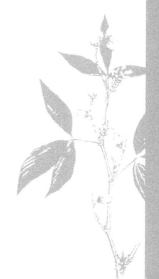

提　要

湖南省中医药研究所编。

1970 年 4 月出版。共 278 页，其中前言、编写说明、目录共 9 页，正文 163 页，插页 4 页，索引 102 页。纸质封面，平装本。

　　湖南省中医药研究所将收集到的中草药单方、验方汇集成册，编写成《湖南中草药单方验方选编》，以便广大"赤脚医生"和医药卫生人员在防病治病中学习运用中草药。

　　本书为第一辑。该书共收载湖南省农村常用、疗效较好的中草药单方、验方 359 个，分为战伤的治疗、计划生育和某些常见病的防治 3 部分，共涉及疾病 53 种。本书依次介绍各方的处方（组成）、制法、用法（包括随症加减和注意事项），并在注明项中介绍各地运用该方治疗疾病的经验。书中所选方剂以单方、验方为主。为保留献方的地方特点，照录原方药名，但在每药俗名后的括号内附以正名。

　　书中某些方剂的剂量，一般容量是一小碗约 350 毫升、一茶杯约 100 毫升、一汤匙约 20 毫升、一小杯约 15 毫升。其他药物剂量按 1 斤等于 16 两计算。

湖南中草药
单方验方选编

（第一辑）

湖南省中医药研究所　编

目　　录

一、战伤的治疗

二、计划生育

三、某些常见病的防治

7

1949
新　中　国
地方中草药
文　献　研　究
(1949—1979年)
1979

8

· 白 页 ·

战伤的治疗

止　　血

方　一

处方：马兰丹（田边菊）　乌泡叶　蒿菜巴（茼蒿）　救兵粮（火把果）　毛蜡烛（香蒲）各等量。分别焙至黄黑色，共研细末备用。

用法：压敷伤处。

注明：据凤凰县人民卫生院介绍，将兔子的股动脉切开，用本药末压敷20秒钟，出血即止。

方　二

处方：姜炭一两　无名异一两　白芨一两　鸡肫皮五钱　冰片一钱　共研成细末，瓶装密封。

用法：撒伤口包扎。

1

1949

新 中 国
地 方 中 草 药
文 献 研 究
(1949—1979年)

1979

注明：本方系宜章县迎春公社卫生防治服务站所制之"外用止血粉"。经有关单位择方中主药作动物（兔股动脉切开）实验，证实可在七分钟内止血。

方　三

处方：干棕树（棕榈）适量。洗净，去粗皮烧灰存性，研细备用。

用法：撒伤口。

注明：本方治开放性骨折出血。邵阳县卫生组某同志用此药治疗开放性骨折多例，止血效果良好，并能促进愈合。

方　四

处方：石飞丝（松萝）　蚂蝗（水蛭）焙枯各等分。研细瓶装密封。

用法：撒伤口。

注明：本方主治动脉出血。平江县嘉义某草医用此方治疗动脉损伤出血多例，效果很好。据介绍，蚂蝗炭可代象皮以止血。

2

方　五

处方： 桎木（榉花）嫩叶，用水拌湿，磨成细粉，布包洗出稠汁,沉淀取净粉（布包内的粗渣不要）放饭锅内蒸一次，再烘干瓶装密封备用。

用法： 撒伤口，包扎。

注明： 桎木叶治外伤出血，一般习用嚼敷。在我省民间普遍反映有效。这里介绍的系平江长寿卫生院伤科某医师制法，其特点是经高温消毒可避免感染。

方　六

处方： 蚂蚁窝一个，瓦上文火焙枯存性，加冰片三分，研细瓶装密封备用。

用法： 撒伤口上。

注明： 据汨罗长乐街某同志介绍，本方治外伤动脉出血有效。蚂蚁窝即深山密林中的"蜂蚁窝"。

方　七

处方： 乌泡叶　鸭咀皮（眼子菜）　地

1949

新 中 国
地 方 中 草 药
文 献 研 究
(1949—1979年)

1979

榆根各等分。共捣烂，或干燥研细备用。

用法：敷伤口上。

注明：本方是道县月岩林场卫生所介绍的。主治一般外伤出血，对动脉损伤出血效果亦好。郴州地区介绍的以乌苞叶为主的止血单方，即：干乌苞叶一两 百草霜一钱，烘燥研成细末，撒敷伤口。

方　　八

处方：蒲黄(香蒲) 焙灰存性，瓶贮备用。

用法：敷伤口上。

注明：本方是临武县汾市地区医院某草医介绍的，对一般外伤出血，有较好的效果。生蒲黄止血效果似更为满意。《中国医学大辞典》载："生用则行血消肿，熟用则补血止血"。本品可供内服，唯阴虚内热而无瘀血者忌用。

方　　九

处方：苎麻叶一斤。去叶脉烘干，研

4

成细末，加冰片少许，瓶装备用。

用法：撒伤口上。

注明：治刀伤出血。据隆回、邵东、新化、常德唐家铺等地介绍，本方止血生肌效果良好。常德唐家铺仅用苎麻叶一味，亦收止血之效。

方　十

处方：松树（马尾松）的花粉或根皮，上半年用松花粉，下半年用松根白皮，糯米藤（蔓苎麻）二味用石器捣烂。

用法：敷伤口。

注明：本方治外伤出血。能止血、续筋、生肌，敷一次即可。据平江瓮江公社介绍，嚼敷效力好些。

方　十一

处方：三两金（朱砂根）根，焙干研细瓶装备用。

用法：撒伤口上稍作压迫包扎。

注明：据溆浦驻军介绍，本方有止血

1949

新 中 国
地 方 中 草 药
文 献 研 究
(1949—1979年)

1979

消炎效果。

方 十 二

处方：金毛狗脊，刮取毛茸备用。

用法：敷伤口包扎。

注明：据永兴县高亭公社介绍，本方主治一般刀伤出血效果较好。

方 十 三

处方：水蛭焙存性　陈石灰各等分。研细瓶装密封。

用法：敷伤口。

注明：据永兴高亭、祁阳城关等地介绍，水蛭能止痛、续筋。

方 十 四

处方：鸡血、鸡皮。

用法：割鸡颈取血，临用取皮，先用热鸡血淋伤处，后敷上鸡皮，包扎固定。

注明：据祁阳县城关镇某同志介绍，本方主治腹壁创伤出血。

6

方 十 五

处方：苏木。

用法：焙干研末，撒伤口。

注明：据浏阳县高平公社介绍，本方止血效果很好。

方 十 六

处方：杉树第二层皮。

用法：嚼烂敷伤口，纱布包扎。

注明：据靖县介绍，本方主治破伤出血不止。经有关单位作动物实验（兔股动脉切开），证明有效。

方 十 七

处方：乌贼骨　金鸡尾（凤尾草）　陈石灰　白芨　韭菜　柽木（檉花）叶　雷公藤　马蓝　泽兰　野麻（苎麻）叶　毛蜡烛（香蒲）　侧柏炭　血余炭各等分。

用法：上药共研细末，撒敷伤处。

注明：本方是麻阳县兰里公社介绍的。从药物组成看，有止血、消炎、生肌

1949

新　中　国
地方中草药
文　献　研　究
(1949—1979年)

1979

作用，值得试用。

方 十 八

处方：陈石灰一斤　大黄四两。

其制法有四种。

①二味同炒，至石灰变红色为度，去大黄，筛极细末备用。

②石灰水浸大黄三天，去大黄，取石灰晒干研末。

③石灰水浸大黄三、五日，取大黄晒干研末备用。

④石灰、大黄炒成桃红色，共研细末备用。

用法：敷患处。

注明：本方源于中医古方桃花散，止血效果甚好，《珍本医书集成》疑难急症简方篇称："桃花散治一切刀疮出血不止，俱效"。唯各地制法不同，一并选录，提供研究。

方 十 九

处方：韭菜根一两　童便一杯。

8

用法： 将韭菜根捣烂取汁兑童便服。渣敷患处。

注明： 据靖县介绍，此方外敷、内服确有效果。

方 二 十

处方： 陈石灰五两　丝瓜叶一两　韭菜叶一两。

用法： 捣烂敷患处。

注明： 治外伤出血不止。怀化中方公社介绍：对静脉、微血管及小动脉出血有较快的止血作用。

方二十一

处方： 松毛（马尾松）一把　见血散（飞龙掌血）根适量。

用法： 如出血不止，用松毛嚼烂外敷，如出血不多，用见血散兜嚼烂外敷。

注明： 本方系靖县甘棠公社介绍。临武汾市地区医院也介绍过用松毛蒜嚼敷止血的经验。

9

1949

新 中 国
地方中草药
文 献 研 究
(1949—1979年)

1979

方二十二

处方： 石灰　黄牛屎适量。

用法： 将石灰炒成红色，加黄牛屎（炒枯）共研细末，用鸡蛋白调敷伤口。

注明： 据郴县马头岭公社介绍，外用本方止血，并配合草药三钱三（羊踯躅）一至二钱内服，可以防止感染。

方二十三

处方： 辣蓼草适量。

用法： 口嚼或捣烂敷伤口。

注明： 靖县艮山口公社介绍，本方使用十余例，其中伤势较重的亦均收到止血效果。

方二十四

处方： 糯饭藤（蔓苎麻）　细叶金鸡尾（乌韭）适量。

用法： 捣烂外敷。

注明： 治外伤出血。靖县艮口公社试用本方于三例较严重之外伤出血，止血效

10

果满意。

方二十五

处方：仙鹤草适量。晒干切碎，研成粉。

用法：外敷加压包扎。内服一次三钱，开水冲服。

方二十六

处方：紫珠树（尖尾枫）叶适量。

用法：嚼烂外敷伤处。

方二十七

处方：凤尾草、油茶树上的霜灰、百草霜等量研末。

用法：撒伤口。

注明：据常德县唐家铺公社介绍，本方消炎止血效果尚佳。

方二十八

处方：一口血（冬青） 刺郎子（金樱子树）嫩尖 金鸡尾（凤尾草） 雷公稿（山胡椒）叶 桎木（檵花）叶各适量。

11

1949

新　中　国
地 方 中 草 药
文 献 研 究
（1949—1979年）

1979

用法：嚼烂外敷。

注明：据黔阳黔城公社介绍，本方止血有效。

镇　　痛

方　　一

处方：震天雷（蔓陀罗）子　生草乌。

用法：磨水外搽患处。

注明：作局部麻醉用。上药有毒，不可入口。

方　　二

处方：川乌尖　草乌尖　胡椒　天南星生半夏　细辛　荜菝　闹羊花（羊踯躅）上八味等量　蟾酥前量减半。全用生药，晒干研细末。

用法：将药粉用白酒调成膏，敷于开刀处。

注明：本方系常德县唐家铺公社所制之"麻醉膏"。据介绍涂药十五分钟后，即

12

可达到局部麻醉的目的。

方 二

处方：四两麻（竹叶椒）一两　羊角七（白芨）四钱　川乌四钱　草乌四钱花椒一两　荜菝五钱　南星七钱　生半夏七钱　白狼毒三钱　五虎进（白勒）三钱闹羊花（羊踯躅）三钱　螃蟹七（东北天南星）三钱，焙干研末，酒浸溶化。

用法：用时取酒汁涂开刀处。

注明：本方是石门县么市地区医院介绍的。方歌：开刀不痛四两麻，荜菝虎进闹羊花。南星羊角二乌椒，狼毒螃蟹生半夏。

消 炎 抗 菌

方 一

处方：土黄连（细叶十大功劳）八斤土黄柏（阔叶十大功劳）十斤　蒲公英四斤桂羊风（正名待考）四斤　以上四味为主

13

1949

新　中　国
地方中草药
文　献　研　究
(1949—1979年)

1979

五叶蛇苞草（蛇含）三斤　马鞭草二斤
水杨柳（柳叶白前）二斤　旱杨柳（柳）二
斤　半边莲半斤　鹅不食草（石胡荽）二
斤，加水六十斤，共煎上药至四十斤后去
渣，再浓缩为二十斤备用。

用法：每服三十毫升，每日二、三次。

注明：亦可提炼为注射液。邵阳唐田
市地区医院，用此方治疗各种炎症，如：
腮腺炎、乳腺炎、胸膜炎、肺炎、膀胱炎、
睾丸炎等引起的高烧，均获较好疗效。

方　二

处方：党参二两　白术一两　黄芪一
两　茯苓八钱　当归一两　陈皮四钱　柴
胡三钱　升麻一钱　甘草三钱　大枣四
两，洗净后，入锅内加水七千五百毫升煎
熬，取蒸馏液。再将蒸馏液倾入锅内反复
蒸馏十余次（约五昼夜时间）。最后约保留
蒸馏液 600 毫升，沉淀过滤，装入消毒瓶
中备用。

14

用法：肌肉或皮下注射，每次二毫升，每日一、二次。

注明：本方系中医成方"补中益气汤"加味，经宜章县迎春公社卫生院创制成"八·一注射液"，又名"抗菌注射液"。用以治疗化脓性疖肿。消炎解毒，效果甚好。据该院观察119例，其中117例效果满意。

临武汾市地区医院所制之"新中一号"，即此方煎取药汁、滤过、离心后，作肌肉注射，用以治疗化脓性疖肿效果良好。该院并已用于黄疸型肝炎，腮腺炎等病例。

近来，有些单位用以治疗急性扁桃体炎，疗效达100％。

方 三

处方：地胆（金果榄）一两，黄药子三两烘干研细末，用凡士林调成油膏，涂创面。

注明：新晃县波洲公社用以代替磺胺

1949
新 中 国
地 方 中 草 药
文 献 研 究
(1949—1979年)
1979

软膏，疗效满意。

方　四

处方： 四月苞（蔷薇莓）叶　食盐。将四月苞叶干燥研细加食盐粉按九比一的用量和匀备用。

用法： 撒伤面。

注明： 安仁县新华公社合江大队赤脚医生用此制成"消炎粉"，治疗外科炎症，效果很好。

方　五

处方： 地胆（金果榄）　鸡爪莲（黄连）龙胆草　各八两。

地胆去皮，鸡爪莲去毛须，三药切片加清水煮三、四小时，随干随加水至适量，过滤浓缩成一千毫升，静置四十八至七十二小时，再用滤纸过滤，取药液置消毒瓶中，煮沸或高压消毒，经热原质检验阴性后备用。

用法： 肌肉注射，成人每次二毫升，

16

一天三次。

注明： 本方系龙山县创制之"六九一二"注射液，具有清热解毒，消炎抑菌作用。对肠胃炎、菌痢、小儿中毒性消化不良、上呼吸道感染、扁桃体炎、中耳炎、口腔炎、支气管炎、肺炎、膀胱炎、泌尿系统感染以及疖肿等化脓性感染均有效。

方　六

处方： 十大功劳二斤　青菜七（金疮小草）九两六钱，将上药清水洗净，去十大功劳之粗皮及黑色质，用软水洗涤，切成碎片，再用蒸馏水洗一次，然后用汽水五百毫升，文武火加盖煮熬四至五小时后，多层纱布过滤取汁。再加事先洗净之青菜七煮半小时，煮后过滤取汁，不加盖再煮，浓缩至二千毫升，即盛于消毒好之瓶中静置四十八小时，取橙黄色液，（去沉淀物）滤纸过滤，装瓶煮沸或高压消毒备用（事先检验热原质及毒性反应）。

17

1949

新 中 国
地 方 中 草 药
文 献 研 究
(1949—1979年)

1979

用法：肌肉注射，成人每次二毫升，一天三次。

注明：本方系龙山县所创制之"黄梅素注射液"。具有清热解毒，消炎抗菌作用。可用于肠胃炎、菌痢、小儿中毒性消化不良，上呼吸道感染，扁桃体炎、中耳炎、口腔炎、支气管炎、肺炎、膀胱炎、泌尿系感染以及疖肿等化脓性感染。

方 七

处方：天葵。

用法：取新鲜天葵子五钱，水煎服，日一剂。

注明：消炎止痛。亦可外敷。

整 骨

方 一

处方：梨子树（沙梨）叶 杨柳（柳）叶 芭岩散（地构叶） 大散血（银铃花）小散血（过路黄） 马兰丹（田边菊） 鹅

18

不食草（石胡荽），诸药适量放少许凉水，捣烂取汁，瓶留汁备用。

用法： 先复位，后敷上药，药上放灯草，再以杉树皮固定，每日由灯草处滴入上药汁，每周换药一次。

注明： 据古丈县某草医介绍，本方用于开放性骨折，效果甚好。

方 二

处方： 犁头草（紫花地丁） 破铜钱（积雪草） 车前草 马鞭草 夏枯草 延胡草（水苏） 黄瓜香（匍伏堇） 小吊杆草（腹水草）各适量捣烂取汁。

用法： 先用金银花 水菖蒲 艾蒿（艾）煎水洗伤处。复位后将上药捣烂外敷，以杉树皮固定，每日滴入上药汁，每周换药一次。

注明： 开放性和闭合性骨折均可用。

方 三

处方： 樟树叶 松树（马尾松）根

19

1949

新 中 国
地 方 中 草 药
文 献 研 究
(1949—1979年)

1979

石花（石吊兰）各适量。

用法：捣烂，调白酒外敷。

注明：主治四肢骨折。

方　四

处方：1.内服：紫荆花（正名待考）根五分至一钱　三钱丹（腹水草）一钱　刀豆壳二钱　山药四钱　当归尾三钱　伸根草（牛尾菜）五钱　红花一钱五分　小活血（南五味子）三钱　五加皮三钱　木贼草二钱　闹羊花（羊踯躅）五分　红花倒水莲（紫葳）三钱　水煎服。

2.外敷　(1)闭合性骨折：山豆根（朱砂根）　飞天驳（杜仲藤）　橡皮树（棣棠花）皮　小活血（南五味子）　野梨子树（沙梨）皮　瓜子莲（抱石莲）　草乌茶子树（油茶）根皮　石猴子　猫东瓜藤（猕猴桃）根　石璧膏（正名待考）根皮野葡萄叶　土杜仲（野扇花）　五加皮老虎刺（云实）根皮　小松树（马尾松）

20

根皮　共研细末，用时取适量，加糖、茶油、盐一调羹，甜酒调药共煮外敷。在局部红肿消退后，在上药中加入石灰流泥研粉、五色石头研粉，各少量。此二味用的次数不宜过多。

（2）开放性骨折：鸡凤尾（日本乌蕨）四钱　瓜子莲（抱石莲）三钱　狗皮膏（正名待考）叶三钱　黄柏二钱　野梨子树（沙梨）嫩尖二钱　野葡萄叶五钱　桎木树（檵花）根皮四钱　木芙蓉叶适量　共研细末，冷开水调敷。创面剧痛者，加散血丹（匍伏堇）　红血莲（秋海棠）各三钱

3.外洗：四月泡（茅莓）根　薄荷叶冬青叶　桃树叶　七厘丹（杏香兔耳风）

局部创面恶臭者加山椒树（木姜子）叶少许。煎水洗伤口。

4.急救方（还阳丹）：治跌打损伤昏迷不省人事。

金钱吊葫芦（络石藤）三两　青木香

1949

新　中　国
地方中草药
文　献　研　究
(1949—1979年)

1979

五钱　枳实二至三钱　土人参（正名待考）二至三个　晒不死（竹叶菜）二两　青蛙三只　鲜螃蟹（石蟹）焙研一两　还阳草（卷柏）三两　二枝半（千层塔）五钱小活血（南五味子）一两五钱至二两　洋参五钱至一两　百草霜一两　淮山药一两

共研细末，水调作成药条，晒干备用。每次用酒或童便磨服五分至一钱。

注明： 汝城马桥公社卫生院，用以上主要方药，治疗各种骨折达四千多例，效果很好。并解决了很多有关正骨的疑难问题。

方　五

处方： 金腰带（芫花）根皮　威灵仙根。取芫花根皮，掺入威灵仙根结成辫状腰带，系腰部沾人汗气，越久越佳。

用法： 取上述的辫状带用白酒（童便亦可）磨服一钱。

注明： 本方主治跌打损伤，用于重伤，休克，或伤后大小便秘者。内外伤皆可用。

方　六

处方：骨碎补　凤尾草各一两。

用法：复位后，煎水服。

注明：湘潭某医院用本方治疗各种类型的骨折五例均愈。

方　七

处方：散血莲（凤丫蕨）根　茜草根三两金（朱砂根）根各等分。

用法：酒磨、搽断骨处。可兼用"蟹壳存性酒"（将蟹壳焙干研末浸酒中），每日服三至五次，每次一小杯，饭前服。孕妇忌用。

枪　伤

方　一

处方：一支蒿（蓍草）　栝蒌蒂　马鞭草。

23

1949

新 中 国
地 方 中 草 药
文 献 研 究
(1949—1979年)

1979

用法：捣烂、敷于伤口周围；再用纱布沾浸上三药的汁，盖住伤口。每日换药一次。

注明：据凤凰县介绍，本方能解硝磺毒，有防腐、生肌、止痛之效。

方　二

处方：百日草（漆姑草）全草适量。

用法：将药捣烂浸入六十度的白酒内，以纱布盖好，十余分钟后，再将一块纱布，从中剪一小孔，浸入药水，即贴伤口，使黄水流出。

方　三

处方：南瓜蒂　巴岩姜（骨碎补）　犁头草（紫花地丁）　夏枯草　铜钱草（连钱草）　金鸡尾（凤尾草）金银花　吊杆风（腹水草）尖　鸡矢藤　泥鳅草（田边菊）山蚂蝗（小槐花）叶各适量。

用法：先将南瓜蒂、巴岩姜捣烂敷伤口，退磺一夜，然后再将其它九味药捣烂

24

外敷伤口。

注明：亦可治疗各种炸药伤。据怀化中方公社介绍：确有消炎解毒，止痛生肌之效。

方　四

处方：蒙花树（结香）根　蛆子草（粉条儿菜）　鱼腊树（女贞）叶　糯米藤（蔓苎麻）根　岩豆荚（昆明鸡血藤）根。

用法：捣烂外敷。

方　五

处方：糯米藤（蔓苎麻）根　蒙花树（结香）叶　昆明鸡血藤根　鱼腊树（女贞）叶　狗牙齿（圆叶佛甲草）　金钱吊白米（粉条儿菜）

用法：捣烂隔布敷患处。

注明：据辰溪献方者介绍，本方系祖传。功效甚好，且曾用以治步枪伤多例均愈。本方较上方多一味药，并录以供实践。

1949

新 中 国
地 方 中 草 药
文 献 研 究
(1949—1979年)

1979

拔 弹

方 一

处方：鲜南瓜子三钱　蓖麻子去壳三钱　赤石脂三钱　天南星五分　牛屎虫（蜣螂虫）二个。

用法：共研细末，醋调敷患处。子弹拔出后，再用如意金黄散外敷。

注明：据郴县马头岭公社某草医介绍：在抗日战争期间，曾用本方治愈三十二例枪伤患者。曾访问四例病人，均系鸟枪伤，用方后铳子均从伤口拔出。本方（及以下诸方）能否用以拔现代武器之弹片，尚有待试验证实。

附：如意金黄散：天南星　甘草　陈皮　厚朴　苍术　大黄　黄柏　白芷　姜黄各五钱　栝蒌根一两。

方 二

处方：蓖麻子　牛屎虫（蜣螂虫）　独

26

脚鸡（阴地蕨）

　　用法：捣烂外敷伤口。

方　　三

　　处方：蓖麻子　救兵粮（火把果）叶　虾公草（水王孙）

　　用法：捣烂外敷伤口。

方　　四

　　处方：蓖麻子　土牛夕等分。

　　用法：共捣烂，加磁铁外敷。

　　注明：靖县艮山口公社献方人用本方治铁或竹签入肉四例均有效。其师傅在旧社会曾用以拔弹亦有效果。

方　　五

　　处方：蓖麻子　五月苗（乌蔹莓）各适量。

　　用法：捣烂敷伤口。

　　注明：本方治枪炮伤、拔弹均有效。

方　　六

　　处方：线鸡尾（凤尾草）适量　推屎

27

1949
新　中　国
地 方 中 草 药
文 献 研 究
(1949—1979年)
1979

甲（螳螂虫）

用法：线鸡尾捣烂，再以推屎甲（依子弹多少而定）共捣敷伤处。

注明：据石门县南镇公社清官渡卫生院介绍，用本方可将鸟枪子弹拔出来。

方　七

处方：陈羊油　蓖麻子

用法：上药共捣烂。先用煤油洗创面，再敷药。每二十四小时换药一次，每次换药前均先用煤油擦洗。

注明：据石门县蒙尔公社医生及当地群众反映，本方治铁类异物入肉确有一定效果。一般治疗在五、六天后即可收效。局部疼痛加木耳子（正名待考），剧痛难忍者可先用木耳子一味捣烂外敷，待疼痛缓解后再敷上方。

方　八

处方：蓖麻子　土狗子（蝼蛄）　地古牛（鼠妇虫）　牛屎虫（螳螂虫）　偷

28

油婆（蟑螂）

用法：上药与冷饭共捣烂，外敷伤口一昼夜。

注明：本方来源于江永县冷水铺公社。新晃县等地亦有类似的拔弹用方。如伤筋者可加水蛭、九牛藤（杜仲藤）；伤骨者可加鸡肫皮、风尾草；断骨者加癞蛤蟆（蟾蜍）、雄黄、螃蟹。

烧、烫伤

方　一

处方：1.内服：土黄连（乌韭）　山桂枝（阴香）　酸筒（虎杖）根　土大黄　十大功劳叶　进山虎（光叶海桐）各三至五钱。水煎服。

2.外洗：进山虎（光叶海桐）　十大功劳叶　银锁匙（百解藤）。煎水洗伤面，先用消毒针刺穿水泡。

3.外敷：生地榆　土黄芩（南天竹）

1949
新 中 国
地 方 中 草 药
文 献 研 究
(1949—1979年)
1979

酸筒（虎杖）根　苦参，共研细末加冰片少许，麻油调膏外涂，日数次。

注明：本方主治大面积烫伤。安仁城关公社城郊大队赤脚医生，曾治愈一例贫农社员。患者于一九六九年十二月在烧窑时，不幸窑顶崩塌，烧伤面积达百分之六十以上，胸部及下肢均为三度烧伤。经用上药治疗二十天，采访时，除两下肢胫骨处尚未完全愈合外，百分之九十以上伤面愈合良好，无疤痕。

方　二

处方：漆大伯（毛果算盘子）五钱　杠板归五钱　金银花钱半　山黄连（南天竹）或山黄柏（阔叶十大功劳）钱半

用法：1.洗剂：上药用水一千五百毫升，煎成一千毫升。外洗和湿敷伤面。

2.粉剂：漆大伯　杠板归　各百分之三十五　金银花　山黄连各百分之十五，混合研细，蒸汽消毒。取干粉撒布伤面。

30

注明：本方系某军医院在学习民间用漆大伯治疗漆疮经验，并用以治一例剥脱性皮炎取得疗效后，在原方中加入黄连或黄柏创用于治疗烧、烫伤病例。经治疗十例取得明显效果。据临床资料介绍：

1.本方有明显的抗菌作用。经临床和实验观察：对绿脓杆菌、金黄色葡萄球菌、白色葡萄球菌、大肠杆菌等都有抑制作用，对绿脓杆菌作用更明显，已化脓的创面，用湿敷法可使脓液很快消失，伤面变新鲜。

2.有较强的收敛作用。伤面湿敷或撒粉后，两天内就变为清洁、干燥，同时肿胀也消退。

3.有明显的生肌作用。二度烧伤伤面上药后，上皮生长较快；严重感染或较深的伤面，湿敷后肉芽生长也很好，给植皮创造了有利条件。

4.有一定的止痛作用。湿敷或撒粉后，病人不感到伤面疼痛，小儿在换药时均不

1949

新 中 国
地 方 中 草 药
文 献 研 究
(1949—1979年)

1979

啼哭。

5.早期使用有控制或延缓败血症发生的作用。

方 三

处方：陈石灰十斤　生石膏一两　艾绒一两　纯茶油适量　清井水十至十五斤。将生石膏研细混入石灰加井水搅拌，除去悬浮物，澄清待用（澄清时间不宜超过十分钟）。将澄清液与茶油按1:1比例相混合不断搅拌至淡黄糊状。若澄清液不够，可再向前制的沉淀物中加井水搅拌、澄清继续使用。上药和匀后，加入艾绒再充分搅匀（若伤面无感染者，可不加艾绒）。

用法：按伤面涂布药液于大小相当的纱布上，并覆盖伤面，第一天前六小时的换药次数，以保持伤面湿润为度据。以后十四小时内换药七次；第二天二十四小时内换药八次；第三天至全愈每天换药二至四次。用药时应注意：

32

1.如敷料粘于伤面，不要强行撕揭，可再贴上一层敷药纱布，稍候，即可取下，并继续上药。

2.如伤面干燥，肉芽组织新鲜，则该处停敷上药。

3.如伤面出现绿色分泌物时，加强换药即可自行消除。上药后有短时寒战，但迅速自愈。

注明：怀化县人民医院使用本方治疗烧伤病人七例：四例大面积烧伤，伤面分别为百分之八十二、百分之八十五、百分之六十四（其中二度烧伤面积百分之五十九）、百分之四十。另三例为小面积烧伤，均迅速治愈。其功效与《方二》相似。

方　四

处方：桐子树（油桐）花四两　桐油一斤，将桐子树上落下的桐树花（要未沾水、不干燥而又干净的为合格）浸在桐油里面，存阴凉处，离地一尺高，放数月，

33

1949
新中国
地方中草药
文献研究
(1949—1979年)
1979

越久越好。

用法：用鸭毛（开水烫过）沾桐花油搽伤面，每日数十次，以保持湿润为度。伤面涂药后，涂药部位即变红色，以后伤面渐结成一大块干痂，痂皮自然脱落后即愈。

注明：本方是常德县许家桥公社"六·二六"门诊部介绍的。曾访问两例：一例已痊愈；一例正在治疗中，效果尚好。其烧伤面分别为百分之二十五、百分之十。资兴县也有用茶油浸泡桐子树花治疗烫、火伤的经验。

方 五

处方：①茶叶树根 葛根 桑树根，取根各一截约长四寸，搥破倒立碗内取自然汁，外搽伤面。内服代饮。

②青皮树（花榈木）根 栀子树根焙枯 乌贼骨各适量 共研细末，茶水调搽伤面。

用法：两方结合使用。

34

注明：本方治头面部烧、烫伤。据献方人介绍，上药合用有抑菌作用，愈后无疤痕。

方　　六

处方： 陈石灰　百分之九十五酒精适量

用法： 调成糊状，搽伤面，一日数次。

注明： 本方是某军医院介绍的。主治一、二度烧伤。优点：不用敷料，可具薄膜保护作用。

方　　七

处方： 雄鸡

用法： 雄鸡断颈取血，用血淋遍一层于伤面，伤面大的则需多只鸡血。淋血后包扎。过两天，鸡血变黑，可不再换药，至痊愈。

注明： 献方者家传此方，曾治愈一例下肢被铅水三度烫伤的患者。

1949

新 中 国
地 方 中 草 药
文 献 研 究
(1949—1979年)

1979

方　八

处方：黄连　黄芩　黄柏各等分　冰片少许

用法：前三种药晒干研细末。用时，加总量五分之一的冰片用凡士林调匀。涂患处。

注明：可治疗各种大、小面积的烧伤。

方　九

处方：生石膏　大黄　连翘　儿茶各等分　麻油适量

用法：共研细末过筛。用麻油调药末，每日搽伤面四至六次。如伤面有水泡，可用消毒针刺破，排出水液，再涂药。

注明：据黔阳人民医院外科介绍，本方止痛效果好，化脓率低，疗效较快。对中、小面积一、二度烧伤的有脓或无脓的伤面均可用。

方　十

处方：脚踏莲（筋骨草）叶　火伤泡

36

（蔷薇莓）叶各适量

用法：捣烂外敷，每日换药一次。

注明：据保靖县人民医院反映，本方治烫伤效果很好。邵阳地区也介绍过以火伤苞根用米泔水磨浓汁，频擦伤面治疗烫伤的经验。

方 十 一

处方：红橘（柑橘）数斤或数十斤

用法：将红橘放坛内加盖密封，半年后取出压榨并过滤，留其汁搽患处。

注明：据江华县沱江镇介绍，本方治烧伤、烫伤效果好。

方 十 二

处方：黄连 地榆各等分共研细末备用。

用法：将药末撒伤面，一日数次。

方 十 三

处方：煅牡蛎 井内青苔焙干 野水鸭毛烧成灰 海金砂焙干各等分

37

1949

新 中 国
地方中草药
文 献 研 究
(1949—1979年)

1979

用法：共研细末。用鸭蛋清调搽。愈合慢的可加适量鸡内金、老丝瓜皮、头发（血余）灰、柿蒂焙干、乌贼骨、麝香、冰片共研末，调桐油或鸭蛋清外搽。

注明：据道县月岩林场介绍，本方可治大面积烧伤。

方 十 四

处方：凤尾草适量

用法：①晒干，瓢内烧存性，研细末。麻油调涂患处。

②全草洗净，晒干研末，桐油调涂或捣汁涂患处。

注明：凤尾草有消炎解毒作用。用以治烧、烫伤，简便易得，可在试验有效的基础上予以推广。

方 十 五

处方：河蚌壳　人乳汁各适量

用法：将蚌壳煅成灰，人乳汁调搽二至三次即愈。

38

方 十 六

处方：红蚯蚓数条　白糖适量　冰片少许

用法：将蚯蚓洗净，放白糖中，待蚯蚓变黑，白糖溶化后，去蚯蚓残体，用糖水外擦。

注明：据怀化、靖县等地介绍，本方治中、小面积烧、烫伤很有效。有的则不用冰片。

方 十 七

处方：金樱子蔸适量　冰片少许

用法：金樱子蔸水煎、去渣、过滤，再将药水熬成半流质状，冷后放入冰片。外搽患处，一日数次。

方 十 八

处方：酸筒管（虎杖）

用法：(1)鲜根捣汁搽伤面。

(2)采根去粗皮，焙干研细末，茶油调搽伤面。

39

1949

新 中 国
地方中草药
文 献 研 究
(1949—1979年)

1979

（3）煎水内服。以上三法同用。

注明：本方是中国人民解放军某医院介绍的。治一、二度烧伤，有止痛、止痒、消炎的效果。

方 十 九

处方：冬青树肉皮三两　乌泡根肉皮二两　金樱根肉皮一两

用法：加水熬成浓汁涂患处。

方 二 十

处方：大黄一两　黄连一钱　地榆四两　进口苦（苦树）叶六钱　轻粉二钱冰片三分

用法：共研细末，麻油调擦伤面，亦可用干药末撒在分泌物较多的伤面。

注明：本方是郴县卫生组某同志介绍的。用于治疗烫伤效佳。

40

计 划 生 育

避　孕

方　一

处方：红浮萍（紫萍）一两　红油菜子(芸苔子)二两　桃仁三钱　红花三钱，共研细末，炼蜜为丸，每丸重一钱。

用法：于月经干净后开水送服，连服三天。每日二次，每次二丸。连续三个月，可避孕三至五年。

注明：衡阳某医院介绍：此方已用四十多例，为时已五月余，皆未受孕。其中一例服药前已经受孕，服此药后流产。

方　二

处方：红浮萍（紫萍）一两　红油菜子（芸苔子）二两　共研细末，炼蜜为丸，

1949

新　中　国
地 方 中 草 药
文 献 研 究
(1949—1979年)

1979

每丸重一钱。

用法：同方一。

注明：连用三个月，可避孕三年。衡阳上峰公社择例试用多人，观察已半年，尚无受孕者。

方　三

处方：散血莲（凤丫蕨）一两　七叶一枝花一两　八角莲一两　上药均用根

用法：在月经期间，用三种药根以冷开水磨汁内服。每日一剂，分三次服，服药天数依月经天数而定。

注明：服一次可避孕八个月，已使用三例有效。（七叶一枝花有小毒，一般用量较轻，本方用量一两，请注意观察！）

方　四

处方：七叶一枝花二钱

用法：月经干净后，取干根磨酒内服，连服三天。

注明：据新晃县波洲公社、宜章县迎

44

春公社等地介绍，服一次可避孕一年。

方　五

处方：松树（马尾松）嫩尖，截取五寸长九个　茅根一两

用法：在月经干净后，水煎服一次。连服五个月，可避孕三年。

注明：献方者曾以此法试用于十多例妇女，均有效验。

方　六

处方：棕树（棕榈）子二两　丝瓜络二两　蜡树（女贞树）嫩尖七个　绿豆半斤　白糖半斤　鸭蛋七个

用法：棕树子、丝瓜络、蜡树荪和鸭蛋先煮，蛋熟后去蛋壳和药渣，再以药汁煮绿豆至刚熟时，加入白糖。在产后（或月经干净时）一次或分三次吃完。

注明：吃一次可避孕五至七年。体弱者尚可终身不孕。献方者本人曾服用此方，现已七年未孕，如方中加入大老花根

45

1949

新 中 国
地 方 中 草 药
文 献 研 究
(1949—1979年)

1979

（正名待考）则可绝育。

方　七

处方：棕树（棕榈）子五粒　紫竹根二两　白酒一两　红糖一两

用法：水煎服。月经干净后，每天一剂，连服三天。

注明：依上法服用可避孕一年。已试用四例，在一年内均未受孕，曾访问二例得到证实。

方　八

处方：红天泡子（酸浆）根三钱　臭牡丹根三钱

用法：水煎服。月经净后每日服一剂，连服二至三天。

方　九

处方：映山红（杜鹃花）　胡颓子根未结子的各二两五钱

用法：水煎服。月经中期服一剂。

注明：据桑植县介绍，本方服一剂可避孕一年，连服三个月可绝育。

绝　育

方　一

处方：土豆萁（何首乌）二两　女儿红（茜草）根二两五钱

用法：久煎成浓汁。饭前或饭后对酒（按本人的饮酒量酌定，以醉为度。）内服。在怀孕期或月经期服二至三剂。

注明：处方份量还可根据体质强弱酌情增减。此方曾先后用于献方者本人、她的媳妇及其亲属五人。经访问，五例均在服药后未再孕，此方对胎儿发育和母体健康未见不良影响。

方　二

处方：棕树（棕榈）根适量

用法：水煎二至三小时，在月经干净后三天内服用，每月一次。

注明：据衡阳某医院介绍，使用四十

47

1949

新　中　国
地 方 中 草 药
文 献 研 究
(1949—1979年)

1979

例，效果好。

方　　三

处方：棕树（棕榈）芯或根一至二两

猪大肠半斤

用法：用水先煮棕树根或芯、水开二十分钟后再入猪大肠，炖至将烂时，去棕树根、放少量糖或盐调味，食猪大肠和药汤。于月经干净后一次服完。

注明：据解放军某同志实地调查九例，八例绝育，另一例因系采用干枯的棕树根而失败。衡阳东江地区医院试用的五例，四例未孕，另一例亦因使用干枯的棕树根而无效。

方　　四

处方：冬虫夏草用夏草部分五钱

用法：水煎服。在月经干净后服一次。连用三个月。

注明：衡阳上峰公社已试用十四例。半年来，随访尚无受孕者。

48

方 五

处方：走石见根（正名待考）芫花根皮 仙鹤草根 各适量

用法：将走石见根与仙鹤草根共捣烂，与现饭为丸如黄豆大。芫花根皮少量煎水为引。在月经后三至五天服用，每天服一次，每次服七至九丸，共服三天。连用三月。

注明：据桃源县三阳公社先锋大队某草医介绍：在旧社会时曾用于数个妇女，均已绝育。走石见为方中主药，生长在高山阴坡，草被折断即出白浆。据介绍，此药治狂犬咬伤亦有效。

方 六

处方：岩丸子（秋海棠）三钱 三七三钱

用法：共研细末。在产后第二十二日以少量白酒兑服。

注明：据石门盘石公社长堰大队介绍

49

1949

新 中 国
地 方 中 草 药
文 献 研 究
(1949—1979年)

1979

此方自一九六八年试用于献方者之弟媳，至今未孕。另三例服用时间较短，尚在观察中。

方 七

处方： 荸荠(乌芋)三个　青鱼胆（万年青)根五分　臭牡丹根一钱　野南瓜(算盘子）根一钱　水蒿菜（鼠麴草）一钱　棕树（棕榈）根五分　松树（马尾松）根一钱五分

用法： 水煎。在产后满月时服，连服三天。

注明： 据凤凰县人民医院介绍，已试用于三例多产妇女，药后至今已三年未孕。

方 八

处方： 山高粱二两　锡皮草(天胡荽)二两　麦冬二两

用法： 在产后半个月内服用。第一天将锡皮草捣汁兑甜酒服。第二天以山高粱煎水兑烧酒服。第三天以麦冬煎水，分三

50

次服。

注明：据新晃县波洲公社介绍：本方曾用于十二例，其中八例已五年未孕。

方　九

处方：干野棉花（打破碗花花）根五钱　无根藤（菟丝子藤）一两　金挖耳一两　八角莲五钱

用法：野棉花根、无根藤（菟丝子藤）、金挖耳三味水煎，再以八角莲五钱（体壮者可用一两）磨酒一至二两，兑药服。在月经干净后服一至二次。

注明：据辰溪某草医介绍，本方已使用六例，迄未生育。中有一例在三十六岁前已生育子女四人，自服本方一次后，迄今未再怀孕。服本方后，均未发现对身体不良影响。

方　十

处方：七叶一枝花二钱　无根藤（菟丝子藤）二钱　生石膏五钱至一两

61

1949

新　中　国
地 方 中 草 药
文 献 研 究
(1949—1979年)

1979

用法：月经干净后（或产后满月时）水煎服。日二次，连服三至四天，连用两个月。

方　十　一

处方：鸭屎柴（花桐木）蔸五钱　苦参八钱　棕树子十五粒　鸭蛋三个

用法：三药先煎二十分钟，然后将鸭蛋放入煮熟，以药水送服鸭蛋。于月经干净后（或产后恶露干净时）服用二、三次即可绝育。

注明：据安仁县人民医院介绍，本方已试验十例，时间已两年多，尚未见有怀孕者。唯服此方后六例出现头晕，但经用生姜糖水内服后即缓解。据观察，个别妇女服用后，有月经周期混乱的现象。

流　　产

处方：芫花根细嫩者为佳
制法：取新鲜芫花根，用水洗净泥土，

52

放入1:1000的升汞溶液内浸泡三十至六十分钟。浸泡好后，再用冷开水冲洗一次（无菌操作），选择细嫩较直（直径0.1—0.3公分大小）的部分，剪取一寸五分左右长，去粗皮，一端系以消毒好的丝线约四至五寸许备用。

用法：孕妇于术前三天进行阴道冲洗，如有阴道滴虫或霉菌者须先进行治疗。术时令孕妇取膀胱截石位，外阴及阴道常规消毒后，在无菌操作下，用双叶阴道窥器扩开阴道，用红汞消毒阴道，2.5％碘酒消毒宫颈，再用卵圆钳夹药轻轻插入宫颈，系丝线的一端暴露（一分许）于宫颈外口，丝线留放于阴道以便药物的取出。

注明： 我所曾用芫花根于二百一十一例孕妇（孕期$4\frac{1}{2}$周至26周[+]），其中完全流产者一百五十三例，占百分之七十二点五，不全流产者五十八例，占百分之二十七点五，仅一例因反应最重而刮宫流产。

1949

新 中 国
地 方 中 草 药
文 献 研 究
(1949—1979年)

1979

根据临床观察，用芫花根流产有如下问题，尚待继续研究解决。

1.芫花根流产，一般产程较长。

2.部分产妇流血量较多，三百毫升以上者占百分之二十七。

3.胎盘滞留占百分之三十六点五（指胎儿娩出三小时，胎盘不下者）。

4.有不同程度的感染（多见于上药次数较多者）。

以上几种情况，初步观察与孕次、孕期、上药次数等有关，故一般临床选择对象宜孕次较少（五胎以内）、孕期在三个月内者，药物流产以在医院内进行为妥，作时要严格消毒操作，上药后要严密观察，如发现有上面几种情况，要及时给予对症处理。

助　孕

方　一

处方： 桑树根五钱　麻叶树（正名待

54

考）根五钱　三两银（野扇花）五钱　马兜
铃三钱　无花果一两　益母草（茺蔚）一两

用法： 水煎服，甜酒为引。月经干净
后，连服三剂。

注明： 据献方者介绍，助孕作用良好。
我们曾访一妇女，婚后四年未孕，服此药
后，即有生育。

方　二

处方： 野枸杞（枸杞）根二两　茜草
根五钱　路伸筋草（铺地蜈蚣）五钱　路
边荆一两

用法： 水煎服。月经干净后，服三剂。

注明： 本方有助孕效果。对某些妇科
炎症，服之亦效。

上二方可试用于无子女的壮年夫妇。

保　胎

处方： 炙黄芪四钱　党参三钱　炒白
术三钱　熟地黄三钱　白芍二钱　川芎一

1949
新 中 国
地 方 中 草 药
文 献 研 究
(1949—1979年)
1979

钱　续断三钱　砂仁一钱　黄芩一钱　甘草一钱五分　糯米一勺

用法：水煎服。每日一剂，连服三至五天。

注明：本方可以保胎，对习惯性流产，屡用皆效。

56

某些常见病的防治

流行性感冒

预防：

处方：陈皮三钱　桂枝一钱半　土麻黄（水灯草）二钱　桑白皮二钱　常山二钱　桃树皮一钱半　竹茹二钱　茅根二钱

用法：水煎服。每人每日一剂，连服三剂。

注明：据花垣县介绍，本方名"八味四防饮"，亦可预防流行性脑脊髓膜炎、腹泻、疟疾。

治疗：

方　一

处方：紫苏叶五钱　车前草五钱　野菊花二钱　桑叶三钱

1949

新 中 国
地 方 中 草 药
文 献 研 究
(1949—1979年)

1979

用法：水煎服。每日一剂，二次分服。

注明：据衡阳某医院介绍，曾治疗五例皆愈。本方还可治伤风感冒，支气管肺炎。

方　二

处方：马鞭草三钱　淡竹叶二钱　生石膏八钱　大青叶三钱　沙参三钱

用法：水煎服。每日一剂，二次分服。

注明：据衡阳某医院介绍，曾治疗七例皆愈。

方　三

处方：崩大碗（积雪草）五钱　大青叶四钱　夏枯草三钱

用法：水煎服。每日一剂，二次分服。

注明：衡阳某医院介绍，已治疗十二例，治愈九例，好转三例。本方名"上感一号"，对咽炎、扁桃体炎亦有效。

方　四

处方：人字草（丁葵草）五钱　大青叶四钱

60

用法：水煎服。每日一剂，二次分服。

注明：据衡阳某医院介绍，治疗十七例，治愈十二例，好转五例。本方名"上感四号"，亦可治咽炎、扁桃体炎。

方　五

处方：杨金条（黄荆）一两　生姜三片

用法：水煎服。每日服三次。

方　六

处方：白芥根一两

用法：水煎服。每日一剂，分二次服。

注明：白芥能利气、祛痰、止咳，有通络、除寒等功效。但煎熬不可过久，亦不宜多食。

方　七

处方：菊花五钱　荆芥四钱　桑叶三钱　佩兰二钱

用法：水煎服。日一剂，每日二至三次服完。

注明：据会同县介绍，此方治流感初

1949

新 中 国
地 方 中 草 药
文 献 研 究
(1949—1979年)

1979

起有效。

方 八

处方：川芎 黄芩 葛根 甘草 各三钱 葱白五蔸

用法：水煎服。每日一剂，分二次服。

注明：据会同县介绍，本方主治流感重症。如发冷加柴胡二钱；咳甚加贝母、知母各二钱；咳嗽痰多，加前胡二钱。

方 九

处方：紫苏梗五分 荆芥一钱 川芎一钱 葱连须用三根 生姜三片 大枣三枚 红糖一至二两

用法：水煎服。每日一剂，分二次服。

注明：据会同县介绍，此方主治流感重症。

方 十

处方：山麝（缬草）根

用法：晒干研末，开水冲服，每服一至三钱，日服二次。

62

流行性脑脊髓膜炎

预防：

方　一

处方：黄豆半斤　松枝（马尾松）一束

用法：水煎服。成人每天服一碗，连服三天，小儿酌减。

注明：本方为衡阳某医院介绍，有一定效果。

方　二

处方：铁马鞭（马鞭草）　水灯草　水菖蒲　猴姜叶（骨碎补）　金银花藤　木贼各五钱

用法：煎水当茶喝。

注明：马鞭草、金银花能清热解毒，木贼草可散风邪，水灯草清肺热，水菖蒲可辟秽、解毒、杀虫。故本方预防"流脑"当有效。

63

1949
新　中　国
地 方 中 草 药
文 献 研 究
(1949—1979年)
1979

方　三

处方：菊花　桑叶　荠米（乌芋）各五钱

用法：水煎当茶饮。

方　四

处方：陈茶叶二钱　大青叶五钱

用法：水煎服。每日二至三次。

方　五

处方：大青叶　板蓝根（马蓝）适量，共研末。

用法：每次一钱，开水冲服，连服三天。

注明：大青叶能清热解毒、防治时疫，板兰根可凉血、解毒、清火。两药配用以防"流脑"可收相得益彰之效。

方　六

处方：金银花四钱　大青叶二钱　甘草一钱　明矾一钱

用法：共研细末。一日二次，每次一

64

钱，连服三天。儿童用量减半。

方 七

处方：贯众 甘草 金银花 连翘
板蓝根（马蓝） 黄柏、生石膏 各三钱

用法：水煎服。日服二至三次。

治疗：

方 一

处方：生石膏 滑石 薄荷 青黛
朱砂 淡竹叶 栀子 连翘 甘草各三钱

用法：水煎当茶饮。

注明：据会同县介绍，本方适用于流
行性脑脊髓膜炎初起病例。

方 二

处方：生地 白芍 牡丹皮 黄芩
薄荷 菊花 知母 生石膏 蔓荆 僵蚕
贯众 蝉蜕 板蓝根（马蓝） 钩藤 连翘
各二钱

用法：水煎服。每日一剂，煎服二次。

65

1949

新　中　国
地 方 中 草 药
文 献 研 究
(1949—1979年)

1979

注明：本方适用于流行性脑脊髓膜炎的菌血症期。

方　三

处方：银花　生石膏　芦根　知母
甘草　钩藤　葛根　殭蚕　玉竹　连翘
苦参　栝楼根　玄参　牡丹皮　黄连各三钱

用法：水煎服。日一剂，二次分服。

注明：据会同县介绍，此方适用于脑脊髓膜炎的脑膜炎期。

方　四

处方：生姜　辣蓼草　四季葱（野香葱）　紫苏梗各适量

用法：煎水外用，趁热擦手、脚、背及胸部。

注明：适用于脑膜炎期以安神止痉。

方　五

处方：土虾蟆（蟾蜍）　蚯蚓泥　雄黄各等分

用法：上药和成团，敷脐腹上。

66

注明：据会同县介绍，此方适于脑膜炎期以退热镇惊。

方　六

处方：麦冬二钱　金银花藤三钱　青木香（马兜铃根）一钱　白六（菊花）二钱　蚤休（七叶一枝花）三钱

用法：水煎服。日一剂，二次分服。

注明：七叶一枝花、白六、金银花均能清热解毒，青木香可行气止痛，麦冬能润肺生津。故本方治"流脑"常效。

方　七

处方：千粒米（蒌蒿）三钱　大青叶二钱　路边荆三钱　百解茶（岗梅）五钱　金银花藤三钱　芦根三钱

用法：水煎服。日一剂、二次分服。

流行性乙型脑炎

方　一

处方：路边荆五钱至一两　七叶一枝

1949

新　中　国
地方中草药
文　献　研　究
(1949—1979年)

1979

花五分至一钱　竹叶兰（鸭跖草）三至四两

用法：先将路边荆、竹叶兰二药煎水，后把七叶一枝花根磨水兑服（成人三钱）或为细末吞服。

注明：据津市卫生防疫站介绍，此为一日量，因人之大小而异。该站一九六九年治本病八十例，治愈七十二例，死亡八例，治愈率达百分之九十。

方　　二

处方：七叶一枝花　八角莲均用根

用法：各磨服一钱。

注明：据衡阳渣江介绍，本方主要用以退热镇惊。单服一味亦可。对他病所致的高烧抽搐亦有效。

方　　三

处方：海金砂根　紫花地丁　钩藤金银花根　白菊花　生石膏（药量因年龄大小而异）。

68

用法：水煎服。每日一剂，分二次服。

细菌性痢疾

急性菌痢：

方　一

处方：青鱼草（雀舌草）六株

用法：水煎服。日二至三次。

注明：据桑植县介绍，青鱼草治急性菌痢及肠炎效果甚佳。全草捣烂外敷，可治烫伤。

方　二

处方：臭烟菜根（鬼针草）一两

用法：水煎服。日二至三次。

注明：据石门县南镇公社清官渡卫生所介绍，一至三剂可愈。

方　三

处方：黄荆子二斤　酒曲（酒药子）二两　白糖一斤

69

1949

新中国
地方中草药
文献研究
(1949—1979年)

1979

用法：上药炒黄为末。成人：日服三次，每次二至三钱。儿童：日服三次，每次一至二钱。五至七天为一疗程。

注明：郴州传染病院用本方治疗一百八十四例，治愈率达百分之九十八。对慢性痢疾、肠炎亦很有效。

方　四

处方：水杨梅全草一两

用法：水煎服，当茶饮。

注明：本方系蔷薇科水杨梅。对胃肠炎及腹泻也有效。另有茜草科水杨梅用花果序三至五钱煎服，日三次，治急、慢性菌痢有良好效果。

方　五

处方：海蚌含珠（人苋）二两

用法：洗净，加水少许捣烂取汁内服。

注明：本方亦可治急性肠炎。

方　六

处方：马齿苋一两　凤尾草一两

70

用法：水煎，分二至三次服。红痢加地榆五钱　白痢加牛皮冻（牛皮消）三钱

注明：马齿苋惯用于治痢。凤尾草能解热毒，与俗名相同的大叶井口边草及兖州卷柏都有治痢效果。但须与俗名叫凤尾草而无治痢功效的地刷子及沙氏鹿茸草相区别。

方　七

处方：地榆五钱　夜关门（铁扫帚）一两　算盘子根一两　瓜子草（瓜子金）五钱

用法：煎水，二至三次分服。

注明：道县防治院用本方治愈百余例。

方　八

处方：辣蓼草五钱至一两　蛇泡草（蛇莓）五钱　马鞭草五钱至一两

用法：加水五百毫升，浓缩至二百毫升，每日一剂，分二次服。

注明：衡阳某医院治疗急、慢性菌痢

71

1949
新中国
地方中草药
文献研究
(1949—1979年)
1979

十九例，治愈十五例，好转四例。

方　九

处方：岩丸子（秋海棠）三钱至五钱

用法：捣烂、凉开水冲服。

注明：凤凰县用本方治愈数百例，疗效很好。亦可治肠炎。

附：噤口痢

方　一

处方：黄瓜（即食用黄瓜）藤　麻油

用法：黄瓜藤烧灰存性，用麻油调敷脐上。

方　二

处方：乌药　车前草　七姊妹（白蔹）葛根　青木香（马兜铃根）　鸟不落（鸟不企）石菖蒲

用法：水煎，分二次服。

注明：车前草用全草、余均用根。鸟不落用三至五钱，余药适量。

72

慢性菌痢：

方 一

处方：地榆一两 桃金娘（岗稔）二十粒 海蚌含珠（人苋）五钱

用法：水煎服。每日一剂，分二次服。

注明：本方系衡阳某医院所制之"地金珠合剂"。用本方治疗七例，治愈五例，好转二例。

方 二

处方：过墙风（薜荔）三钱 算盘子根一两 牛皮冻(牛皮消)三钱 枫树（枫香）球二钱

用法：水煎，二次分服。

方 三

处方：茜草科水杨梅一两 乌梅三个 干姜三分 黑豆二两

用法：水煎服。每日一剂，分二次服。

73

1949
新 中 国
地 方 中 草 药
文 献 研 究
(1949—1979年)
1979

阿米巴痢疾

方　一

处方：鸦旦子肉六钱　山药二两　薏苡仁二两　滑石二两

用法：共研细末，每次服二钱，用米汤送服，日服二次。

注明：本方系长沙某草药医师经验，曾治疗阿米巴痢疾二十多例，效果良好。

方　二

处方：蛇骨头适量

用法：洗净，焙至黄色，研末后再焙至黑色，红糖开水冲服。每次一至三钱，每日二至三次。

注明：据花垣县城关镇某医生介绍，用本方治疗两例，均获满意效果。一例系急性阿米巴痢疾，服药二天即愈；一例系慢性阿米巴痢疾，服药四日治愈。均经大便镜检证实。

74

方　三

处方：海蚌含珠（人苋）　辣子草（爵床）　路边黄（仙鹤草）各三钱

用法：水煎服。每日二次。

方　四

处方：桃树皮三钱　白头翁三钱　椿树（香椿）根皮三钱

用法：水煎服。每日三次。

方　五

处方：蛇蜕二两

用法：烧灰存性，日服二次，每次一钱。

注明：本方是溆浦驻军介绍的。曾用以治疗阿米巴痢疾三例均愈。

方二用蛇骨、方五用蛇蜕治本病皆效，值得进一步研究。

75

1949

新　中　国
地 方 中 草 药
文　献　研　究
(1949—1979年)

1979

肠　炎

急性肠炎：

方　一

处方：绿豆青（路边荆）三十七斤半算盘子二十二斤半　夜关门（铁扫帚）七斤半　上三种药根切片，放锅内加水超过药面约一拳高，分别煎三次，每次熬存三分之一。再将三次药液混合浓缩成一万二千毫升，过滤、冷却，将安息香酸七十五克溶于三千毫升纯酒精，倒入药液中搅匀。

用法：成人每次十毫升，日服二至三次。小儿酌减。

注明：本方即宜章迎春公社卫生防治服务站所制之"止泻合剂"，临床观察病例较多，疗效确实很好。

方　二

处方：地丸子（三叶翻白草）一份樟树根十分之一份　先洗净上二药根，切

76

片，烘干，研粉，过筛，按比例混合。

用法：成人每次一至二钱，一日三次。小儿酌减。

注明：本方为新晃县波州公社柳寨大队所制之"止泻粉"，治肠炎有显效。治菌痢亦有效。

方　三

处方：马齿苋五钱　陈茶叶三钱　种萝卜苋三钱　水灯草三两　灶心土（伏龙肝）一块煅红

用法：水煎。每日一剂，日服三次。

注明：浏阳社港卫生院介绍：本方主治腹胀泄泻属于热症者。

方　四

处方：黄荆

用法：取根、茎、叶均可，鲜的捣烂取汁服，干的煎水服。鲜药一两至二两，干药五钱至一两，每日二至三次。

注明：据醴陵县瓦子坪公社卫生所介

1949

新　中　国
地 方 中 草 药
文 献 研 究
(1949—1979年)

1979

绍，治肠炎效果良好。

方　　五

处方：仙鹤草　海蚌含珠(人苋)　八月泡(乌泡)　石榴(安石榴)皮　金银花　地榆各适量

用法：水煎，每日一剂，二次分服。

注明：据江永县原口公社建设林场介绍：本方治小儿急性腹泻。

方　　六

处方：没食子二个(煨)　陈皮三钱泽泻三钱　党参三钱　灶心土（伏龙肝）一两

用法：水煎服。每日一剂，日服二、三次。如呕吐则加黄连须三钱　木通三钱；寒泻则加炮姜五分，附片二钱　桂枝二钱；如呕吐蛔虫则加乌梅一个，川楝三个。

注明：本方治中毒性消化不良所致之腹泻。一至十三岁不加减量。

78

方 七

处方：海蚌含珠（人苋）五钱　水灯草三钱　龙芽草（仙鹤草）二两　（煨）酒药子一粒　兰花草（兰香草）五钱　车前草三钱　窖萝即种萝卜蔸一钱

用法：水煎，每日一剂，二次分服。

注明：据新晃县等地介绍，单用龙芽草治泻痢下血,效果也好,唯多用其嫩根芽。

方 八

处方：土黄连（细叶十大功劳）六钱樟树皮四钱　辣蓼草三钱

用法：水煎。每日一剂，二次服完。

慢性肠炎：

方 一

处方：土黄连（细叶十大功劳）　辣蓼草各五钱

用法：水煎。每日一剂，二次服完。

注明：据溆浦驻军介绍：本方主治慢

79

1949

新 中 国
地方中草药
文 献 研 究
(1949—1979年)

1979

性肠胃炎。治例较多，效果较好。

方　二

处方：陈茶叶三钱　生姜一钱半　煨姜一钱半　酒药子八钱炒黄

用法：煎水。每日一剂，分二次服。

注明：浏阳社港卫生院介绍：本方用于治久泻不止，颇有效验。

疟　疾

预防：

方　一

处方：黄荆叶三两　半夏三两　生姜三两

用法：煎汤供10人服，每人日服一次（量100毫升，小儿酌减）。

注明：黄荆有黄荆、牡荆之分，俗名土常山，有祛痰、利气、消暑之功。民间常用其叶防治疟疾，或煎服、或研末水泛为丸均可。

80

方 二

处方：算盘子根

用法：浸在水缸内作饮水消毒。

治疗：

方 一

处方：白术三钱 茯苓三钱 法夏三钱 广皮二钱 常山五钱 青蒿五钱 黄荆叶一两(或黄荆子三钱炒) 生姜三片大枣三个

用法：煎汤，必须在疟发之前两小时服之，日服一剂，连服数剂。

注明：据岳阳地区介绍本方可健脾、祛痰止疟。对一日疟、间日疟、三日疟皆可用。

方 二

处方：西氏毛茛三根

用法：捣敷内关穴（穴上垫铜钱，药放铜钱孔中，外用布包扎）以起泡为度。

81

1949

新 中 国
地 方 中 草 药
文 献 研 究
(1949—1979年)

1979

方　三

处方：石菖蒲一根

用法：捣烂，敷于腕上内关部位。男左女右。

注明：据辰溪仙人湾团坡大队介绍，曾用于数十例，效果很好。

方　四

处方：鹅不食草（石胡荽）五钱

用法：水煎。于发作前顿服。并在发作前二小时用此药塞入鼻孔内。

注明：石胡荽可通鼻气、祛风痰、民间多用以治疟。水煎服有时需用一两。

方　五

处方：常山五钱

用法：水煎服，每日一剂。

方　六

处方：乌梅二个　槟榔　常山　大枣　鳖甲　甘草各二钱　生姜三片

用法：水煎，于疟发作前一小时服。

82

方　七

处方：青蒿叶

用法：晒干研为末瓶贮备用。每次用五钱至一两，于病发作前用开水或浓茶泡服。

注明：青蒿有黄花蒿和茵陈蒿之分，能清暑辟秽，主治疟疾。但易与茵陈混淆。

方　八

处方：草果五分

用法：将草果籽研末，用纱布卷好在病发作前一小时，塞入二鼻孔中。

方　九

处方：石菖蒲根适量

用法：捣烂，敷桡动脉处（男左女右）。

注明：石菖蒲能辟秽、解毒、杀虫。一般多用煎剂，本方用以捣敷，方法简单，值得试用。

方　十

处方：槟榔三钱　草果二钱　常山二

1949
新中国
地方中草药
文献研究
(1949—1979年)
1979

钱　当归三钱　大枣 4 粒　黑豆 7 粒

用法：煎水服，每日一剂。

血吸虫病

方　一

处方：牛奶浆（甘遂）根或茎

洗净晒干，也可用细火烤干或凉干，研磨成粉，过筛去渣，制成粉剂或蜜丸剂（蜜与药粉各半）、胶囊（药粉装入胶囊内）等。

用法：每日一次，每次五分至钱半，用药量视病情和体质情况而定。早晨空腹时服药为宜。

注明：本药在湘阴叫"牛奶浆"，在岳阳又叫"辣浆草"，对治疗早、中、晚期血吸虫病均有效。在我省湘阴、岳阳等县已治疗许多例，其优点是：一、消腹水效果显著。二、副作用很小。三、药源广，不花钱，制作和使用方便。

注意事项：孕妇、呕吐者忌服。一般

84

服药后有轻度恶心呕吐、腹痛，个别呕吐较重的，可对症处理。服药期间忌盐。

方　二

处方：艾叶二两　樟脑三钱　丁香三钱　陈皮三钱　木香三钱　肉桂三钱　独活三钱　羌活三钱　细辛三钱苍术三钱　山柰三钱　麝香一分

用法：将艾叶捣成绒，余药研成细末。将艾绒与药末以皮纸卷成结实的灸条三根，灸气海、肾俞两穴，每日早晚各一次，每次各灸半小时至一小时。

注明：本方制成的艾条，称为"反帝反修"灸条，其主要作用为消腹水，亦可治疗风湿。灸条的质量以卷得紧的为好。一般在灸十至十二天后，症状明显改善，疼痛减轻，食欲增进，精神好转，二十天后尿量增加。

方　三

处方：老鸦蒜（石蒜）四粒　蓖麻子

85

1949

新 中 国
地 方 中 草 药
文 献 研 究
(1949—1979年)

1979

四十粒

用法：将二药共捣烂，外敷双侧涌泉穴。

注明：主治顽固性腹水，以及腹内有痞块者，一般在敷十小时后小便量即增加

方　　四

处方：山奈

用法：将山奈研成粉，用时将山奈粉撒于痞块部，以纱布沾漆醋敷于痞块腹面，再以酒精洒在纱布上，周围以湿布绕成圈，保护皮肤，然后点燃纱布，直至病人感到灼热即灭。以布盖住，反复数次。病人有舒适感，痞块可逐渐变软。

注明：以上2—3方治疗晚期血吸虫病肝硬化腹水病人二例，效果较好。据常德县血防组介绍：

例一：某社员患血吸虫病十多年，全身浮肿发亮，腹部膨大低头能触及鼻尖，曾在地区某医院治疗无效，后改用此方治

86

疗，经三个月后能参加体力劳动，并在下雪天，一次能赶路20里。

例二：某社员患血吸虫病，就诊时气急，不能动，经用灸条六根后，就自己来就诊，并能参加体力劳动。

麻　　风

方　　一

处方： 大枣一枚　砒霜如绿豆大　冰片少许

用法： 将枣去核，砒霜放入枣肉内，火烧，去青烟为度。研末加冰片（十五枚枣加冰片二分）。用药管吹敷患处，十分钟后洗去。

注明： 砒霜剧毒，慎勿入口。

方　　二

处方： 野棉花（打破碗花花）适量
用法： 捣烂塞鼻孔。

方　　三

处方： 活毒蛇一条　稻谷三两　白母

1949

新中国
地方中草药
文献研究
(1949—1979年)

1979

鸭一只

用法：将毒蛇以绳子穿鼻孔挂起，剥皮后在蛇肛门上约二寸处用刀划开，取出蛇胆囊。将蛇胆汁及蛇肉（剁碎）拌于谷内，喂鸭子吃光，关于笼内。第二天杀鸭，除去整个消化系统后燉烂。给病人服用，只吃一次。

注明：本方是会同县堡子脚公社上方大队某蛇医献方。据介绍治麻风效果很好。

钩端螺旋体病

预防：

方　一

处方：香泽兰

用法：把香泽兰切碎撒于稻田内，（田内存水不宜太多）一天后即可下田劳动。

注明：湘西土家族苗族自治州革命委员会卫生组介绍，可防止感染。

88

方　二

处方：桐油一斤　雄黄一两

用法：调匀后擦双脚。

注明：据芷江县人民卫生院介绍，此方预防本病有一定效果。亦可撒石灰于田中预防之。

治疗：

方　一

处方：丝瓜络半截烧灰存性　红糖一两

用法：用红糖水兑服。

注明：丝瓜络能清热、通络、解毒。此方当用以治本病所致的肿痛疮毒。

方　二

处方：鲜牛屎五钱　艾蒿（艾）五钱　纸灰五钱

用法：先将患者舌下两旁青筋刺破，再把上药捣烂冲水服。

89

1949

新中国
地方中草药
文献研究
(1949—1979年)

1979

注明：慎勿刺伤舌下系带。

方　三

处方：草鞋鼻子五个　百草霜一两白酒适量

用法：将草鞋鼻子烧成灰放在碗内，加入百草霜，以白酒冲服。

传染性肝炎

急性：

方　一

处方：田基黄二两　茵陈一两　夏枯草五钱

用法：水煎服，一日二次，20—30天为一疗程。

注明：本方系衡阳某医院介绍之"复方田基黄汤"，方中加绿豆或马鞭草煮绿豆，对降转氨酶很有效。该院曾治疗二十二例，治愈十四例，好转五例，无效一例，

90

中断二例，有效率80％以上。

方 二

处方：马鞭草三钱 十大功劳二钱 甘草二钱

用法：上药加水500毫升，煎至300毫升。分二次服，每日一剂。

注明：据衡阳某医院介绍，该院治疗三例均愈。

方 三

处方：溪黄草 铁马鞭（马鞭草）人字草（丁葵草）各五钱

用法：煎水服，日一剂。七至十二天为一疗程。

注明：据衡阳某医院介绍，该院治疗二十八例，治愈二十五例，好转三例。

方 四

处方：老虎泡根（茅莓）一两 白叶野桐一两 溪黄草五钱 十大功劳五钱

用法：水煎，日一剂，分二次服。

91

1949

新　中　国
地方中草药
文　献　研　究
(1949—1979年)

1979

注明：据衡阳某医院介绍，该院治疗急性肝炎十例，治愈七例，好转三例。本方可治慢性肝炎。

方　五

处方： 板蓝根（马蓝）一两

用法： 水煎。日一剂，分二次服。

注明： 据衡阳某医院介绍，本方主治无黄疸型肝炎。该院治疗十例，治愈七例，好转三例。

方　六

处方： 满天星（天胡荽）五钱　溪黄草五钱

用法： 水煎，日一剂，分二次服。

注明： 据衡阳某医院介绍，曾治疗十例，治愈八例，好转二例。

方　七

处方： 黄花菜根一至二两　栀子二两　山蚂蝗（小槐花）根一钱半　牙郎树（构树）皮四钱　乌泡根五钱

92

用法： 上药研末加米粉一斤，成丸如梧桐子大。日服三次，每次五粒，逐日加一粒，至每次服十粒时即不再加量。

注明： 据靖县艮口公社介绍及病人反映确实有效。

<h3 align="center">方 八</h3>

处方： 酸筒根（虎杖）一至二两 甘草五钱 板蓝根（马蓝）一至二两

用法： 水煎，每日服一剂。

注明： 据桃源县中医院介绍：此方对急性黄疸型肝炎降低黄疸指数效果明显。一周内食欲增加，一、二个月内改善肝功能。与逍遥散（去姜）合用加丹皮、栀子、郁金，止肝区痛效果明显。

<h3 align="center">方 九</h3>

处方： 铁马鞭（马鞭草）二两 茵陈一两

用法： 均用鲜药，水煎。每日一剂，二次分服。黄疸退后去土茵陈加田基黄、

93

1949

新 中 国
地 方 中 草 药
文 献 研 究
(1949—1979年)

1979

半边莲、人字草（丁葵草）、白背叶各适量。

注明：据祁阳人民医院介绍，效果尚好。

方　十

处方：十大功劳一两　茅根一两　砂糖适量

用法：煎水服。每日一剂。

方　十一

处方：凤尾草（日本乌蕨）一两　车前草一两　满天星（天胡荽）一两

用法：煎水当茶，服十至二十剂。

注明：据湘阴县东方红公社寨头大队卫生所介绍，临床效果尚好。祁东官家坪公社竹山大队单用凤尾草二两，水煎服。治疗五例，黄疸退净时间为三至七天。

方　十二

处方：干溪黄草一两

用法：煎水服。每日一剂。七至二十

94

天为一疗程。

注明：据衡阳某医院介绍，曾用本方治疗十四例，治愈十二例，好转二例。

慢性：

方　一

处方：板蓝根（马蓝）一两　蒲公英一两

用法：水煎，日一剂，分二次服。40天为一疗程。

注明：据衡阳某医院介绍：本方名"板兰根煎剂"。曾治疗五十例，治愈二十四例，好转十七例，无效九例。

方　二

处方：满天星（天胡荽）全草适量白公鸡一只

用法：杀刚开叫的白公鸡，留鲜血（不放盐），去毛、头、足、翅及肝脏以外的内脏，洗净。再将已洗净的满天星捆成小把，

95

1949

新　中　国
地 方 中 草 药
文　献　研　究
(1949—1979年)

1979

填满鸡腹，封好，蒸熟。先服新鲜鸡血，后吃鸡肉。

注明：本方是常德县蔡家岗公社介绍的。走访经治疗的病例，皆称有效。

注意：1.服新鲜鸡血及鸡肉不能放盐，否则无效。

2.一般只服一只鸡即可，如未愈，可续服第二只。

方　三

处方：白叶野桐四钱　茵陈一两　麦冬四钱　夏枯草四钱

用法：上药加水500毫升，煎至200毫升。每日上、下午各服一次。

注明：据衡阳某医院介绍:治疗五例，治愈三例，好转二例。

方　四

处方：蛇头草(西氏毛茛)全草二株

用法：洗净捣碎，拌红糖一两，敷腕关节掌侧二十四小时。

96

注明：据衡阳某医院介绍：治慢性、迁延型肝炎九例，临床治愈八例，无变化者一例。

方　五

处方：溪黄草五两　田基黄五两　老虎泡（茅莓）根一两　牛大力五两　白叶野桐一两　十大功劳三至五两

用法：水煎，日一剂，连服十至十五天为一疗程，一般二至四个疗程奏效。

注明：据衡阳某医院介绍：该院治疗十四例，治愈十例，好转四例。

胃　病

方　一

处方：乌贼骨二两　浙贝三钱

用法：共研粉末，每次二至三钱，开水兑服，每天三次。

注明：本方即"乌贼贝母散。"对胃及十二指肠溃疡病有效。

97

1949

新 中 国
地 方 中 草 药
文 献 研 究
(1949—1979年)

1979

方 二

处方：石菖蒲一两　青木香（马兜铃根）一两　遍地香（连钱草）一两　香附子一两　橙树（枳）根皮一两

用法：煎水每日一剂分二次服。

注明：本方治胃痛偏于寒性者。处方用量均为鲜药，如用陈药则用量减半。

方 三

处方：蒲公英一两　遍地香（连钱草）一两　石菖蒲一两

用法：煎水，日一剂，二次分服。

注明：本方治胃痛偏于热性者。处方用量均为鲜药，如用陈药则用量减半。

方 四

处方：蒲公英三两　遍地香（连钱草）一两　青木香（马兜铃根）一两　茅根一两。

用法：水煎服。每日一剂，二次分服。

注明：本方治胃痛、胃出血。处方用量均为鲜药，如用陈药则用量减半。

98

方　五

处方：七叶一支花三钱　独脚莲（八角莲）二钱。

用法：各取根捣烂、煎水，甜酒兑服。

方　六

处方：青木香（马兜铃根）三钱　木香三钱　陈皮一钱　隔山消(牛皮消)四钱　四方消(六稜菊)四钱　散血莲(凤丫蕨)五钱。

用法：煎水服。每日一剂，二次分服。

方　七

处方：金线吊白米(粉条儿菜)一两青木香(马兜铃根)三钱　地榆五钱　薄荷叶三钱　金樱子根三钱　麦冬四钱

用法：上药均用新鲜全草、煎水兑红糖服。加减法：胃寒加生姜五片　法夏五钱　茴叶香(高良姜叶)五钱　马蹄香（细辛）二钱　丹参一两　骨碎补三钱。虚症加乌药二钱　五加皮三钱　钩藤根三钱石楠藤三钱　乌附(附子)三钱。

99

1949

新 中 国
地 方 中 草 药
文 献 研 究
(1949—1979年)

1979

农 药 中 毒

方 一

处方：野鸡蔸（贯众）一两

用法：将上药捣烂放干净纱布上用冷开水冲滤，使流出水与泡沫。内服泡沫（可致呕）及水（可致泻）。

注明：据醴陵某医院介绍，本方可解砒、磷中毒。

方 二

处方：野百合叶

用法：研末，每次一至二钱，冷开水调服。

注明：野百合即郴州民间所称之"化草"。解砒、磷中毒，效果良好。也是治食物中毒及骨梗喉的有效药物。

方 三

处方：百解根（岗梅）二两

用法：刮去粗皮 洒井水在锈铁上磨。

100

接此水一至二碗内服。

注明：本方解砒中毒。

方　四

处方：蛇泡草(蛇莓)二两　生绿豆二两

用法：捣烂，冷开水泡后绞汁内服。

注明：本方可解雷公藤及砒、磷中毒。

方　五

处方：小叶凤尾草(日本乌蕨)半斤
大活血(大血藤)五钱　小活血(南五味子)
五钱　青木香（马兜铃根）五钱　木香五
钱　冰片一钱

用法：凤尾草捣烂取汁，余药研末分
三至四次兑服。

注明：据邵阳地区介绍，本方能解各
种农药中毒。

方　六

处方：茜草科水杨梅叶或根二两

用法：捣烂，米泔水兑服。

注明：解砒中毒。

101

1949
新 中 国
地 方 中 草 药
文 献 研 究
(1949—1979年)
1979

方 七

处方：防风二两

用法：煎水服，连服二至三剂。

注明：解砒中毒。

方 八

处方：木梓树（乌桕）根

用法：捣烂，兑第二次淘米水服。

注明：解六六六中毒。

方 九

处方：大黄一两　防风一两　甘草一两

用法：煎水服。

注明：解六六六中毒。

药 物 中 毒

方 一

处方：青蒿适量

用法：水煎服。

注明：主治斑蝥中毒。在新晃波洲还有介绍用玉簪花根煎水服以解斑蝥中毒的

102

经验。

方　二

处方：生姜适量

用法：捣烂取汁内服。

注明：主治半夏中毒。

方　三

处方：芭蕉蔸

用法：将芭蕉蔸捣烂，加入第二次淘米水取汁内服。二至三小时服一次。

注明：解巴豆中毒。安仁县人民医院曾用此方治愈一例重症患者。

方　四

处方：羊血一大碗

用法：生饮。转危为安后，复饮一碗。

注明：解断肠草（雷公藤）和砒中毒。

方　五

处方：臭娘子叶三两　茜草科水杨梅叶三两　芭蕉蔸适量　元寸（麝香）三分

用法：捣烂取汁加元寸，黄土水兑服。

103

1949
新 中 国
地方中草药
文 献 研 究
(1949—1979年)
1979

注明：解雷公藤中毒。

方 六

处方： 白雄鸡或白雄鸭血一小杯　臭娘子根三两　茜草科水杨梅叶三两　水杨柳（柳叶白前）根三两　芭蕉莞捣汁　元寸（麝香）四分

用法： 先把药切碎，水煎过滤，放入雄鸡血和元寸，加绿豆浆一调羹，添成六碗水，分几次在二十四小时内服完。以后去鸡血，再服三剂。

注明： 本方解雷公藤中毒。据邵阳介绍，虽垂危可愈。

方 七

处方： 鲜蕹菜十数斤
用法： 捣汁，频频内服。
注明： 解雷公藤中毒

方 八

处方： 藤梨树（猕猴桃）根一两
用法： 捣烂取汁内服。

104

注明：解水莽（雷公藤）中毒。

食 物 中 毒

方 一

处方：黄泥水

用法：在黄泥地上挖一个三、四尺深的洞，灌水，搅混澄清后吃一、二碗。

注明：本方即《别录》所称之"地浆水"，能治中暑解毒。据永兴县高亭经验，凡是吃野果、野菜、鱼类中毒者皆可治。

方 二

处方：茵陈一两　大黄五钱

用法：煎水服。寒证加附子三钱；热证加黄柏三钱。

注明：据邵阳介绍，主治蚕豆中毒（即蚕豆黄）。

方 三

处方：金银花叶一斤

用法：捣烂、黄土水（用黄土和成泥

1949

新 中 国
地 方 中 草 药
文 献 研 究
(1949—1979年)

1979

浆、待澄清后用之)兑服。

注明：治野蕈中毒。金银花甘寒解毒。本方加地浆水合用，相得益彰。

方　四

处方：马齿苋半斤　黄土适量

用法：将上药在盛水的钵内捣烂，取汁澄清内服。

注明：治野蕈中毒。马齿苋酸寒、能清热解毒，当对蕈毒所致的消化道症状有效。

方　五

处方：防风　甘草　金银花　各五钱

用法：以地浆水一碗煎服。

注明：治野蕈中毒。"地浆水"同方一。

方　六

处方：绿豆四两

用法：煎浓汁服。

注明：解野蕈中毒。

方　七

处方：鲜金鸡尾（乌韭）四两

106

用法：捣碎、用米泔水一碗浸服（去药渣）。

注明：本方可治野蕈中毒。据郴州地区介绍，亦可解砒中毒。

方　　八

处方：绿豆一两　甘草三钱

用法：捣烂，水煮十分钟，口服渣及药汁。

中　　暑

预防：

方　　一

处方：金银花　香薷　窖萝卜即种萝卜蔸各适量

用法：煎水代茶。

方　　二

处方：百解茶（岗梅）一两

用法：煎水代茶。

注明：百解茶能清热生津、辟瘴解毒。

1949

新 中 国
地 方 中 草 药
文 献 研 究
(1949—1979年)

1979

故民间常用以解百毒、防暑热。

治疗：

方 一

处方：藤蛇泡（蛇莓）　总管皮（麻口皮子药）　盐酸柏（盐肤木）　各适量

用法：煎水即服。

方 二

处方：桂皮四斤半　乌药四斤半　香薷三斤　干姜三斤　薄荷三斤　大黄一斤半　小茴香一斤半　荜澄茄一斤半　樟脑四两半　豆蔻一两半　辣椒六两　总管皮（麻口皮子药）三斤。上药除豆蔻，樟脑及辣椒三两（另三两与药同煎）外，余药共入锅中煎煮。先取蒸馏液七千五百毫升，再煎取浓缩液三千七百毫升，与蒸馏液混匀。待药液温后，加入樟脑。豆蔻先研碎再与辣椒三两用十一斤三两酒精浸泡三十六小时，取上层清液混入药液中，沉淀后，瓶

108

装备用。

用法：内服。成人每次十毫升，小儿酌减。

注明：本方系宜章县迎春公社卫生防治服务站所制之"十滴水"。主治中暑、伤风感冒。效果较好。

方　三

处方：青木香（马兜铃根）一两　老君须（娃儿藤）一两

用法：研细末，开水泡服，每次三钱。

注明：据桂阳县介绍，本方治中暑腹痛，方名"镇痛散"。

方　四

处方：木姜子五钱　青木香（马兜铃根）五钱　土细辛（杜衡）五钱　辣蓼草五钱

用法：辣蓼草须洗净晒干，和上药共研细末。每服一钱，开水冲服。

注明：据会同县有关同志介绍，本方适用于中暑、上吐下泻且腹痛者。

109

1949
新 中 国
地 方 中 草 药
文 献 研 究
(1949—1979年)
1979

方　五

处方：大米　留名芳（泽兰）叶

用法：上药共捣烂，同淘米水内服。

注明：据郴州某同志介绍，本方适用于中暑胸闷、昏迷者。

毒 蛇 咬 伤

预防：

处方：九斤蒐（白薇）一两　一支箭（杏香兔耳风）一两五钱　细辛一两　八角莲一两　白头翁二两　血蜈蚣（裂叶秋海棠）一两　雄黄连（正名待考）一两　山乌龟（千金藤）五钱　七叶一枝花一两　九斤花（缺腰叶蓼）一两，上药晒干研末。红糖加水熬溶，冷后放入药末，加适量现饭成丸，晒干或烘干备用。

用法：晨起，先将一平方寸青布烧成灰，泡入酒中，滴入八至十滴公鸡血，然后，将药丸一钱研末入酒中，搅匀。夜晚

110

睡前服（酒量酌定）。

注明：1.每年服三次（以三至九月份服药为宜）。每次相隔七至八天，这样可预防一年，连服三年（九次）可预防终身。服后稍有头昏、心慌不适，但可自愈。

2.预防服药不能多吃。未满十二岁的小孩和孕妇以及月经期不宜服用。

据石门县南镇公社合作医疗委员会介绍，献方者本人于一九六九年五月服此药三次，在六、七、八月间连续被毒蛇咬伤三次，均安全无恙。

治疗：

方 一

处方：山苦瓜（王瓜），先放童便内泡七昼夜，再放瓦屋上露七昼夜，备用。

用法：嚼烂敷伤处。

注明：山苦瓜治毒蛇咬伤，全省各地均反映效果良好，似为治毒蛇咬伤之首选

111

1949

新 中 国
地 方 中 草 药
文 献 研 究
(1949—1979年)

1979

药物。蛇咬伤后，均应先行捆扎近心端，以免蛇毒随血循环扩散，在进行伤口扩创和消毒处理后再敷药。会同县一位退休老红军同志，用此药先后治好毒蛇咬伤三百多例。且本药对化脓性疖肿效果亦佳。

方　二

处方：金银花叶　三爪风（蛇莓）　母野烟叶（金挖耳）适量

用法：上药加少许凉水，捣烂取汁。从近心端向伤口处抹，日五次；如伤处肿大难消者，可用瓦针刺伤出血；如出现全身症状者，则内服药汁半碗，同时外抹。

注明：古丈县草医用此方治疗过一千多例毒蛇咬伤的病人，无一例失败。

方　三

处方：1.九牛子（金果榄）三钱　山豆根（大叶马兜铃）一两　三叶拿（三叶木通）三钱　竹叶姜（山姜）三钱　研末煎汤兑酒服，每日三次，每次二钱。

112

2.南蛇吐剑（虎掌）、雄黄，捣烂敷伤口。

用法：二方同用。

方 四

处方：山豆根（大叶马兜铃）一至二斤

用法：煎汤频服。如时间仓促，亦可用本药连藤带叶以米泔水搓取汁兑酒频服。

注明：据平江县介绍，本方解蛇毒很有效验，曾治愈不少蛇咬伤的危重病例。如毒蛇咬后，身上出现干鱼鳞状物的病人，则以七步莲（牛皮消）酒磨外擦。我省尚有广豆根（豆科）、朱砂根（紫金牛科）等药，亦俗名山豆根、均能治蛇毒。

方 五

处方：七叶一枝花 七叶黄荆（牡荆）

用法：捣烂外敷。

注明：单用七叶一枝花三钱、米泔水磨浓汁内服、外擦亦可。

113

1949

新　中　国
地 方 中 草 药
文 献 研 究
(1949—1979年)

1979

方　六

处方：半边莲一两

用法：口嚼外敷。亦可内服。

注明：民谣："有了半边莲，可以伴蛇眠。"说明本药治蛇咬伤是有其一定的实践基础的。

方　七

处方：一支箭（杏香兔耳风）五钱　七叶一枝花五钱

用法：煎水内服，亦可嚼敷伤口。

方　八

处方：蛇毒消（木防已）根二至三钱

用法：研末用冷开水冲服，三小时一次。以愈为度。叶可外敷。

注明：取鲜药捣烂外敷，可治无名肿毒。

方　九

处方：山苦瓜（王瓜）五钱　七叶一枝花三钱　乱头发（薯草）一把

114

用法：上药捣烂外敷伤口，煎服亦可。

方　十

处方：帽子苞（蔷薇莓）　千年矮（路边荆）

用法：1.上药捣烂用二道淘米水浸，以浸液由上向下擦伤肢。以药渣敷之。

2.浸汁少许内服。

注明：怀化县中方公社介绍，此方对各种毒蛇咬伤均有效，反复用三、四次即愈。

方　十　一

处方：马齿苋　犁头草（紫花地丁）半边莲各一束

用法：取鲜药捣烂外敷。

方　十　二

处方：万年青叶　菊花叶各二两

用法：揉水加入适量米醋内服。

注明：据石门县么市地区医院经验，本方适用于蛇咬伤后昏迷不醒者。

115

1949

新　中　国
地方中草药
文　献　研　究
(1949—1979年)

1979

方 十 三

处方：雄黄末适量　大蒜数株

用法：捣烂内服。

注明：据石门县么市地区医院介绍本方适用于蛇毒攻心者。

方 十 四

处方：鸭舌头草(鸭跖草)二两

用法：揉水兑适量白糖内服。

注明：据石门么市地区医院经验，本方治蛇咬伤吐血者。

方 十 五

处方：鹅不食草(石胡荽)二两

用法：捣汁，撬开牙齿灌服。

注明：据平江县介绍、本方主治蛇毒封喉，不能进食者。

方 十 六

处方：细叶金鸡尾（乌韭）　小血藤（南五味子)叶　秤星树（岗梅）刺郎子树（金樱子)叶各用鲜药一两

116

用法：捣烂敷患处。

注明：适用于蛇咬伤后伤口感染者。

风湿性关节炎

方　一

处方：淫羊藿根二两　石伸筋（水龙骨）一两　内红消（正名待考）一两　寸步千金（正名待考）五钱　五加皮一两　过山龙（昆明鸡血藤）五钱　山桂枝（阴香）五钱（以上为主药）威灵仙根一两　牛夕一两　石南藤五钱

用法：1.浸酒服　2.炖猪脚吃　3.煎汤兑酒服均可。

注明：据平江县某同志介绍此方有治风湿、壮筋骨作用。如曾治一女社员，因年壮时，身受风寒湿气。一九五八年起，周身关节疼痛，每遇气候变化时，痛加剧，不能起床约五年。屡服中、西药无效。后改服此方，一个月后即见效，疼痛减轻，

117

1949

新 中 国
地 方 中 草 药
文 献 研 究
(1949—1979年)

1979

数月后能下床活动。以后只间常用此方炖猪脚兑酒吃，一个月吃二、三次，现在病愈已能参加生产劳动。

方 二

处方：边河枫（白半枫荷）根二两　蔥莱树（卫矛）根一两

用法：煎汤兑酒服，或炖猪脚吃。日一剂二至三次服。

注明：据平江县某同志介绍，本方主治全身风湿痛。

方 三

处方：鲜桑枝一两　豨莶草二两　摇竹消（徐长卿）二两　木防己一两　遍地香（连钱草）一两

用法：煎水服，每日一剂，连服八剂。

方 四

△ **处方**：当归四钱　豨莶草二两　糯米一斤　甜酒药子四粒

用法：将米煮熟和药末混匀、再加甜

118

酒药子调匀、做成酒。每天服三次，每次一杯，冲蛋服。

方　　五

处方： 露蜂房一个，白酒半斤

用法： 用露蜂房浸入酒内，经十天后，用以涂擦患处。

注明： 露蜂房能祛风解毒，主治风痹及历节肿痛之属风毒者。

方　　六

处方： 紫荆皮五钱　独活四钱　白芷三钱　白芍三钱　制川乌二钱　制草乌三钱　红花三钱　石菖蒲三钱

用法： 水煎服。服药前先喝酒适量（或服药后再喝酒亦可）。每日一剂，分二次服。

方　　七

处方： 皂荚五分　细辛五分　高良姜五分　生草乌五分　生川乌五分　丁香三分　肉桂四分　樟脑一两

用法： 共研末，撒在"伤湿止痛膏"上、

1949

新 中 国
地 方 中 草 药
文 献 研 究
(1949—1979年)

1979

贴患处。

注明：据溆浦驻军介绍，本方近期疗效好，远期疗效尚待观察。

方　　八

处方：牛夕三钱　寸金(天门冬)三钱　木瓜五钱　薏苡仁三钱　千年健二钱　全当归一两半　黄芪一两　钩藤三钱　搜山虎(芫花)二钱　活血风(大血藤)三钱　鸡血藤三钱　威灵仙二钱　隔山香(金鸡爪)五钱　石南藤五钱　骨碎补三钱　制川乌三钱　制草乌三钱

用法：上药浸酒六斤，浸十天后，每日服药酒一两。

方　　九

处方：豨莶草

用法：全草晒干研末，和甜酒（或黄酒)为丸，每丸二钱，每日二次。或煎水兑酒服。

120

方　十

处方： 辣蓼草一斤　白酒二两

用法： 先将上药煎浓，再加酒煎成浓汁，后加瘦肉煮，内服。每日一剂。

注明： 据醴陵县某医院介绍，此方可治风湿性腰腿痛。

方　十　一

处方： 枸骨五钱

用法： 煎水内服，日一剂，分二次服。

注明： 据省军区五七干校卫生所介绍，本方可治慢性腰痛。

方　十　二

处方： 背伏毛（山麻）三钱

用法： 煎水服。日一剂，二次分服。

注明： 据桂东县新坊公社新坊大队介绍，本方治鹤膝风（类风湿性关节炎）有效。

121

1949
新 中 国
地 方 中 草 药
文 献 研 究
(1949—1979年)
1979

稻田性皮炎

预防：

处方：韭菜汁或桐油
用法：下水前搽手和脚。

治疗：

方 一

处方：射干半斤
用法：取根煎水外洗。
注明：据郴州地区医药卫生展览会介绍，用一、二次即愈。

方 二

处方：五倍子（盐肤木）一两 蛇床子一两
用法：煎水洗。每日一至二次。
注明：五倍子与蛇床子均有杀虫行

122

瘀、祛湿解毒功效，民间多用以治肿毒和溃烂。

方　三

处方：明矾　茶叶　各二至三两

用法：煎水洗。每日一至二次。

方　四

处方：黄荆叶适量

用法：煎水洗。每日一至二次。

方　五

处方：花椒叶三至四两

用法：煎水热洗。每日一至二次。

方　六

处方：浮萍　地肤子　苍耳子各二两

用法：水煎洗。每日一至二次。

阴道滴虫病

方　一

处方：①蛇床子二两　雄黄三钱　枯矾一钱

123

1949

新 中 国
地 方 中 草 药
文 献 研 究
(1949—1979年)

1979

水煎，洗外阴部，每日一至二次。

②将猪肝蒸熟，削成条状，在一端钻数孔，另一端用线扎好。晚上将钻孔的一端先塞入阴道内，白天取出。

注明：据零陵地区某同志介绍：用药洗外阴时，可杀灭一部分滴虫，阴道内滴虫为猪肝香味所诱而钻附猪肝孔中，白天拔出，则可将滴虫逐步消灭，数次即愈。

方 二

处方：蛇床子一两　明矾三钱　石榴（安石榴）皮五钱。

用法：煎水冲洗阴道。

注明：有的单位用蛇床和苦参作冲洗剂或单用茜草科水杨梅花果序制成冲洗或栓剂使用，效果亦好。

方 三

处方：桃仁一两　雄黄五分

用法：捣烂和匀作条，塞入阴道。

注明：据郴州介绍，数次可愈。

124

小 儿 疳 积

方　一

处方：疳积草（爵床）一两

用法：水煎服。日一剂。因症配用下列各药：痰热加淡竹叶；火热加野芥菜（荠菜）、大青根用酒炒；腹泻加海蚌含珠（人苋）；腹泻严重加辣蓼草、地锦；亦可加车前草、兰花草（兰香草）；久泻脾弱加地胡椒（石胡荽）；食欲不振、口渴加四方草（陌上菜）、大青叶。

注明：据衡南县杨武公社冠市大队介绍：用本方时忌食酸、腥、猪血。病人目青的，凉药宜少用；目黄者，凉药可多用；眼生白翳者，满天星（天胡荽）捣烂塞鼻，日换一次，左右鼻孔交换塞药。

方　二

处方：辣子草（爵床）三钱　灯笼草（苦蘵）三钱　土柴胡（青蒿）三钱　酒

125

1949

新 中 国
地方中草药
文 献 研 究
(1949—1979年)

1979

药草（兰香草）三钱　夜关门（铁扫帚）三钱　田边菊三钱　茵陈蒿三钱　海蚌含珠（人苋）三钱

用法：煎水，每日一剂，二至三次分服。

注明：本方为安仁县人民医院所制之"疳积合剂"，已治疗小儿疳积四十例，效果很好。方中的田边菊、夜关门还可蒸猪肝或鸡肝吃，亦可煎水当茶。加减法是：①脾疳：加山药；②心疳：加土黄芩（南天竹）土黄连（乌韭）③肝疳：加谷精草、夜明砂（以蒸猪肝或鸡肝吃为主）；④肺疳：加蛆蛆草（粉条儿菜）、茅根、桑白皮；⑤肾疳：加女贞子、牛膝、车前草；⑥虫疳：加鹤虱、苦楝皮、使君子。

方 三

处方：大肚狼（石蟾蜍）石仙桃（麦斛）竹根苗（假万年竹）各适量

用法：蒸猪肉吃。

126

方　　四

处方：金线吊白米（粉条儿菜）五钱
老君树（白薇）根一两　饿蚂蝗（小槐花）
根八钱

用法：水煎，每日一剂，二次分服。

注明：据常德县许家桥防治所介绍：
上方为一般小儿用量，如腹大青筋者，饿蚂
蝗根用一至二两，余药同上；面黄、肌瘦、
目青、腹大者，金线吊白米用一两至一两
五钱，余药同上。

肺　　癌

处方：半枝莲　半边莲　白花蛇舌草
白英各一两　均用全草　如为鲜药则各用
二两

用法：上药煎水当茶饮。痛甚加青木
香（马兜铃根）一两用米泔水磨汁冲服；
出血加鸡血藤一两；咳嗽加淫羊藿、矮山
茶（矮地茶）各三钱。

127

1949

新 中 国
地 方 中 草 药
文 献 研 究
(1949—1979年)

1979

注明：1.此方亦可用以治肝癌、子宫颈癌。子宫颈癌流红色分泌物者加棕树上蕈子，流白色分泌物者加白鸡冠花（鸡冠花）。治鼻咽癌时还可用半枝莲、半边莲、白英、蒲公英、紫花地丁各一两捣敷鼻腔患处。

2.据黔阳县雪峰公社大坪卫生院介绍，用上法治疗各类癌症15例，均有不同程度的好转。曾治疗一确诊为胸椎转移性恶性肿瘤的垂危病例，亦收到满意疗效。访问时患者体重增加且能外出活动。

胃 癌

方 一

处方：小种三七（费菜）三钱

用法：水煎服，每日一剂。于晚上临睡时酌加米酒兑服。

注明：据安仁县新华公社介绍：此方还可治子宫颈癌。

128

方　二

处方：白花蛇舌草二两　芦根一两
黑姜一钱　半枝莲五钱　栀子三钱

用法：水煎服。每日一剂，后以芦根
煎水代茶。

注明：据祁东县金兰桥地区医院介
绍：此方曾治愈多人。

方　三

复方治疗胃癌二例处方过程如下：

第一疗程（约七天）

1.人参六钱　麦冬三钱　荔枝核十
个　家萝根（正名待考）一把　陈仓米一
把，取人参另煎，余药煎水兑服。

2.藿香三钱　益智仁三钱　三稜三钱
莪术三钱　桃仁三钱　桃奴五个　大黄五
钱　枳实三钱　何首乌六钱　金银花三钱
生麦芽一两　昆布三钱

　上二方每天各服一剂（效果：服后已
无呕吐，胃脘部硬块变软，稍能进食）。

129

1949

新 中 国
地 方 中 草 药
文 献 研 究
(1949—1979年)

1979

第二疗程（约七至十四天）

1.第一方白参减少一钱，其他照前。

2.虾鼠粪百粒，水蛭二钱　虻虫二钱　斑蝥一钱　雪花树（结香）皮半斤　消山狗（正名待考）四两　犁螺根（长叶冻绿）一两。共研细末，炼蜜为丸，滑石为衣。每天另用白颈蚯蚓十条拌白糖、开水泡浸，待蚯蚓溶化，以此水吞服丸药（忌葱白），每天服一剂。（效果：服后胃部硬块消失，下黑色硬质大便）。

第三疗程（约七至十天）

三棱三钱　莪术三钱　青皮三钱　陈皮三钱　木香二钱　桃奴五个　五灵脂三钱　香附四钱　大黄五钱　枳实三钱

最后用六君子汤加减调补而愈。

注明：处方来源于邵阳地区　　　卫生组编印之验方集。此方以中药为主辩证论治，据称治愈两例，惜未追访。方中虾鼠粪即公鼠粪。

130

食　道　癌

方　一

处方： 白花蛇舌草四两　茅根四两
赤砂糖五两

用法： 水煎服。每日一剂。

方　二

处方： 黄药子十二两，以白酒三斤浸一天一晚后再放冷水内浸七天七晚，取出烘干研末备用。

用法： 每次用开水送服三钱，每天三次。

直　肠　癌

方　一

处方： 半枝莲一两　白花蛇舌草二两

用法： 上药加水三斤，煎一至二小时，日夜当茶饮。

注明： 据湘阴县红旗公社建民大队介

131

1949

新 中 国
地 方 中 草 药
文 献 研 究
(1949—1979年)

1979

绍，本方也适应于胃癌、子宫颈癌、乳腺癌等。以治直肠癌效果较好，治乳腺癌效果较差。如果癌症生花外露，可以用鲜药捣敷，并煎水外洗患处。病情基本好转后，仍须继续服药三至四个月以巩固疗效。在治疗过程中，禁食酸、辣、大蒜、羊肉，如久病体弱可食用鲜肉、鸡蛋、或以薏苡仁一两、猪肚一个共煮内服，加以调养。如该队某女社员，一九六九年七月以阴道流血二年余，日益加剧，而至某医院妇科检查：外阴、阴道正常、宫颈重度糜烂，有接触性出血，宫颈萎缩，双侧附件粘连，无明显触痛。初诊为子宫颈癌，经取宫颈后体组织作病理切片检查（湖南医学院病理号148712）确诊为：宫颈鳞状细胞癌Ⅲ级，自一九六九年七月开始内服上方，半个月后，阴道流血已止，临床症状显著好转，精神及食欲改善，现已服药六个月，仍在继续治疗观察中。

132

方　　二

处方：鲜四方马兰（半枝莲）四两
干的只用一两

用法：煎水当茶饮，至病愈为止。

注明：一般大约四至五个月可愈。武岗中医院曾治愈一例，武岗东方红煤矿亦治疗二例，均获良效。

方　　三

处方：水苋菜（山梗菜）一两

用法：水煎服。每日一剂，连服数月。

方　　四

处方：1、半枝莲　水煎服，每日一剂。

2.凤尾草　荸荠（乌芋）煎汤代茶。

3.苍耳草　全草煎汤薰洗。

用法：三方同用。

注明：据祁阳城关镇某同志介绍，本人曾患此症，一木工传授此方，他原已食少体瘦，甚痛苦，不能行动，现则完全恢复健康，虽已72岁了，但还能挑水，干家务事。

133

1949

新 中 国
地 方 中 草 药
文 献 研 究
(1949—1979年)

1979

方 五

处方：半枝莲二两　白花蛇舌草二两

用法：煎水代茶饮。

肝 癌

方 一

处方：爵床二至四两

用法：水煎服，连服数月。

方 二

处方：田基黄一两

用法：研细末，用砂糖开水兑服，每天三次。十天为一疗程，每疗程间停五天，依此共服八个疗程即可。

注明：此方亦可治肝硬化。

方 三

处方：茅根六两　以生于黄土内者为最好，枸杞根生粗皮四两　紫苏根一两瓜子金五钱

用法：水煎二次，去渣，用猪肝四两

134

炖吃。

方　　四

处方：蜈蚣一至二条　鸡蛋

制法：用75％酒精适量浸泡蜈蚣，兑等量开水后煮干，再取出蜈蚣焙干，研末，另取鸡蛋一个，去壳将蛋黄蛋清放碗内，兑入一半水加前药末一至二钱搅拌，蒸熟。

用法：每日食蛋二至三个

注明：对肝癌疼痛有效。

方　　五

处方：接骨木一两　半边莲五钱　金丝线（粉条儿菜）五钱　三稜三钱　莪术三钱　青皮二钱　陈皮二钱　车前子三钱疼痛加三七二分

用法：煎水，每日一剂，分二次服。

方　　六

处方：槟榔八钱　土鳖五钱　沉香五钱　木香四钱　砂仁八钱　草豆蔻八钱

135

1949

新中国
地方中草药
文献研究
(1949—1979年)

1979

壁虎（守宫）五钱

制法：先将壁虎浸泡于曾经烧热的米酒内，一昼夜后，取出焙干，如此再浸再焙三次与其余各药共研细末。

用法：每服一至二钱，每天三次，开水冲服。

注明：此方名"壁虎散"。系新田人民卫生服务站介绍。

鼻 咽 癌

方 一

处方：射干二两

用法：水煎服。外用捣敷或醋磨搽鼻咽处。

方 二

处方：昆布三钱 海藻三钱 金银花三钱 黄柏三钱 何首乌六钱 天花粉（栝楼根）六钱 蒲公英三钱 呕吐加藿香二钱，心神不安加益智仁三钱。

136

用法：水煎，每日一剂，二次分服。

乳　腺　癌

方　一

处方：臭娘子根半斤

用法：水煎服。

注明：如溃烂可用臭娘子根煎水洗患处并以青鱼胆，犁头草捣敷。

方　二

处方：了哥王根一至二两

用法：研末。用冷开水（或米酒）调敷。

注明：此药有小毒。据邵阳地区介绍外用还可治乳腺炎，腮腺炎等。

子　宫　癌

方　一

处方：白英二两　大枣一两

用法：水煎服，每日一剂，连服数剂。

137

1949

新　中　国
地方中草药
文　献　研　究
(1949—1979年)

1979

方　二

处方：四叶葎二至四两　大枣二至四两。

用法：水煎服。每日一剂，连服数剂。

方　三

处方：桃仁三钱　红花二钱　赤芍三钱　当归尾三钱　三棱三钱　莪术三钱　桃奴五个　苏木三钱　玄参四钱　茜草根五钱　枳实三钱　沉香一分　蒲公英三钱　虾鼠粪十粒

用法：水煎，以白颈蚯蚓七条化白糖开水兑服，连服数剂。

血　管　瘤

方　一

处方：木耳子树（长叶冻绿）根皮三七　飞天驳（大果榆）常树（正名待考）叶各适量　食盐少许。

用法：取鲜药共捣烂，稍加温，敷患

138

处。数日后瘤溃出血而愈。

注明：如万一出血不止，则加老棕（棕榈）炭，血余炭，大蓟炭，小蓟炭，豨莶草炭，侧柏炭，稍加压包扎。如使用于动脉血管瘤时应慎重。

方 三

处方：海藻 夏枯草 龟板各适量。

用法：共研细末，桐油调涂

心 脏 病

方 一

处方：老茶叶树根粗壮鲜的三两 甜酒一斤

用法：共煮，每晚睡前温服。

注明：茶树能治年久心痛和喘急咳嗽，民间用以强心利尿。本方功效亦在于此。

方 二

处方：沙参一钱五分 夜交藤（何首

139

乌藤）三钱　丹参二钱　琥珀二钱五分
朱砂三分　当归二钱　没药一钱　甘草二
钱

　　用法：水煎，每日一剂，分两次服。

　　注明：沙参益心肺，止久咳；丹参可
去心腹结气；夜交藤、当归等可治贫血和
心痛；琥珀、朱砂能宁心，利尿。故本方
有宁益心神，止痛利尿之效，究治何类心
脏病，适应症如何，还有待实践。

方　　三

　　处方：凉伞盖珍珠（朱砂根）一兜
活血莲（橐吾）一兜　皂刺（皂荚）五只
川芎三钱　白胡椒七粒

　　用法：上药炖猪心吃并内服药汁，每
日一剂。

　　注明：如有水肿，上方蒸鲜鲤鱼内服。
此方系临武县██████某同志介绍，据称曾
治愈数人，因其母患风湿性心脏病，服本
方后，症状缓解。

140

高 血 压 病

方 一

处方： 1.鲜土杜仲（野扇花）二两
夏枯草五钱　桑寄生五钱　玉米芯一两
鲜臭牡丹五钱，共煎水服，连服十二剂。

2.苦瓜藤一两　灯笼泡（苦蘵）一
把，捣烂敷头额，或头顶部。

用法： 二方同用。

注明： 据湘阴东方红公社寨头大队卫
生所介绍，有降压效果。

方 二

处方： 玉米须干药二两

用法： 煎水代茶饮，每日一剂至病愈
止。

方 三

处方： 桑树莍三钱

用法： 煎水当茶饮。

141

1949

新 中 国
地 方 中 草 药
文 献 研 究
(1949—1979年)

1979

方　四

处方：蚕豆花一两

用法：开水泡服，当茶饮。

方　五

处方：生铁锈水

用法：取生铁锈水加米煮成稀粥喝。方名"一味铁养汤"。

注明：上五方系桂东有关资料介绍，可根据不同情况选用。

方　六

处方：臭梧桐叶五钱　牛夕三钱　杜仲三钱　菊花一钱半　牡丹皮三钱　白芍三钱　天麻一钱半　丹参三钱　钩藤三钱　青木香（马蔸铃根）一钱半　石决明四钱　夜交藤（何首乌藤）五钱

用法：水煎服。

注明：本方系石门县介绍，原方没有用量，方中分量是编者酌定的。

142

方 七

处方：玉米须一两 水牛角尖五钱

用法：水煎，用牛角尖磨药水 加红糖二两调服。

方 八

处方：地米荠（荸荠）一两 绿壳鸭蛋一个 枫树（枫香）球七个 大枣十枚 天丁（皂荚刺）二钱

用法：加红白糖或片糖 水煎服。

注明：以上四方录自石门县有关资料 供随症选用。

方 九

处方：龙骨三钱 牡蛎三钱 磁石三钱布包煎 赭石三钱布包煎 生铁落一两布包煎 杜仲二钱

用法：水煎服，每日一剂，二次分服。

方 十

处方：桑寄生五钱 夏枯草五钱 生杜仲三钱 生白芍一两 生黄芩五钱 何

143

1949

新 中 国
地 方 中 草 药
文 献 研 究
(1949—1979年)

1979

首乌五钱　　生地黄一两　　生牡蛎五钱　　生龟板五钱　　黑芝麻一两　　龙胆草五钱　　生赭石五钱

用法：共研细末炼蜜为丸。日服三次，每次三钱，开水送服。

方 十 一

处方：牡丹皮二两

用法：水煎服，每日一剂，二次分服。

方 十 二

处方：钩藤三钱　　黄芩三钱　　当归三钱　　杜仲五钱　　枳实二钱　　桑寄生六钱　　牛膝五钱

用法：水煎服，每日一剂，二次分服。

注明：头晕痛甚者加牡丹皮、生地、生牡蛎、生龙骨各二钱。

方 十 三

处方：莲心五钱。

用法：水煎当茶饮。

144

方 十 四

处方：生龙骨四钱　夏枯草三钱　生牡蛎三钱　生龟板三钱　生白芍三钱　生地黄三钱　黄芩三钱　杜仲三钱　白术一钱　甘草一钱　龙胆草二钱

用法：水煎服，每日一剂，二次分服。

注明：以上六方录自会同县有关资料，供选用。

血小板减少性紫癜

方 一

处方：田边菊四两　半边莲四两

用法：水煎，每日一剂，二次分服。

方 二

处方：牛腿骨。

用法：取鲜牛腿骨一肢，最好不用病牛骨，不加油、盐，炖汤喝，一般作两天服完。

注明：据郴州地区人民医院介绍：该

145

1949

新 中 国
地方中草药
文 献 研 究
(1949—1979年)

1979

院廖某患血小板减少性紫癜，曾久治少效。血小板最低时只有三万，出血点遍及全身，食欲减退，不能工作。经服上方后，出血点逐渐消失，食欲增强，血小板上升至十四万。

急性粒细胞性白血病

处方：第一方，白花蛇舌草二至三两

　　　　第二方，党参五钱，败酱草五钱　白术三钱

用法：煎水服，每日一剂，初治用第一方，待血象基本正常后再用第二方。

注明：据茶陵县人民医院介绍：某贫农社员，患急性粒细胞性白血病，于一九六九年十一月十五日住入茶陵县人民医院。入院时体温摄氏38°，脉搏120次/分，呼吸30次/分，血红蛋白2克，白细胞450000，骨髓细胞100％。神志不清，吐血脓痰；右肺啰音，胸穿抽出黄色液体，鼻出血，肝大

146

4指，脾大1指，肝压痛明显，背及下肢有瘀斑。经使用抗菌素及中药等均无效。11月20日白细胞升至500000，病情危重。于11月23日起内服白花蛇舌草三两，每日一付。服药第三日，白细胞开始下降至450000，服药半月余后血象检查：白细胞8900，血红蛋白9.6克，骨髓34％，淋巴20％，在血象基本稳定后停服白花蛇舌草，改服第二方，此时病情大大好转，食欲增加，并能下床活动。

再生障碍性贫血

处方：黄瓜香（匍伏堇）一两　母鸡一只去头足、翅、内脏。

用法：先将黄瓜香洗净，捣烂，放在母鸡腹中，炖熟后连鸡带药同服，二次服完。

注明：据古丈县人民医院介绍：在服药前，须先服桐油炒的黄豆，如有呕吐、

147

1949
新中国
地方中草药
文献研究
(1949—1979年)
1979

腹泻者方可服用上药。如某贫农社员，于某医院检查，确诊为再生障碍性贫血，经治疗效果不佳，后服本方五次后病愈。现病人症状消失，已参加生产劳动。

药物性白细胞减少症

处方：鸡血藤二斤　浸泡于八斤酒内，七天即可。

用法：每次服十毫升，日服三次。

注明：据耒阳有关资料介绍：已收治5例，服后均显著好转。

心、肾性水肿

方　一

处方：生巴豆去壳二两　苦荞子半斤共研细末。将药粉用热米汤调和为丸如饭豆大。

用法：视体质强弱，每次用开水送服三至五粒，每日服二至三次。

148

注明：据大庸县卫生组介绍：服药后四十八天内忌食生、冷、油、盐。如某女社员，一年前，走路稍快时即感心悸，气促。五个月前，先见面部浮肿，后延及上肢、下肢、腹部，浮肿渐甚，不能食，动则气促，心悸。经治疗效果不明显。四个月前，开始服此丸药（一天内服十一丸，分三次服完）。服药后水泻甚，第三天水肿消退，食欲大增，迄今未复发，已参加生产劳动。本方还可治肝硬化腹水，但用药后常水泻厉害，要注意观察和防止失水、酸中毒及昏迷等险象的发生，应适可而止。

方 二

处方：海金砂一两 玉米须四钱 天葫芦（正名待考）一两 马兰（田边菊）一两

用法：水煎，每日一剂，两次分服。

注明：据石门县有关资料介绍：本方主治肾性水肿，用时忌盐。

149

1949

新　中　国
地方中草药
文　献　研　究
(1949—1979年)

1979

方　三

处方：金钱草（连钱草）一钱、万年青二钱　天仙藤（马兜铃藤）三钱　茅根一钱半　虎刺三钱　海金砂六钱

用法：水煎，每日一剂，两次分服。

注明：主治心性水肿。另据新晃县敏州介绍：海金砂一两、水菖蒲、水杨柳（柳叶白前）、木通及天花粉各五钱，每日两次煎水服，并以陈稻草、栗树皮、井边车蕉树煎水洗浴，三至四次即可消心性或肝性水肿。

肝硬化腹水

方　一

处方：铁马鞭（马鞭草）二两，或加半边莲　半枝莲　田基黄　白花蛇舌草各适量

用法：水煎，每日一剂，两次分服。

注明：据祁阳人民医院介绍，用本方

160

治疗多例，其中有三例重症亦有效果。本方以铁马鞭为主，其它各药可根据不同情况斟酌选用。

方　二

处方： 癫蛤蟆（蟾蜍）五个去头及肠杂　大蒜四十九瓣。

用法： 放于一个猪肚子内炖服。

方　三

处方： 四月花（紫薇）根八两至一斤　七叶黄荆（牡荆）根六钱　车前草三株　水灯草为引　山楂树根二两　算盘子树根四两　栀子根一两　路边荆一两

用法： 第一剂放甜酒少量。

第二剂煮豆腐两小块。

第三剂煮猪小肠一至二尺。

第四剂起加猪瘦肉。上药宜久煎，煮水后，再加入酒、豆腐、猪肠或瘦肉，一般以水十碗煎成一碗。头煎当天晚餐后服，二煎次晨空腹服。

151

1949

新 中 国
地方中草药
文 献 研 究
(1949—1979年)

1979

注明：据资兴县人民医院介绍，重者要连服十五剂以上，轻者十剂左右。本方加黄艾（艾）三根煎水蒸黄鸡服，可调补善后，禁吃鱼虾。我们曾访问一早期肝硬化腹水患者，一九五九年患肝炎，一九六一年发现腹水，久经中西医治未效，一九六四年得此方而愈。该同志尚健在。

方　四

处方：鲜土鳖七个　白砂糖八钱　甜酒水一茶杯

用法：先用甜酒送服土鳖，再服白糖。到二十天为一疗程。

方　五

处方：黄栀子根五钱至一两　茅根一两　鸡爪糖树(枳椇)根一两　山蚂蝗(小槐花)根五钱　土茯苓五钱至一两　黄檀树根三钱　山枣子(酸枣)根五钱至一两　细叶水杨柳(柳叶白前)三钱　酸广草(虎杖)四钱老鸦风(白珠树)根五钱　乌泡树根五

152

钱 百解树（岗梅）根三钱，以上为一剂量。

用法：先以水煎服二至三剂。以后则放猪脚炖服。

注明：据靖县有关方面介绍和当地群众反映此方确实有效，靖县武装部某同志患严重肝炎也是本方治愈的。

方 六

处方：腹水草二两 葱白三钱 生姜皮一钱

用法：水煎，每日一剂，分两次服。

注明：据祁东金兰桥地区医院介绍：本方能治各种原因引起的腹水。用药时忌盐。

方 七

处方：红大戟（京大戟）三两 紫草根四两 冬葵子三两 大枣一斤半

用法：用砂锅煮四至六小时，煮干后放热水再煮。取大枣阴干，每天吃三次，在一周内吃完。煮后约剩下药水一茶杯，一次服完。

153

1949

新 中 国
地 方 中 草 药
文 献 研 究
(1949—1979年)

1979

淋 巴 结 核

方 一

处方：水银一两　青矾一两　明矾一两　牙硝一两　食盐一两　冰片三钱　麝香三分，将上药研成粉末，放入小罐内（不加水），用文火加热熔解至倒立小罐内药物不出为度，按制降丹法制备（时间约三个半小时）。

用法：取上药适量，放在光滑的木板上与数十个地古牛（鼠妇虫），少数白饭共捣，做成甘草片大小的丹药与方二同用。

方 二

处方：麻油半斤　黄丹四两　冰片二钱　麝香三分，按一般膏药制备。

用法：将方一丹药适量放在淋巴结核的尖硬处，外敷此膏药即可。

154

方 三

处方：麻油半斤 黄丹四两 冰片五分 海马一个 没药五分 乳香五分 红花五分 麝香一分 白芷五分 三七五分，按一般膏药制备。

用法：将此膏药外敷（可不放丹药）。

注明：以上三方适用于淋巴结核初期。据道县寿雁公社介绍，过去治例甚多，治愈率达80%以上。

方 四

处方：过山虎（正名待考）二至三两 木槿根 白毛藤（白英）各三钱

用法：取药切片水煎服，每两日一剂，孕妇禁用。

注明：据桂阳县人民医院介绍：某社员患颈淋巴结核八年，穿孔流脓已五年，久治未愈。一九六七年经用上法治疗，先后内服十余剂即愈。至今未复发。郴县某工厂一工人，患颈部及腋窝淋巴结核五年

155

1949

新 中 国
地 方 中 草 药
文 献 研 究
(1949—1979年)

1979

多，流腥臭黄水三年余，久治少效，经服上方七剂而愈。

方　五

处方：1.杨桃藤（猕猴桃）根一斤，水煎，加雄鸡血滴入兑服。

2.杨桃藤根一斤　枇杷树根一斤捣烂敷患处。

用法：二方同用。

注明：据临湘长安公社飞跃大队卫生所介绍，治淋巴结核有效。

方　六

处方：夏枯草　金银花　蒲公英各五钱

用法：水煎服，每日一剂，以愈为度。

注明：若再发，可艾灸对侧肩俞、曲池、日一次，连灸七天。

方　七

处方：铁板消（小槐花）一两

156

用法： 煎汤煮鸡蛋吃，连服三至四次。

注明： 汨罗县某同志介绍、颈部淋巴结核用此药可以内消，经治九例有效。

方　　八

处方： 米浆树（笑靥花）根五钱　忍冬藤（金银花藤）一两　千口针（虎刺）三钱　夏枯球二钱　凤尾草二钱　栀子三钱

用法： 水煎服。每日一剂，日服两次。连服二剂后、即单用米浆树根五钱，煮瘦肉吃。

注明： 祁东县金兰桥介绍，用荞麦三七根煮瘦肉吃亦有效。

方　　九

处方： 玄参四两　川贝母四两　牡蛎四两

制法： 将玄参、川贝蒸熟，牡蛎煅后醋淬共为末，炼蜜为丸如绿豆大。

用法： 每次服一钱五分，饭前开水送服，每日三次。

157

1949

新 中 国
地 方 中 草 药
文 献 研 究
(1949—1979年)

1979

方 十

处方：苦参三两　牛膝三两　昆布三两

用法：共研细末，甘草三两，煎汤为丸。每晚临睡时服三钱，开水送下。

方 十 一

处方：海藻一两五钱　昆布一两五钱乳香一两五钱　没药一两五钱　炮甲珠一两五钱　蜗牛二两五钱　皂荚刺五分　全土狗（蝼蛄）五十个，共研为细末。

用法：每次服一钱，临睡时以开水兑白酒少量送服。

注明：上方摘自桂东，可随证选用。服药期间禁食鸡蛋、甘草，禁性交，孕妇忌服。

慢性骨髓炎

方 一

处方："夹带膏"。

158

用炉甘石一斤放入炭火烧红的砂罐内煅红，以童便淬之，冷后研末过筛，加冰片二两、铜绿、血竭各五钱，雄黄、广丹、白芨、各一两、共研末和匀备用。

用法：用时取适量药末、与生猪油和成膏，取蜡纸一张，按患处大小，用针密刺小孔，将膏药涂在有孔的蜡纸上面，以有孔的一面贴敷患处，每二天换一次。

注明：据隆回县司门前某同志介绍，曾用此法治疗慢性骨髓炎数十例，一般在一至二个月内全愈。如已成瘘管者，可用白降丹五钱，麝香一分，磺胺粉二两和匀，分多次掺入瘘管内，使管壁破坏，创面扩大，脓液容易流出；或用麻油三两煎沸，加松香二钱，黄腊二两，冷后成膏。加磺胺粉适量，取膏涂纱布上敷患处。

方　二

处方：1.猫骨　猪骨　鸡骨　蛇骨猴骨　各三钱，水煎服，连服一星期，一

159

1949

新 中 国
地方中草药
文 献 研 究
(1949—1979年)

1979

日二次。继之用上药煎水兑甜酒服，至愈为止。

2.破纸伞去把烧灰二两　人骸四肢骨灰二两　百草霜二两　密陀僧一两，共研细末，调蜜外敷患处，每日一次。

用法：二方同用。

注明：据江华县防治站介绍，曾治愈二例。

方　　三

处方：鲜鱼腊树（女贞）叶　白芨各依伤口大小取适量

用法：嚼烂敷患处。在敷药前先除去患处脓汁和死骨。

注明：据辰溪县仙人湾公社先锋大队某草医介绍：本方治下肢慢性骨髓炎患者三例，治愈后病人都参加了生产劳动。另一例系溆浦县江口风水湾患者，左脚腓骨疼痛，并穿一孔流黄水达两年多，经本方敷药五次即愈。

160

方　四

处方：千年老鼠屎（紫背天葵）　犁头草（紫花地丁）　蒲公英　芙蓉花叶

用法：取鲜草适量嚼烂外敷患处。

注明：本方据溆浦县新医站中草药组介绍曾治一例患病七年、因外伤腓骨处而引起炎症后病情严重。来就医时，外表组织棕褐色，渗出液有恶臭，有三个漏管，压孔流汁，行走困难。经敷草药四十天伤口基本愈合，效果很好。

方　五

处方：1.石苋菜（商陆）莞三钱　青木香（马兜铃根）二钱　八角莲一钱　水煎服，每日一剂。

2.皂荚刺　艾叶　适量　食盐少许，水煎洗。

3.血余炭　乌贼骨去硬壳　鸡肫皮焙共研细末敷伤口。

4.千层楼（千层塔）根去粗皮　生半

1949

新 中 国
地 方 中 草 药
文 献 研 究
(1949—1979年)

1979

夏　水射干，研末，纳入疮口一、二次、可出腐骨，后再用收口药。

用法：上四方同用。

方　六

处方：1.黄花倒水莲（吊黄）　化草（野百合）　金银花　夏枯草　淡竹叶各适量，水煎服，每日一剂。

2.留名芳（泽兰）　煅蚌壳　研粉外敷。

用法：二方同用。

注明：据郴州有关资料介绍，此方可治急、慢性骨髓炎。

牛　皮　癣

方　一

处方：1.花椒全草四两　包金七层楼（多头苦荬菜）全草四两　水煎，第一次内服，第二次外洗。两天一剂。

2.蜈蚣烧灰三钱　黑砂二钱　白芷二

162

钱 花椒一钱 寒水石二钱 明矾三钱 黄柏一钱 樟脑五钱 冰片一钱 焙枯研末 麻油调匀，擦患处。

用法： 二方同用。

注明： 据郴县桥口公社介绍：用本方时禁吃酸腥发物。郴县桥口公社青江生产队某社员在一九六八年三月，右大腿起一小疱，一个月后全身皆是，不痛，奇痒。先后在当地和他院检查，确诊为"牛皮癣"。久经治疗，效果不佳。后用上方内服、外洗、外擦，病即接近治愈。

方　二

处方： 生巴豆去壳一两 雄黄五钱

用法： 共研成半糊状擦患处，搽后可起小疱，待小疱萎退后，第二次擦痒处。一般搽两次可愈。

注明： 本药忌涂于正常皮肤上，此方尚可治其他顽癣。

1949

新　中　国
地 方 中 草 药
文　献　研　究
(1949—1979年)

1979

中　草　药

以中名第一字

二

中　名	科　名	学　　　　名
丁　癸　草	蝶形花科	Zornia diphylla (L.) Pers.
丁　　　香	桃李娘科	Flos Caryophylli (Caryophyllum.)
七叶一枝花	百　合　科	Paris polyphylla Smith.
八　角　莲	小　蘗　科	Dysosma Pleianthum (Hance) Wocds.
九　里　光	菊　　　科	Senecio scan dens Buch-Ham.
十　大　功　劳	小　蘗　科	Maho nia japonica. DC.

164

索 引 表

简写划为序

划

*此项内有的药为说明。（后同）

1949

新 中 国
地方中草药
文 献 研 究
(1949—1979年)

1979

中　名	科　名	学　　　名
人　苋	大　戟　科	Acalypha australis L.
人　参	五　加　科	Panax ginseng. C.
了　哥　王	瑞　香　科	Wickstroemia indica C.A.Mey
儿　茶	豆　　科	Acacia catechu Willa
刀　豆	豆　　科	Canavalia gladiata (Jacq.) DC.

三

三　颗　针	小　蘗　科	Berberis chengii Chen.
三叶木通	木　通　科	Akebia trifoliata (Thunb.) Koidz.
三叶翻白草	蔷　薇　科	Potentilla freyniana Borum
三　七	五　加　科	Panax pseudoginseng Wall.

166

俗　　　　　　　　　　名

皮撮珍珠、海蚌含珠、珍珠草、海藏珠、铁苋菜、瓢里藏珠、田螺草、海底藏珍珠。

人葠、黄参、神草、鬼盖、海腴、玉精、土精

九信草、地棉根、山雁皮、南岭荛花、地谷根、铁骨伞。

刀坝豆。

划

木黄连、刺黄连、土黄芩、刺小蘗。

三叶拿、羊开门、哪瓜、八月哪、黄狗肾、八月丸、扬扑藤、黄蜡骨藤、木王瓜、诈瓜、猪腰子、八月瓜、予知子。

地丸子。

1949

新 中 国
地方中草药
文 献 研 究
(1949—1979年)

1979

中　　名	科　名	学　　　　　名
三　　棱	黑三棱科	Sparganium ramosum Huds.
土 大 黄	蓼　科	Rumex daiwoo Makino
土 牛 膝	菊　科	Eupatorium chinense L.
土 鳖 虫	鳖蠊科	Eupolyphaga sinensis Walk.
土 茯 苓	菝葜科	Smilax glabra Roxb
山 胡 椒	樟　科	Lindera qlauca Bl.
山 梗 菜	桔梗科	Lobelia sessilifolia Lamb.
山 豆 根	蝶形花科	Sophora subprostrata Chu et T.
山　奈	蘘荷科	Kaempferia galanga L.
山　麻	荨麻科	Boehmeria Platanifolia (Maxim.) Fr. et Sav.
山　姜	蘘荷科	Alpinia japonica Miq

168

俗　　　　　　　　　　　　名

黑三棱、京山棱、山棱。

金不换、红筋大黄。

兰草、六月霜、多须公、大泽兰。

土别、䗪虫。

冷饭团、地胡苓、山归来、狗朗头、久老薯、土萆薢、
光叶菝葜。

雷公稿。

水苋菜、苦菜、节节花。

广豆根、柔枝槐、山豆。

三奈、山辣、三赖。

薮苎麻、背伏毛。

箭骨风、竹叶姜。

1949

新 中 国
地 方 中 草 药
文 献 研 究
(1949—1979年)

1979

中 名	科 名	学 名
山 楂	蔷 薇 科	Crataegus Pinnatifida var. major N.E.Br.
山 药	薯 蓣 科	Dioscorea batatas Dcne.
山 高 粱	禾 本 科	Alopecurus aequalis Sobol.
川 乌	毛 茛 科	Aconitum carmichaeli Debx.
川 芎	伞 形 科	Ligusticum wallichii Franch.
川 楝	楝 科	Melia toosendan Sieb. et Zucc.
川 牛 膝	苋 科	Cyathula capitata Moq.
川 贝 母	百 合 科	Fritillaria roylei Hook
马 尾 松	松 科	Pinus massoniana Lamb
马 鞭 草	马 鞭 草 科	Verbenaofficinalis L.
马 兜 铃	马 兜 铃 科	Aristolochia debilis Sieb. et Zucc.

170

俗　　　　　　　名

山楂果、山楂扣、山梨、棠楪子。

淮山、淮山药。

看麦娘、牛头猛。

卡氏乌头、乌附、乌头、草乌。（川乌地下干燥块根名附
子）

苦楝。

头序杯苋。

川尖贝、尖贝、罗氏贝母。

枞树、山松、青松、松树。

龙芽草、凤头草、狗牙草、退血草、铁马鞭、翁木栖、
风劲草、铁马莲、铁马线、铁马条根、紫顶龙芽。

土青木香、青藤香、万丈龙、山豆根、箭头草。（根名青
木香，藤茎名天仙藤，果实名马兜铃。）

171

1949

新 中 国
地 方 中 草 药
文 献 研 究
(1949—1979年)

1979

中　名	科　名	学　　　　　名
马齿苋	马齿苋科	Portulaca oleracea L.
马　蓝	爵床科	Strobilanthes flaccidifolius Nees.
马　桑	马桑科	Coriaria sinica Maxim
大果榆	榆　科	Ulmus macrocarpa Hance.
大　黄	蓼　科	Rheum Palmatum L.
大　枣	鼠李科	Zizyphus sativa Gaertn.
大　青	马鞭草科	Clerodendron cyrtoph yllum Turcz.
大血藤	大血藤科	Sargentodoxa cuneata (Oliv.) Rehde. et Wils
大　钻	五味子科	Kadsura coccinea (Lem.) A.C.Sm.
大　蓟	菊　科	Cirsium japonicum. DC.
大叶马兜铃	马兜铃科	Aristolochia kaemp feri Willd.

172

俗　　　名

瓜子菜、老鼠耳、发米菜、酱板草、肥猪楠。

板蓝根、百花草。

蛤蟆树、阿斯木、上天梯、连花献。

黄榆、山榆、进榆、毛榆、大叶榆树、飞天驳。

掌叶大黄。

枣、枣子树。

板蓝根、路边青、鸡屎木、淡婆婆、臭叶树、臭冲柴、
　猪屎青、大青叶。

过血藤、红藤、花血藤、血灌肠、穿尖龙、血藤、大活
　血、千年健、半血莲、省藤、大血、活血藤、活血风、
　黄蜡藤、

小血藤、小活血、冷饭团、大饭团、大叶钻骨风、十八
　症。

小蓟、山老鼠筋、山萝卜、土洋参、铺地蜈蚣、老虎刺。

淮通藤、淮通、木通、山豆根。

1949

新 中 国
地 方 中 草 药
文 献 研 究
(1949—1979年)

1979

中　　名	科　　名	学　　　　　名
小 槐 花	豆　　科	Desmodium caudatum (Thunb.) DC.
小　　蓟	菊　　科	Cirsium segetum Bge.
小　　茴	伞 形 科	Foeniculum vulgare Mill.
千 年 健	天 南 星 科	Homalonema aff. sagitta-efolia Jungh.
千 层 塔	石 松 科	Lycopodium serratum Thunb.
千 金 藤	防 己 科	Stephania hernandifolia (Willa.) Walp.
女　　贞	木 樨 科	Ligustrum lucidum Ait.
飞 龙 掌 血	芸 香 科	Toddalia aculeata Pers.
万 年 青	百 合 科	Rohdea japonica Roth.
卫　　矛	卫 矛 科	Evonymusalata (Thunb.) Regel.

174

俗　　　　　名

山蚂蟥、饿蚂蟥、巴人草、水蛭草、豆子草、粘衣刺、
　　草鞋板、路边鸡、路边肖、铁板消、羊带归、胃痛草。

茴香、苘香、小茴香。

一包针、千年见。

矮罗汉、虱婆药、狗牙齿、雪上一支蒿、两指半、千金
　　虫、刘果奴、狗牙菜、千层楼、两枝半。

山乌龟、金线吊乌龟、白药。

鼠梓木、小蜡柳、细蜡树、白蜡树、蜡树、水蜡树、冬
　　青树、鱼蜡树、小蜡。

三百棒、剥皮打、破皮走血、见血散、见血飞、刮皮见血。

青鱼胆、包谷七、竹根七、金世代、开喉剑、蜈蚣七、
　　海带青、鹅不吃、牛大黄。

六月凌、鬼箭羽、梳篦风、四面风、四把刀、剑骨风、
　　四方风、八面风、蓖荄树根。

1949

新　中　国
地方中草药
文　献　研　究
(1949—1979年)

1979

中　名	科　名	学　　　　名

四

天　　葵	毛　茛　科	Semiaquilegia adoxoides (DC.) Makino
天　胡　荽	伞　形　科	Hydrocotyle rotundifolia Roxb.
天　南　星	天　南　星科	Arisaema Consanguineum Schott.
天　　麻	兰　　科	Gastrodia elata Bl.
天　门　冬	百　合　科	Asparagus cochinchinensis (Lour.) Merr.
木　　贼	木　贼　科	Equisetum hiemale L.
木　防　己	防　己　科	Cocculus trilobus (Thunb.) DC.
木　　槿	锦　葵　科	Hibiscus syriacus L.
木　姜　子	樟　　科	Litsea Pungens Hemsl.

176

俗　　　　　　　　　名

划

千年老鼠屎、天去子、菟葵、紫背天葵、老鼠屎、旱铜钱草、野鸟头子、鸡腿、夏无踪、天葵子、散血珠、夏不见。

翳子草、遍地青、锅钉草、破铜钱、铺地锦、铜钱草、落地金钱，四片孔、锅皮草、锡皮草、满天星、冬新木。

南星、蛇包含、猪包谷、虎掌草。

自动草、明天麻、明麻。

天冬、寸金、明天冬、十姐妹、天冬草。

锉草、节节草、笔筒草。

广防己、小青藤、青木香、白山番薯、滇防己、藤苦参、青藤、土水杏、青藤根、土防己、蛇毒消、黄鳝藤、惊风藤。

木荆花、朝开暮落、木桂花树、巴壁树、插刺树、碗盏花、灯盏花、菜花树。

木浆子、山胡椒、山姜子、山椒。

1949
新 中 国
地 方 中 草 药
文 献 研 究
(1949—1979年)
1979

中　名	科　名	学　　　　　名
木　香	菊　　科	Saussurea lappa Clarke.
木　通	木 通 科	Akebia quinata (Thunb.) Decne.
木　瓜	蔷 薇 科	Chaenomeles lagenaria Koidz.
木 芙 蓉	锦 葵 科	Hibiscus mutabilis L.
水　苏	唇 形 科	Stachys baicalensis Fisch.
水　蛭	水 蛭 科	Whitmania Pigra Whitman.
水 龙 骨	水龙骨科	Polypodium niponicum Mett.
水　银		
水 王 孙	水 鳖 科	Hydrilla verticil lata Casp. var.
水 菖 蒲	天南星科	Acorus calamus L.

178

俗　　　　　　　　　　名

广香、广木香。

宣木瓜、皱皮木瓜。

芙蓉、芙蓉花、大叶芙蓉、三变花、旱芙蓉、铁箍散、
地芙蓉木莲、柜霜、山芐麻。

野紫苏、山升麻、乌雷公、朋头草、陈痧草、水鸡苏、
玄胡草、延胡草。

蚂蟥。

光棍树、石伸筋。

（为辰砂提取的液态金属汞）

黑藻、虾公草、虾米草、水草。

菖蒲、泥菖蒲、白菖蒲。

1949

新 中 国
地方中草药
文 献 研 究
(1949—1979年)

1979

中　名	科　名	学　　　　　　　名
水　灯　草	灯芯草科	Juncus effusus L.
水　杨　梅	蔷　薇　科	Geum japonicum Thunb.
水　杨　梅	茜　草　科	Adina rubella Hance
火　把　果	蔷　薇　科	Pyracantha Fortuneana
火　炭　母	蓼　　　科	Polygonum chinense L.
毛果算盘子	大　戟　科	Glochiaion eriocarpum champ
牛　大　力	蝶形花科	Millettia speciosa champ.
牛　　膝	苋　　　科	Achyranthes bidentata Bl.
牛　皮　消	萝　藦　科	Cynanchum caudatum Maxim
牛　尾　菜	百　合　科	Smilax riparia A.DC.
凤　丫　蕨	裸子蕨科	Coniogramme japonica (Thunb) Diels
凤　尾　草	凤尾蕨科	Pteris multifida Poir.

180

俗　　　　　　　　　　名

灯芯草、水灯芯、龙须草、五谷草、土麻黄。

小益母。

沙荆子、穿鱼串、假杨梅、鱼串鳃、穿鱼柳。

救兵粮、救急粮、饱饭花、虾蚼崽崽叶。

火炭星、斑鸠饭、荞麦三七。

漆大伯、毛漆、漆大姑、七大姑、七泡木、漆大功。

美丽崖豆藤、山莲藕、大力薯。

怀牛膝、淮膝、牛月膝、红牛克膝、红牛膝。

牛皮冻、隔山消、一肿三消、七步莲、见肿消。

伸根草。

散血莲、活血莲。

井口边草、金鸡尾、线鸡尾、三把叉、野鸡尾、肺经草、凤尾莲、细鸡脚沙、大线鸡尾。

181

1949
新 中 国
地 方 中 草 药
文 献 研 究
(1949—1979年)
1979

中　　名	科　　名	学　　　　　　名
无 花 果	桑　　科	Ficus carica L.
无 名 异		
日 本 乌 蕨	中 国 蕨 科	Onychium japonicum (Thunb) Kunze.
五　　加	五 加 科	Acanthopanax gracilistylus W.W.Smith.
五 灵 脂	鼯 鼠 科	
丹　　参	唇 形 科	Salvia miltiorrhiza Bge.
王　　瓜	葫 芦 科	Trichosanthes cucumeroides (Ser.) Maxim.
巴　　豆	大 戟 科	Croton tiglium Linn.
六 棱 菊	菊　　科	Laggera alata (DC.) Schultz.-Bip.
升　　麻	毛 茛 科	Cimicifuga dahurica Maxim
乌　　桕	大 戟 科	Sapium sebiferum Roxb.

182

俗　　　　　　　　名

（为一种结核状的软锰矿石）

线鸡尾、白线鸡尾、野云莲、野黄连、金鸡尾、吊金草、
　野鸡尾、细叶金鸡尾、大叶凤尾路鸡、凤凰尾、土黄
　连、小线鸡尾、凤尾草。

杨桃根、五加皮、刺五加。

（为鼯鼠科、鼯鼠属动物的干燥粪便。）

紫丹根、红根、鼠尾草、赤参、奔马草。

土瓜、山苦瓜、山葛、苦瓜莲、鸭卵瓜、吊瓜、假栝楼。

大叶双眼龙、巴霜刚子、巴菽、巴仁、双眼龙、八百力。

四方消、六耳棱、三棱艾、六耳消、四方艾。

乌树果、蜡子树、舀血木、乌油木、油子树、水油树、
　木梓树、姑球树、赶山鞭、木子树。

1949

新 中 国
地 方 中 草 药
文 献 研 究
(1949—1979年)

1979

中　名	科　名	学　　　　　名
乌　药	樟　科	Lindera strychnifolia F.vill.
乌　贼　骨		
乌　蔹　莓	葡　萄　科	Cayratia japonica (Thunb.) Gagnep.
乌　梅	蔷　薇　科	Prunus mume (Sieb.) Sieb.et Zucc.
乌　韭	林　蕨　科	Stenoloma chusana (L.) Ching
乌　泡	蔷　薇　科	Rubus tephordes Hancc.
乌　芋	莎　草　科	Eleocharis planpaginea R. Br.
长叶冻绿	鼠　李　科	Rhamnus crenatus Sieb. et Zucc.
车　前　草	车　前　科	Plantago asiatica L.

184

俗	名

海螵蛸、墨鱼骨。(为乌贼科动物乌贼的干燥背骨)

五月苗、五叶莓、五爪龙、五叶藤、红母猪藤。

金花草、孔雀草、雉尾草、金鸡尾、青蕨、大叶金花草、细叶金鸡尾、鸡凤尾。

乌龙摆尾、蛇乌泡、黑乌苞、倒水莲、乌泡刺、勾丝扑、八月泡。

荸荠、茡脐、地栗。(即食用荸荠)。

黄药、琉璃根、茜木根、茜木叶、黎罗根、黎辣根、犁头根、土黄柏、木耳子树。

猪耳朵、车前、麻拐草、田菠菜、插心草、医马草、蛤蟆叶、马蹄草、夫子草、蚌蛤草、蛤蟆精、鸭脚板。

185

1949

新 中 国
地 方 中 草 药
文 献 研 究
(1949—1979年)

1979

中　名	科　名	学　　　　　　名
云　实	豆　科	Caesalpinia sepiaria Roxb.

五

中　名	科　名	学　　　　　　名
白　勒	五加科	Acanthopanax trifoliatus (L.) Merr.
白　芨	兰　科	Bletilla striata (Thunb.) Reichb.f.
白　芥	十字花科	Sinapis alba L.
白　芷	伞形科	Angelica dahurica (Fisch.) Benth. et Hook
白　矾		
白　狼毒	大戟科	Euphorbia fischeriana Steud
白叶野桐	大戟科	Mallotus apelta (Lour.) Muell.-Arg.
白头翁	毛茛科	Pulsatilla chinensis (Bge.) Regel.

186

俗　　　　　　　　　　　　　名

鸟不落、鸟怕刺、黄牛刺、粗阎王刺、蛇不过、牛头刺、
鸟不扑簕、禄雪枫、芽皮刀、百鸟不宿、千年鸟不落、
鸟不落刺、鸟不栖、粘皮簕。

划

五虎进、山花莲、三加皮、刺三加、三加刺、五虎刺、
三股风。

地螺丝、羊角七、千年棕、君求子、一兜棕、白鸡儿、
鞭药子、皱口药、利知子。

白芥子、胡芥、蜀芥、白芥根。

明矾。(为天然的明矾石经加工提炼而成的结晶体)

狼毒大戟、狼毒。

白背叶、白扑树、白泡树、白帽顶、白叶海桐。

187

1949

新 中 国
地 方 中 草 药
文 献 研 究
(1949—1979年)

1979

中　　名	科　　名	学　　　　　　名
白　　薇	萝藦科	Cynanchum atratum Bge.
白半枫荷	五加科	Dendropanax proteus Benth.
白　　芍	毛茛科	Paeonia lactiflora Pall.
白　　蔹	葡萄科	Ampelopsis japonica (Thunb.) Makino
白　　术	菊　科	Atractylodes macrocephala Koidz
白花蛇舌草	茜草科	Oldenlandia diffusa (Willd.) Roxb.
白　　英	茄　科	Solanum lyratum Thunb.
白　胡椒	胡椒科	Piper nigrum L.
白　降丹		
白　　蜡		

188

俗　　　　　名

九斤蔸、老龙角、老君须、羊角细辛、上天梯、大向沙、
三百根、九根角、白前、土参须、节节空、大百砂、
老君树、隔山消、双角果、一枝箭、合掌消、水老君、
细辛根。

河边枫、三把叉、刀枪耙。

七姐妹、七姊妹、丝线吊葫芦、野红薯、九子不离娘、
鸡婆抱蛋、肥猪菜。

蛇舌草、二叶葎、蛇针草、竹叶菜。

符鬼目、白草、排风藤、白毛藤。

（为升华法制成的二氯化汞和氯化亚汞的混合结晶）

（为水蜡虫之幼虫分泌物经热溶布滤去渣而成）

189

1949
新 中 国
地 方 中 草 药
文 献 研 究
(1949—1979年)
1979

中　　名	科　名	学　　　　　　　　名
石 吊 兰	苦苣苔科	Lysionotus Pauciflora Maxim.
石 胡 荽	菊　　科	Centipeda minime (L.) A.Braun. et Aschers.
石　　蒜	石 蒜 科	Lycoris radiata Herb.
石 菖 蒲	天南星科	Acorus gramineus Soland.
石 蟾 蜍	防 己 科	Stephania tetrandra S.Moore.
石 南 藤	胡 椒 科	Piper wallchii (Miq.)
石 决 明		
石 猴 子	葡 萄 科	Tetratigma hemsleyanum Diels.et. Gilg.
龙 胆 草	龙 胆 科	Gentiana scabra Bge.
龙　　骨		
冬虫夏草	肉座菌科	Cordyceps sinensis (Berk.) Sacc.

190

俗	名

还阳丹、岩泽兰、巴岩草、肺红草、黑梁青、岩罗汉、
　蜂子花、瓜子草、石花。

鹅不食草、锦地罗、消食草、园子草、细细草、地胡椒、
　大救驾、瘀痱草、野茼蒿、冷水丹、铃铃草。

老鸦蒜、乌蒜、蒜头草、龙爪草、婆婆酸、水麻、一枝
　箭。

球子草、铁金花。

猪大肠、倒地拱、粉防己、山乌龟、大肚狼。

石楠。

（为鲍科动物九孔鲍或盘大鲍的贝壳）

三叶竹梅、骨碎藤、拦山虎、小扁藤、野兔屎、搜夹风、
　丝线吊金钟、三叶扁藤。

龙胆、陵游、胆草。

（为古代哺乳动物如象类、恐龙、犀牛类、三趾马等的
　骨骼化石。）

虫草。

1949

新 中 国
地 方 中 草 药
文 献 研 究
(1949—1979年)

1979

中　名	科　名	学　　　　名
冬　　青	冬 青 科	Ilex chinensis Sim.
冬　　葵	冬 葵 科	Malva verticillata L.
半 枝 莲	唇 形 科	Scutellaria barbata Don.
半　　夏	天 南 星 科	Pinellia ternata (Thunb.) Breit.
半 边 莲	桔 梗 科	Lobelia radicans Thunb.
田 边 菊	菊　　科	Aster trinervius Roxb.
田 基 黄	金 丝 桃 科	Hypericum japonicum Thunb.
打破碗花花	毛 茛 科	Anemone vitifolia Buch.-Ham.
仙 鹤 草	蔷 薇 科	Agrimonia Pilosa Ledeb·
艾	菊　　科	Artemisia argyi Levl. et Vant.

192

俗　　　　　　　　　　　名

冻江木、一口血、野白腊叶。

冬苋菜、冬葵子。

牙刷草、狭叶韩信草、小韩信、四方马兰、控耳草、望江青。

三步跳。

细米草、急解锁、肺经草、小莲花草、绵蜂草、吹血草、腹水草、疳积草、瓜子金、白腊滑草、金菊草、紫花莲。

马兰丹、田心菜、泥鳅菜、马兰、鱼鳅串、黄鳝串、三脉叶马兰、泥鳅草。

地耳草、黄花仔、雀舌草、黄药儿、防蚊草、禾虾气。

野棉花、青水胆、小野棉花、铁蒿。

龙芽草、毛脚英、毛鸡根、脱力草、路边黄、龙须草。

大艾、五月艾、生艾、艾蒿、细艾、山艾、黄艾。(干燥艾叶碾细名艾绒)

193

1949
新中国
地方中草药
文献研究
(1949—1979年)
1979

中　名	科　名	学　　　　　名
丝　瓜	葫芦科	Luffa cylindrica Roem.
生石羔		
冰　片		
甘　草	豆　科	Glycyrrhiza uralensis Fisch.
甘　遂	大戟科	Euphorbia sieboldiana Morr. et. Dcne.
四叶葎	茜草科	Galium gracile Bunge.
玄　参	玄参科	Scrophularia ningpoensis Hemsl.
兰香草	马鞭草科	Caryopteris incana Miq.
玉　竹	百合科	Polygonatum officinale All.
鸟不企	五加科	Aralia decaisneana Hance
瓜子金	远志科	Polygala japonica Houtt

194

俗　　　　　　　名

（果实之内囊晒干后所存之网状筋络名丝瓜络）

（为含水硫酸钙的矿石）

梅片。（系用化学方法合成的龙脑）

粉甘草、粉草。

牛奶浆、辣浆草、猫儿眼睛草。

山荆芥、兰花草、七层楼、石黄荆、酒药草、糠头花、
马蒿、段菊。

大叶鸟不企、楤木、鹰不泊、老鸦怕、鸟不落。

黄瓜仁草、黄仙竹、小远志、蛤蟆黄、细金不换、紫背
金牛、散血丹、铁线风、瓜子草、瓜子莲、对月草、
荷包草、女儿红、金锁匙、金线口、沉香草、水瓜子
莲、金珠草、抽风竿。

195

1949
新 中 国
地 方 中 草 药
文 献 研 究
(1949—1979年)
1979

中 名	科 名	学 名
东北天南星	天南星科	Arisaema amurensc Maxim.

六

地 榆	蔷薇科	Sanguisorba officinalis L.
地 锦	大戟科	Euphorbia humifusa Willd.
地构叶	大戟科	Speranskia cantonensis (Hance.) Pax. et Hoffm.
地瓜儿苗	唇形科	Lycopus lucidus. Turcz.
地 黄	玄参科	Rehmannia glutinosa Libosch.
地肤子	藜科	Kochia scoparia (L.) Schrad.
红 花	菊科	Carthamus tinctorius L.
阴地蕨	瓶尔小草科	Botrychium ternatum (Thunb.) Sw.

196

俗　　　　　　　名

螃蟹七、山苞米、羔匙菜、天光星。

划

五鼓、酸赭、玉札、野升麻、红地榆、岩地芨、血箭草。

铺地红、干叶草、仙桃草、奶浆草、铺地锦。

巴岩散、黄鸦胆、矮五甲。

泽兰。

生地、熟地。

地肤。

破天云、散血叶、一朵云、独脚鸡。

197

1949

新 中 国
地 方 中 草 药
文 献 研 究
(1949—1979年)

1979

中　名	科　名	学　　　　名
阴　香	樟　科	Cinnamomum burmanni Bl.
血　余　炭		
血　竭		
百　解　藤	防　己　科	Cyclea hypoglauca (Schan.) Diels.
百　草　霜		
竹　叶　椒	芸　香　科	Zanthoxylum Planispinum Sieb. et Zucc
竹　黄		
竹　茹		
尖　尾　枫	马鞭草科	Callicarpalongissima (Hemsl.) Merr.
伏　石　蕨	水龙骨科	Lemmaphyllum microphyllum Presl.
吊　黄	远　志　科	Polygala aureocaudata Dunn.

198

俗　　　　　　　　名

山桂枝、潺桂、山桂、山桂皮、桂皮、香胶叶、土桂枝。

（即人头发碱水洗、清水漂后置锅内文武火煅而成。）

麒麟竭、血竭花。（为一种干燥树脂）

金线风、银锁匙、有毛粪箕笃。

（为杂草燃烧后附于锅底、灶头或烟囱内的烟灰。）

臭花椒、臭胡椒、狗花椒、四两麻、野花椒、三叶花椒、
　土花椒、鱼椒子、花椒、玉椒、川花椒。

天竹黄、天竺黄。（为禾本科数种竹类植物茎秆内的干燥
　分泌物）

（为禾本科植物淡竹的茎除去外皮后刮下的中间层）

尖尾风、紫珠树。

石瓜子、瓜子草、瓜子莲、瓜子金、水果丹。

黄花倒水莲、倒吊莲、倒水莲、观音串、黄花远志、黄
　花参、鸡仔树、吊吊黄。

199

1949

新 中 国
地 方 中 草 药
文 献 研 究
(1949—1979年)

1979

中　名	科　名	学　　　　　名
羊踯躅	杜鹃科	Rhododendron molle G.Don.
合欢	豆　科	Albizzia julibrissin Durazz.
安石榴	安石榴科	Punica granatum L.
刘寄奴	金丝桃科	Hypericum sampsonii Hamce.
西代毛茛	毛茛科	Ranunculus sieboldi Miq.
光叶海桐	海桐科	Pittosporum glabratum Lindl.
当归	伞形科	Angelica sinensis (Oliv.) Diels.
防风	伞形科	Siler divaricatum Benth. et Hook
肉桂	樟　科	Cinnamomum cassia Bl.

200

俗　　名

闹羊花、三钱三、八里麻、搜山虎、出山彪、老虎花、
　坐山虎、水兰花、老鸦花、映山黄、喇叭花、豹狗花、
　羊不食草、山枇杷、闹虫花、惊羊草、黄杜鹃、狗头花。

夜合木、夜关门、大夜关门、合欢皮。

石榴。(果实干燥外皮名石榴皮)

元宝草、焦骨风、蛇开口、上天梯、对叶草、荞子风、
　荞子草、对时消、野旱烟、叫珠草、翳子草、小连翘、
　王不留行、烂肠草、叫子草。

黄花草、毛芹菜。

七星胆、铅山虎、皮子药、见血飞、麻口皮子药、过山
　虎、进山虎、总管皮。

(根头习称归头、主根习称归身、支根及支根梢部习称
　归尾。)

(干燥树皮习称肉桂、干燥嫩枝习称桂枝。)

1949

新 中 国
地 方 中 草 药
文 献 研 究
(1949—1979年)

1979

中　名	科　名	学　　　　名
过 路 黄	报春花科	Lysimachia christinae Hance.
伏 龙 肝		
守 宫		
多头苦荬菜	菊　科	Ixeris polycephala Cass.

七

连 钱 草	唇 形 科	Glechoma hederacea L.
杜 衡	马兜铃科	Asarum blumei Duch.
杜 鹃 花	杜鹃花科	Rhododendron simsii Planch.
杜 仲	杜 仲 科	Eucommia ulmoides Oliv.

202

俗　　　　　　　　　名

四川大金钱草、路边黄、地黄花、金花菜、仙人对坐草、
软筋藤、千里马、蜈蚣草、藤黄菠萝、遍地黄、双铜
钱、铜钱草、猫叶苋、糯米草、不料草、盘有草、小
散血。

灶心土。（为久经草或木柴熏烧的火灶或火窑内泥块）

（为爬虫类动物壁虎之干燥全体）

包金七层楼。

划

遍地香、透骨消、四方消、满山香、活血丹、金钱艾、
驳骨消、接骨消、鱼杂子草、金钱草、胡薄荷、穿墙
草、节节生、星子草、马脚草、满荆草、铜钱草、半
边莲、满天星、西川草、强盗草、川花铜钱草。

马蹄细辛、土细辛、假细辛、南细辛、杜葵、马蹄香、
土卤。

映山红、山踯躅。

1949

新 中 国
地方中草药
文 献 研 究
(1949—1979年)

1979

中　名	科　名	学　　　　名
杜仲藤	夹竹桃科	Parabarium micranthum (Wall.) Pierre.
杉	松柏科	Cunninghamia lanceolata (Lamb.) Hook
芫花	瑞香科	Daphne genkwa Sieb. et Zucc.
杏香兔耳风	菊科	Ainsliaea fragrans Champ.
沉香	瑞香科	Aquilaria agallocha Roxb.
皂荚	豆科	Gleditsia sinensis Lam.
苍术	菊科	Atractylodes lancea (Thunb.) DC.
苍耳草	菊科	Xanthium strum arium L.
芭蕉	芭蕉科	Musa basioo Sieb. et Zucc.

204

俗　　　　　名

白皮胶藤、九牛藤、土杜仲、飞天驳。

天蜈蚣、千把刃。

尽江子、九龙花、浮胀草、黄大戟、蜀桑、地棉花、鱼
毒、老鼠花、去水头痛花、问头花、儿草、败花、净
光树、翻藤树、泥鳅树、半泡树、洋画眉、真天果、
打不死、大救驾、金腰带、紫荆花、搜山虎。

七厘丹、橡皮草、一支箭、山豆根、天青地白、肺形草、
毛马香、兔耳风、牛眼珠草。

皂角、皂刺、皂角刺、天丁、牙皂。

菓耳、苍耳、苍子、老苍子、胡苍子、痴头婆、白痴头
婆、虱麻头、白花虱母头。

205

1949
新　中　国
地方中草药
文　献　研　究
(1949—1979年)
1979

中　名	科　名	学　　　　　名
龟　板		
没　药		
没　石　子		
谷　精　草	谷精草科	Eriocaulon buergerianum Ko-ern.
沙　参	桔　梗　科	Adenophora tetraphylla (Th-unb.) Fisch.
沙　梨	蔷　薇　科	Pyrus serotina Rehd.
芦　根	禾　本　科	Phragmites communis (L.) Trin.
何　首　乌	蓼　　　科	Polygonum multiflorum Thunb.
豆　蔻	姜　　　科	Amomum cardamomum L.
麦　芽	禾　本　科	Hordeum vulgare L.
麦　冬	百　合　科	Ophiopogon japonicus Ker-Gawl.

206

俗　　　　　　　　　　名

（为龟科动物龟的腹甲）

末药、明没药。（为一种干燥的胶树脂）

（为谷斗科植物无食树之虫瘿）

南沙参、轮叶沙参、三叶沙参。

梨子树、箬包梨、雪梨、紫酥梨、淡水梨、野梨子树。

芦、苇根、芦竹根、芦毛根。

首乌、夜交藤、九贞藤、多花蓼、地精、外红藤、叶兜兜、何相公、马肝石、鸡屎藤、秤陀消、伸头草、铁秤陀、犁口菜、土豆箕。

白豆蔻、白蔻。

大麦。

沿阶草、韭子草、小羊胡子草、羊屎草、岩门冬、书带草、寸冬、寸金。

1949

新 中 国
地方中草药
文 献 研 究
(1949—1979年)

1979

中　　名	科　　名	学　　　　　名
麦斛兰科		Bulbophyllum inconspicuum Maxim
花榈木豆	科	Ormosia henryi Prain
花椒芸香	科	Zanthoxylum bunge anum Maxim
牡荆马鞭草科		Vitex cannabifolia Sieb. et Zucc.
牡蛎		
牡丹皮毛茛	科	Paeonia suffruticosa Andr.
赤石脂		
赤芍毛茛	科	Paeonia lactiflora Pall.
岗梅冬青	科	Ilex asprella champ.

208

俗	名

石仙桃、小扣子兰、子上叶、瓜子藤、七仙桃、石龙石尾、瓜子莲、根上子。

青龙捆地、大青叶、天丝虫、相思树、青皮树、青豆风柴、鸭屎菜、鸭屎柴。

秦椒。

黄荆、小荆、奶疳、常山、野牛膝、土常山、七叶黄荆。

（为牡蛎科动物长牡蛎的贝壳）

丹皮、粉丹皮。

（为天然产的一种红色的多水高岭土）

秤星树、点秤星、梅叶冬青、秤星木、土甘草、白点秤、百解茶、火炭母、星子柴、百解根。

1949

新 中 国
地 方 中 草 药
文 献 研 究
(1949—1979年)

1979

中　　名	科　　名	学　　　　　名
岗　　稔	桃金娘科	Rhodomyrtus tomentosa (Ait.) Hassk
苏　　木	豆　　科	Caesalpinia sappan L.
连　　翘	木樨科	Forsythia suspensa Vahl.
鸡矢藤	茜草科	Paederia scandens (Lour.) Merrill.
鸡血藤	豆　　科	Mucuna birdwoodiana Tutcher
鸡肫皮		
鸡冠花	苋　　科	Celosa cristiata L.
芸苔子	十字花科	Semen. Brassicae campestris
杏	蔷薇科	Prunus armeniaca L.
杠板归	蓼　　科	Polygonum perfoliatum L.

210

俗　　　　　　　　　　　名

桃金娘、山稔根、豆稔、当梨根、稔子、水刀莲。

臭藤、青藤、哑巴藤、光珠子。

白花油麻藤、大血藤、血枫藤。

鸡胃、鸡菌子、鸡内金。（为雉科动物鸡的干燥沙囊内壁）

鸡冠头、鸡头、红鸡冠花、白鸡冠花。

芸苔、红油菜子、油菜子。（为十字花科植物油菜之干燥成熟种子）

杏树、杏花。

犁头刺、蛇不过、急解锁、雷公藤、老虎刺、刺犁头、蛇不钻、白大老鸦酸、猫公刺、鸟不站、鸟不喜、不重草、月斑鸠、猫仔刺。

211

1949
新 中 国
地 方 中 草 药
文 献 研 究
(1949—1979年)
1979

中　名	科　名	学　　　　　名
苎　麻	荨麻科	Boehmeria nivea (L.) Gaud.

八

苦　蘵	茄　科	Physalis pubescerns Linn.
苦　树	苦木科	Picrasma quassioides (D.Don.) Bennett.
苦　参	豆　科	Sophora flavescens Ait.
苦楝皮	楝　科	Melia azedarach. L.
金櫻子	薔薇科	Rosa laevigata Michx.
金毛狗脊	蚌壳蕨科	Cibotium barometz (L.) J.sm.
金银花	忍冬科	Lonicera japonica Thunb.
金果榄	防己科	Tinospora sagittata (Oliv.) Gagnep.

212

1949

新 中 国
地方中草药
文 献 研 究
(1949—1979年)

1979

中　　名	科　名	学　　　　　　名
金 挖 耳	菊　　科	Carpesium divaricatum Sieb. et Zucc.
金 鸡 爪	伞 形 科	Angelica citriodora Hance
金 疮 小 草	唇 形 科	Ajuga decumbens Thunb.
虎　　刺	茜 草 科	Damnacanthus indicus Gaerth. fil.
虎　　杖	蓼　　科	Polygonum cuspidatum Sieb. et Zucc
虎　　掌	天南星科	Arisaema thunbergii Bl.
茅　　根	禾 本 科	Imperata cylindrica varmajor (Nees.)
茅　　莓	蔷 薇 科	Rubus parvifolius Linn.

214

俗　　　　　名

野烟、铁抓子草、野向日葵、黄牯牛打架、铁骨消、翻天印、野草烟、野烟秧、母野烟叶。

隔山香、香白芷、鸡爪参、正香前胡、枸橼当归、柠檬香咸草。

青鱼胆草、青鱼胆、筋骨草、散血丹、青菜七。

老虎刺、老鼠刺、虎牙刺、千金刺、鹅咀花根、十大功劳、黄鸡兰、千口针、针上叶、万年青、顺风茶、绣花针、脚不踏、土鸡爪黄连、小黄连、猫儿刺。

土大黄、金不换、透明镜、酸筒根、酸蒲根、千年健、土升麻、酸茄子、竹根七、酸巴根、鱼眼泡、麻酸杆、姑娘茶、酸筒菜、酸筒草、花斑竹、酸筒管。

土南星、南蛇头箭、南蛇吐剑。

白茅根、霸根草、丝毛草、穿山甲、穿山虎、野芦花、黄毛草、土麻根、钻地风、赶山鞭、过山虎、穿山龙、大麻根、丝毛根。

天青地白扭、大暑莓、种田满、三月泡、红梅消、四月泡。

215

1949
新 中 国
地 方 中 草 药
文 献 研 究
(1949—1979年)
1979

中　　名	科　　名	学　　　　　名
泽　　泻	泽泻科	Alisma plantagoq agatiac L.
泽　　兰	菊　科	Eupatorium japonicum Thunb.
油　　茶	山茶科	Camellia sasanqua T.hunb.
油　　桐	大戟科	Aleurites fordii Hemsl.
细叶十大功劳	小檗科	Mahonia Fortunei Fedde.
细　　辛	马兜铃科	Asarum heterotropoides var.
京大戟	大戟科	Euphorbia pekinensis Rupr.
松　　香		
松　　萝	松萝科	Usnea longissima Ach.
青　　蒿	菊　科	Artemisia apiacea Hance
青　　黛		

216

俗　　　　　　　　　　　名

水香、都梁香、虎兰、龙枣、孩儿兰、山兰、山竹兰、
　香草、不老草、半点生、留名芳。

茶油树、茶子树。

桐油树、桐子树、罂子桐、桐树。

猫公头、狭叶十大功劳、土黄连。

北细辛、辽细辛、细参、烟袋锅花、万病草、东北细辛、
　马蹄香。

红大戟、将军草、龙虎草、臌胀草、天平一枝香。

（为松科植物马尾松及其同属植物树干中取得的油树脂
　经蒸馏除去挥发油的遗留物）

石飞丝。

土柴胡、方溃、犰蒿、香蒿、野兰蒿、青蒿梗、青蒿子。

（为马鞭草科植物大青的制成品）

217

1949

新　中　国
地方中草药
文　献　研　究
(1949—1979年)

1979

中　　名	科　名	学　　　　　　　名
青　　矾		
知　　母	百合科	Anemarrhena asphodeloides Bge.
使君子	使君子科	Quisqualis iudica L.
抱石莲	水龙骨科	Lepidogrammitis drymoglossoides (Bak) Ching.
炉甘石		
陌上菜	玄参科	Lindernia verbenaefolia (Colsm.) Pennel.
卷　　柏	卷柏科	Selaginella tamariscina (Beauv.) Spring.
泡　　桐	玄参科	Paulowhia fortunei (Seem.) Hemsl.
佩　　兰	菊　科	Eupatorium fortunei Turcz.

218

俗　　　　　　名

皂矾、绛矾、绿矾。（为天然产铁矿类矿石之粗制硫酸亚铁氧化而成）

肥知母。

鱼鳖金星、瓜子莲、瓜子金、内石斛、岩瓜子草、擦不烂、石瓜子莲。

（为一种主含碳酸锌的天然矿石）

四方全草、洗肠草、四方草。

救命王、石兄弟、还阳草、拳头草、万年松、返阳草、四春草、见水活、回阳草、还魂草、石打不死、玉柏。

桐、白桐、空桐木、空桐、水桐。

兰草。

219

1949
新 中 国
地 方 中 草 药
文 献 研 究
(1949—1979年)
1979

中　　名	科　　名	学　　　　　名
侧　　柏	松 柏 科	Thuia orientalis L.
枫　　香	金 缕 梅 科	Liquidambar formosana Hance
乳　　香		
鱼 腥 草	三 白 草 科	Houttuynia cordata Thunb.
羌　　活	伞 形 科	Notoptergium incisium TingMss.
夜 明 砂		
构　　树	桑　　　科	Broussoetia papyrifera Vent.
明　　矾		
败 酱 草	十 字 花 科	Thlaspi arvense L.

220

俗　　　　　　　　　　名

扁柏。

枫香树、枫树、白香胶树、摄摄、鸡枫树。(果实名枫球
　子、路路通。)

(为漆树科植物所分泌的一种树脂)

蕺菜、臭牡丹、臭灵丹、辣子草、奶头草、侄根、侄儿
　根、则儿根、臭草、鸡儿根、狗贴耳、佛耳菜、狗耳腥。

(为蝙蝠的干燥粪便)

纱纸树、谷木、楮实子树、沙子木、谷纱树、牙郎树。

(为天然产矿物类之矾石，又名白矾，若经火煅去水膨
　胀成海绵状名枯矾。)

荠菜、遏蓝菜、大荠。

221

1949

新 中 国
地 方 中 草 药
文 献 研 究
(1949—1979年)

1979

中 名	科 名	学 名
		九
南五味子	五味子科	Kadsura longipedunculata Finet. et Gagnep.
南 天 竹	小 蘗 科	Nandina donestia Thunb.
南 蛇 藤	卫 矛 科	Celastrus articulatas Thunb.
南	瓜	葫 芦 科	Cucurbita moschata Duch var.
香 附	莎 草 科	Cyperus rotundus L.
香 泽 兰	菊 科	Eupatorium odoratum L.
香 椿	楝 科	Cedrela sinensis Juss.
香 蒲	香 蒲 科	Typha latifolia L.

222

俗　　　　　　　名

划

小活血、白山环藤、猢狲饭团、内风消、小血藤 。

天竹黄、山黄连、老鼠刺、南天七、珍珠盖凉伞、鸡爪
连、山黄芩、红狗子、生黄芩、南竹根、黄芩、土黄
芩。

大南蛇、小南蛇、果山藤、过山风、香龙草、南蛇风、
黄藤、大伦藤、白龙、虫药、四十八节草、老龙皮、
臭花椒。

（新鲜果实内瓤名南瓜瓤，果实宿萼名南瓜蒂，种子名
南瓜子。）

莎草、雷公根、雀头香、草头香、回头青、草尾济。

飞机草。

椿芽树、椿树、青叶花、青树皮。（地下根第二层皮名椿
根白皮）

毛蜡烛、水蜡烛、大八毛、南花草、子忙槌、水烛、鬼
蜡烛、蒲黄。

1949
新 中 国
地方中草药
文 献 研 究
(1949—1979年)
1979

中　名	科　名	学　　　　名
香　薷	唇形科	Elsholtzia haichowensis Sum.
枸　杞	茄　科	Lycium chinense Mill
枸　骨	冬青科	Ilex cornuta Lindl. et Paxt.
胡颓子	胡颓子科	Elaeagnus Pungens Thunb.
胡　椒	胡椒科	Piper nigrum L.
秋海棠	秋海棠科	Begonia Evansiana Andr.
茺　蔚	唇形科	Leonurus sibiricus L.
茶　树	山茶科	Thea sin ensis L.
匍伏堇	堇菜科	Viola diffusa. Ging
茜　草	茜草科	Rubia cordifolia L.

224

俗　　　名

野枸杞、仙人仗、娘儿红、杀鸭兰、石寿树、狗猪菜、
天精、地仙、地骨皮、枸杞菜、土地骨、血杞子、土
枸杞。

老虎刺、八角刺、鸟不宿、猫儿刺、十大功劳、猫公刺、
狗公刺、老鼠刺、羊角刺。

蔷薇树、半春子、半穿子、甜棒锤、卢都柴、鸡洽子、
牛奶树、鸡卵子树、清明子。

岩丸子、乔子莲、阴阳子、红血莲。

益母草、白花益母草、油耙菜、益母蒿、野油麻。

茶、家茶、口气树。

黄花草、黄瓜菜、野薄荷、细通草、牙爪藤、毛毛香、
天井草、六月霜、黄瓜香、地丁香、散血丹。

活血草、四轮草、调经草、血见愁、过山龙、锯子草、
穿骨草、女儿红。

1949

新 中 国
地 方 中 草 药
文 献 研 究
(1949—1979年)

1979

中　名	科　名	学　　　　　名
威 灵 仙	毛 茛 科	Clematis chinensis Osbeck
贯　众	蕨　科	Polystichum falcatum Diels.
茯　苓	多 孔 菌 科	Poria cocos (Schw.) Wolf.
茼　蒿	菊　科	Chrysanthemum Coronarium L.
结　香	瑞 香 科	Edgeworthia chrysantha Lindl.
钩　藤	茜 草 科	Uncaria rhynchophylla (Miq.) Jacks.
虻　虫	虻　科	Tabanus bivittatus Matsum.
昆明鸡血藤	豆　科	Millettia reticulata Benth.
昆　布	昆 布 科	Laminaria japonica Aresch.
荠　菜	唇 形 科	Mosla grosseserrata Maxim

226

俗　　　　　　　　　　　　名

铁脚威灵仙、灵仙藤、七寸风、铁扫帚、千金拔、开喉箭。

野鸡苑、贯节。

巴巴蒿、蒿菜巴。

野蒙花、蒙花、雪花树、密蒙花、盘龙草、白叉树、蒙花树。

鹰爪风、内消、双勾藤、老鹰爪、倒挂金勾、倒挂刺、吊勾藤、钩耳、倒勾藤、双勾勾。

复带虻、瞎蠓。

山豆角、岩豆角、过山龙、血防藤、血灌皮、老鼠豆、青皮活血、蓝藤、黄藤、岩豆荚。

野芥菜、野青菜。

227

1949
新 中 国
地 方 中 草 药
文 献 研 究
(1949—1979年)
1979

中　名	科　名	学　　　　　名
枇 杷 树	蔷 薇 科	Eriobotrya japonica Lindl.
珍 珠 草	大 戟 科	Phyllanthus urinaria L.
柽　柳	柽 柳 科	Tamarix chinensis Lour.
茵 陈 蒿	菊　　科	Artemisia capillaris Thunb.
络 石 藤	夹 竹 桃 科	Trachelospermum jasminoides L.
前　胡	伞 形 科	Peucedanum praeruptorum Dunn.
荆　芥	唇 形 科	Schizonepeta tenuifolia Briq.
荔　枝	无 患 子 科	Litchi chinensis Sonn.
茴　香	伞 形 科	Foeniculum vulgare Mill.
柿　蒂		

228

俗　　　　　名

枇杷、枇杷叶。

叶下珠、珠仔叶、日开夜闭、叶后珠、十字珍珠草、叶
下珍珠。

丝柳、垂丝柳、观音柳、三春柳、西河柳、光叶柳、鬼
柳树。

绵茵陈、香蒿、野兰蒿、青蒿子、小青蒿、狗毛青蒿、
西茵陈、牛尾茵陈、杀虫药。

耐冬、金线吊葫芦、石血、石龙藤、悬石、云英、白花
藤、络石。

白花前胡。

荔枝核。

小茴香。

(为柿树科植物柿树的果实之干燥宿萼)

1949

新 中 国
地 方 中 草 药
文 献 研 究
(1949—1979年)

1979

中　名	科　名	学　　　　　名
砂　仁	姜　科	Amomum villosum Lour.
轻　粉		
草豆蔻	姜　科	Alpinia katsumadai Hay.
草　果	姜　科	Amomum tsao-Ko Crevost et Lem.
姜	姜　科	Zingiber officinale Rosc.
姜　黄	姜　科	Curcuma longa L.
柳叶白前	萝藦科	Cynanchum Stauntoni (Decne.) Hand.-Mazz.
柳	杨柳科	Salix babylonica Linn.
柑　桔	芸香科	Citrus reticulata Blanco
费　菜	景天科	Sedum kamtschaticum Fisch.
厚　朴	木兰科	Magnolia officinalis Rehd. et. Wils.

230

俗　　　　　　　　　　名

阳春砂。

（为升华法制成的氯化亚汞结晶）

草叩、草蔻、草仁蔻。

（新鲜地下块根名生姜，干燥地下块根名干姜，地下块根
　炒黑成炭名黑姜炭，地下块根煨熟后名炮姜。）

水杨柳、白前、杨和根。

垂柳、杨柳。

（干燥成熟果皮名陈皮，干燥未成熟果皮或幼果名青皮。）

三七、小种三七、马三七、白三七、田七、胡椒七、铜
　打不死、晒不干。

1949

新 中 国
地 方 中 草 药
文 献 研 究
(1949—1979年)

1979

中　名	科　名	学　　　　　名
兖州卷柏	卷 柏 科	Selaginella involvens (Sw.) Spring.
娃 儿 藤	萝 藦 科	Tylophora floribunda Miquel.
独 活	五 加 科	Aralia cordata Thunb.
韭		
		十
海 金 砂	海金砂科	Lygodium japonicum (Thunb.) Sw.
海 马	海 龙 科	Hippocampus Kelloggi Jordanetand Snyder.
海 藻	马尾藻科	Sargassum fusifgrme (Harv.) Setch.
铁 落		

232

俗　　　　　　　名

地侧柏、柏叶草、凤凰草、金鸡尾、细叶金鸡尾、地竹
　柏、虎牙骨、凤鸡尾、虎毛草、凤尾草、肺经草、松
　柏草、小柏、金不换。

老君须。

土当归、九眼独活、食用楤木。

（即食用韭菜）

划

斑鸠窝、满天云、海银砂、蛤蟆藤、硬筋藤、芒古藤、
　西牛藤、王藤草、铁丝网、铁线草、山布巾、铁线藤。

克氏海马。

羊栖菜。

（为煅铁时在砧土上打落之铁屑）

233

1949

新 中 国
地 方 中 草 药
文 献 研 究
(1949—1979年)

1979

中　名	科　名	学　　　　　名
铁扫帚	豆　科	Lespedeza cuneata (Dum. Cours.) G.Don.
臭牡丹	马鞭草科	Clerodendron bungei Steud.
臭娘子	马鞭草科	Premna microphylla Turcz.
臭梧桐	马鞭草科	Clerodendron trichotomum Thunb.
鬼针草	菊　科	Bidens bipinnata L.
桃	蔷薇科	Prunus persica (L.) Batsch.
桑	桑　科	Morus alba L.
夏枯草	唇形科	Prunella vulgaris L.

234

俗　　　　　　　　　　名

凤交尾、赶公鞭、夜关门、小夜关门、化食草。

大红袍、臭枫根、大红花、臭梧桐、逢仙草、老虫消、
　大风草、臭茉莉、臭屎茉莉、大髻婆。

黑毛列、臭常山、铁箍散、妹子菜、臭联胆、狐臭树、
　追风散、凉粉叶、腐婢。

海州常山。

盲肠草、婆儿针、粘身衣、针刺草、臭烟菜。

（其干燥成熟种子习称桃仁，未成熟之死桃名桃枭、桃
　奴，干皮为桃树皮，叶习称桃叶。）

（叶称桑叶，去栓皮的干燥根皮名桑白皮，干燥嫩枝名
　桑枝，干燥果穗名桑椹，干燥带叶枝茎名桑寄生。）

牛牯草、锣锤、东风、地牯牛、灯笼草、广谷草。

235

1949

新　中　国
地方中草药
文　献　研　究
(1949—1979年)

1979

中　名	科　名	学　　　名
积雪草	伞形科	Centella asiatica (L.) Urb.
荜　拨	胡椒科	Piper longum L.
穿山甲		
荜澄茄	樟　科	Litsea cubeba (Lour.) Pers.
浙　贝	百合科	Fritillaria verticillata var. thunber-gii Bak.
益智仁	姜　科	Alpinia oxyphylla Miq.
莪　术	姜　科	Curcuma zedoaria Rosc.
桔　梗	桔梗科	Platycodon grandiflorum A.DC.
粉条儿菜	百合科	Aletris spicata (Thunb.) Franch.

236

俗　　　　　　名

冈踝龙、破铜钱、扣子草、细叶马蹄草、大星子草、马
蹄草、半边钱、马脚草、米钱草、灯盏草、野冬苋菜、
地浮萍、金钱草、盘龙草、节节莲、蛇皮草、铜钱草、
灯盏草、雷公根、落得打、崩大碗。

荜拔、蒲荜。

山甲片、甲珠。（为鲮鲤科动物穿山甲的鳞片，鲮鲤鳞
片于沙内炒至鼓起呈金黄色名炮山甲。）

山鸡椒。

蛆婆草、肺风草、肺痈草、金线吊白米、金线吊玉米、
蛆草、蛆蛆草、麻里草、曲折草、四季花、肺经草、
牙虫草、一窝蛆、一包蛆、金丝线、蛆子草。

237

1949

新 中 国
地 方 中 草 药
文 献 研 究
(1949—1979年)

1979

中　名	科　名	学　　　　名
党　　参	桔 梗 科	Codonopsis pilosula Nannf.
柴　　胡	伞 形 科	Bupleurum Chinense DC.
莲	睡 莲 科	Nelumbo nucifera Gaertn.
射　　干	鸢 尾 科	Belamcanda Chinensis (L.) DC.
骨 碎 补	水 龙 骨 科	Drynaria fortunei (Kze.) J.Sm.
盐 肤 木	漆 树 科	Rhus semialata Murr.
高 良 姜	姜　　科	Alpinia officinarum Hance.
徐 长 卿	萝 摩 科	Pychostelma paniculatum (Bunge.) K.Schum.
笑 靥 花	蔷 薇 科	Spiraea prunifolia Sieb. et Zucc.

238

俗　　　　　　　　　　　　名

北柴胡。

（果实习称莲肉、莲子，果实中的绿色肉芽心习称莲心，
伞形花序习称莲须，泥中根名藕，根节名藕节。）

老君扇、野鬼扇、水射干、开喉箭、扁竹、一扇风、上山
虎、高搜山、仙人掌、凤凰草、野姜、两面子。

肉碎补、凤凰鸡、巴岩姜、石毛姜、石岩姜、猴姜、毛
姜、申姜、槲蕨、石板姜、王姜、石姜、爬山虎、枫
姜、猴生姜。

五倍子、山盐青、飞天蜈蚣、破凉伞、乌叶树、枯烟箕、
藕节树、七倍子、报母树、盐酸柏、报木树、披腊木
叶、天蜈蚣、泡木叶。

良姜、茴叶香、小杆子、小甘草。

摇竹消、钓角竿、自动草、老君须、竹叶细辛、摇边竹、
腰脚青、老劲树、三百根、上天梯、连召、一枝箭、
香摇边。

米浆树、小叶米筛花。

239

1949
新 中 国
地 方 中 草 药
文 献 研 究
(1949—1979年)
1979

中　名	科　名	学　　　　　名
缺腰叶蓼	蓼　科	Polygonum runcinatum Hamilt. var. sinense Hemsl.
浮　萍	浮萍科	Lemna polyrrhiza (L.) Schleid.
鸭跖草	鸭跖草科	Commelina Communis L.
鸦蛋子	苦木科	Brucea javanica Linn.
栝楼	葫芦科	Trichosanthes Kirilowii Maxim.
栗	壳斗科	Castanea mollissima Bl.
圆叶佛甲草	景天科	Sedum makinoi Maxim.
砒霜		
铅丹		

240

俗 　　　　　　　　　　　　　　 名

九斤花、乔子莲、荞黄莲、广小草、甜荞莲、脚肿草、
田枯七。

竹叶蓝、竹叶菜、竹节菜、碧蝉蛇、鸭舌头草桂竹草、
夜还魂、晒不死、淡竹叶、兰花竹叶。

苦榛子、老鸦胆、鸦旦子、苦参子。

瓜蒌(干燥地下根名天花粉、花粉、枯楼根,干燥成熟
种子名瓜娄子,成熟果实外皮名瓜娄壳、瓜娄皮,干
燥成熟种子研末去油名瓜蒌霜,成熟果实名瓜娄、全
瓜娄,成熟果实之干燥宿萼名括娄蒂。)

板栗、栗子树。

狗牙齿。

(系由信石升华精制而成的三氧化二砷的白色粉末)

松丹、黄丹、东丹。(为金属矿铅精炼而成)

1949

新 中 国
地 方 中 草 药
文 献 研 究
(1949—1979年)

1979

中　名	科　名	学　　　　　名

十　一

蛇　莓	蔷薇科	Duchesnea indica (Andr.) Focke.
蛇　含	蔷薇科	Potentilla kleiniana Wight et Arn.
蛇　退		
蛇床子	伞形科	Cnidium monnieri (L.) Cuss.
蛇葡萄	葡萄科	Ampelosis brevipeduncul-ata Koehne.
野百合	豆　科	Crotalaria sessiliflora L.
野扇花	黄杨科	Sarcococca ruscifolia Stapf.

242

俗　　　　　　　　　名

划

地锦、蛇泡草、蛇乌苞、三仙草、五爪龙、倒春藤、五
龙草、五爪风、龙汉珠、三加皮、三爪风、三爪龙、
凤凰草、三股风、赛龙珠、过江龙、三爪草、三叶蛇
莓草、五指虎、五皮风、藤蛇泡。

五爪莲、小五爪、地五爪、五叶藤、五爪龙、五爪风、
五星草、五虎草、五皮风、五爪金龙、五山虎、五叶
蛇泡草。

（为游蛇科动物黑眉锦蛇、锦蛇或乌风蛇蜕下的干燥皮
膜。）

蛇床。

野葡萄、假葡萄、山葡萄、爬山虎、绿葡萄。

化草、化骨草。

土杜仲、大风消、三两金、三两银、土丹皮。

243

1949

新 中 国
地 方 中 草 药
文 献 研 究
(1949—1979年)

1979

中　名	科　名	学　　　名
野 菊 花	菊　科	Chrysanthemum indicum L.
黄 药 子	薯蓣科	Dioscorea bulbifera L.
黄　连	毛茛科	Coptis chinehsis Franch.
黄　芩	唇形科	Scutellaria baicalensis Georgi
黄　檀	豆　科	Dalbergia hupeana Hance.
黄　柏	芸香科	Phellodendron chinense Schneid
黄　蓍	豆　科	Astragalus membranaceus Bge.
黄　荆	马鞭草科	Vitex negundo L.
黄　丹		
硃 砂 根	紫金牛科	Ardisia Crenata Sims

244

俗　　　　　　　　　名

甘菊花、路边菊、金菊花、山菊花、野黄菊、金钱菊、

另余薯、黄独、土芋、毛肾子、毛卵陀、黄山药、黄药、
狗卵子、麻雀蛋、铁秤陀、毛睪丸、牛卵子、毛十二、
野面薯、野脚板薯。

鸡爪连、鸡爪黄连。

黄芪。

酱草、黄荆条、土常山、马藤、姜子叶、姜荆叶、荆柴
树、荆巴柴、黄金条、杨金条。

铅丹、朱粉、丹粉。（为铅与硝硫磺制成的黄赤色粉末）

山豆根、铁凉伞、雪里开花、凉伞盖珍珠、金锁匙、开
喉箭、上山虎、红尖屑、三两金。

1949

新 中 国
地 方 中 草 药
文 献 研 究
(1949—1979年)

1979

中　名	科　名	学　　　　　　　名
硃　砂		
栀　　子	茜 草 科	Gardenia jasminoides Ellis.
算 盘 子	大 戟 科	Glochidion puberum (L.) Hutch.
蚯　　蚓	巨 蚓 科	Pheretima asiatica Michaelsen.
接 骨 木	忍 冬 科	Sambucus racemosa L.
菊　　花	菊　　科	Chrysanthemum morifolium Ramat.
假万年竹	百 合 科	Disporopsis fuseo-picta Hauce.
眼 子 菜	眼子菜科	Potamogeton Franchetii A.Benn. et Baag.
麻口皮子药	芸 香 科	Zanthoxylum simulans var. Podocarpum Huang.
银 铃 花	报春花科	Lysimachia decurrens G.

246

俗　　　　　　　　名

辰砂、朱砂、丹砂。（为天然的硫化汞矿石）

黄栀子、山栀、白蟾、木丹山栀、山栀子、黄果树。

野南瓜、铁暂板、铁门栅、馒头果、鸡屁眼树、血抱木、
　铁牛皂栏、门子柱、斋粑树、督统大元帅、帽子陀陀、
　红南瓜树。

地龙。（习惯药用白颈蚯蚓）

续骨木、舒筋树、插插活。

菊、白菊花、杭菊花、白六。

竹根苗、竹根七。

鸭咀皮。

总管皮、满山香、四皮麻、杜椒子、小山椒、红山椒、
　野花椒、山胡椒。

大散血。

1949

新　中　国
地方中草药
文　献　研　究
(1949—1979年)

1979

中　名	科　名	学　　　　名
雀舌草	石竹科	Stellaria Alsine Grimm.
淡竹叶	禾本科	Lophatherum gracile Brongn.
淫羊藿	小蘗科	Epimedium sagittatum (Sieb. et Zucc.) Bak.
常　　山	虎耳草科	Dichroa febrifuga Lour.
梅	蔷薇科	Prunus mume Sieb. et Zucc.
续　　断	山萝卜科	Dipsacus asper Wall.
商　　陆	商陆科	Phytolacca esculenta van Houtt.
密陀僧		
猕猴桃	猕猴桃科	Actinidia chinensis pranch.
菟丝子	旋花科	Cuscuta japonica Chois

248

俗　　　　　　　　　　名

青鱼草。

竹叶麦冬、竹叶草、水竹叶。

弃杖草、箭叶淫羊藿、三叉骨、铁耙头、仙灵脾。

牛大黄、下山虎、大萝卜蔸、肥猪头、紫羊头、见风消、
天麻、苋菜蓝、肥猪菜、丈八、山萝卜、状元红、富
萝卜、石苋菜。

没多僧、金炉底、银炉底。（为精制的氧化铅）

藤梨树、杨桃藤、藤粒果、野洋桃、钻地风、猫冬瓜藤。

蜈蚣麻黄　黄丝藤、金丝藤、无桠藤、枥根藤。（根茎名
无根藤，果实名兔丝子。）

249

1949
新 中 国
地方中草药
文 献 研 究
(1949—1979年)
1979

中　　名	科　　名	学　　　　　　名
		十　　二
紫　　萍	浮 萍 科	Spirodela polyrhiza (L.) Schleid.
紫　　竹	禾 本 科	Arundinaria marmorea Makino.
紫花地丁	堇 菜 科	Violachinensis G.Don.
紫　　荆	豆　　科	Cercis chinensis Bunge.
紫　　草	紫 草 科	Lithos-permum erythrorr-hizon Sieb. et Zucc.
紫　　葳	紫 葳 科	Campsis chinensis Voss.
紫　　薇	千屈菜科	Lagerst roemia indica L.
紫　　苏	唇 形 科	Perillafrutescens var.acuta (Thunb.) Kudo.

250

俗　　名

划

水萍、红浮萍、紫背浮萍。

地丁草、箭头草、犁头草、贯头尖、羊角子、米布袋。

扁头翁。

紫根、紫丹、鸦衔草、紫草根子。

过路蜈蚣、云霄藤、凌霄花、争墙风、过江龙、清藤、
　　土续断、上树蜈蚣、钻骨风、黄花倒水莲、红花倒水
　　莲、过山龙、大豆根、搜骨风、过墙风。

宝幡花、百日红、四月花、梓木树、穷花、五爪金龙、
　　羊屎树、禾花、鹿角叶、怕痒树。

（干燥成熟果实名苏子，干燥叶名苏叶，干燥茎名苏梗。）

1949

新 中 国
地 方 中 草 药
文 献 研 究
(1949—1979年)

1979

中　　名	科　　名	学　　　　　名
棕　　榈	棕榈科	Trachycarpus excelsa Wendl
落地生根	景天科	Kalanchoe pinnata (Lam.) Pers.
檵　　花	金缕梅科	Loropetalum chinense Oliv.
棣 棠 花	蔷 薇 科	Kerria japonica DC.
裂叶秋海棠	秋海棠科	Begonia laciniata Roxb.
蓖　　麻	大 戟 科	Ricinus Communis L.
蒌　　蒿	菊　　科	Artemisia Vulgaris L.var.
萱　　花	百 合 科	Hemerocallis fulva L.
斑　　蝥		
琥　　珀		
雄　　黄		

252

俗　　　　　　　　名

棕树、棕巴掌、定海针、棕板。

打不死、土三七、叶生根、晒不死。

椐木柴、杨甬树、土墙花、土浆树、尼姑树、椐木。

兑棠花、橡皮树。

血蜈蚣、水蜈蚣、蜈蚣七、乌七。

润肠、红蓖、大麻子。

千粒米。

黄花菜、忘忧、疗愁、宜男、金针菜。

（为芫青科昆虫南方大斑蝥或黄黑小斑蝥的干燥全体）

（为松科松属植物的树脂埋藏地下经久成为化石状的物质）

（为含硫化砷的矿石）

253

1949

新中国
地方中草药
文献研究
(1949—1979年)

1979

中　　名	科　名	学　　　　　名
黑芝麻	腊麻科	Sesamum indicum L。
黑　豆	豆　科	Dumasia truncata Sieb. et Zucc.
寒水石		
阔叶十大功劳	小檗科	Mabonia bealei Carr.
童　便		
筋骨草	唇形科	Ajuga decumbens Thunb.
		十　三
矮地茶	紫金牛科	Ardisia japonica Bl。
葛　根	豆　科	Pueraria pseudohirsuta Tang. et Wang.
路边荆	茜草科	Serissa foetida comm

254

俗　　　　　　　　　　　　　名

脂麻。

山黑豆。

（为天然产的碳酸钙矿石。又名方解石。或硫酸钙矿石，又名红石羔。）

土黄柏。

（为十一岁以下健康男孩尿）

脚踏莲、金疮小草、青鱼胆、苦地胆、散血丹、青鱼胆草。

划

紫金牛、平地木、矮茶风、凉伞盖珍珠、千年矮、矮山茶。

葛、粉葛、葛藤。

六月雪、路边鸡、千年矮、白花树、坐山虎、千金树、铁线树、路边草、黄羊脑、绿豆青。

255

1949

新 中 国
地 方 中 草 药
文 献 研 究
(1949—1979年)

1979

中　名	科　名	学　　　　名
雷 公 藤	卫 矛 科	Tripterygium Wilfordii Hook. F.
辣 蓼 草	蓼　科	Polygonum flaccidum Meisn.
蒲 公 英	菊　科	Taraxacum mongolicum H.-M.
蓍　草	菊　科	Achillea sibirica Ledeb.
腹 水 草	玄 参 科	Botryopleuron axillare Hemsl.
铺 地 蜈 蚣	石 松 科	Lycopodium cernuum L.
溪 黄 草	唇 形 科	Plectranthus striatus Benth.
滑　石		
蜈　蚣	蜈 蚣 科	Scolopendra subspinipes-mutilans (L.) Kock.
蜂　房		

256

俗　　　　名

黄藤根、水莽草、黄药、断肠草、水脑子根、黄蜡藤、菜
虫药、南蛇根、蜡心门（苗语）、三棱、早禾花、鼠莽。

旱蓼、红辣蓼、饼药草、红马蓼。

黄花地丁、乳汁草。

一支蒿、飞天蜈蚣、蜈蚣草、乱头发。

吊线风、钓鱼藤、钓鱼竿、仙人搭桥、梅叶伸筋、金鸡
尾、吊杆风、吊签草、倒挂风、倒地铃、爬岩红、老
君丹、吊杆尾、吊杆草、吊鱼杆、三钱丹、小吊杆草。

合金草、路伸筋。

线纹香茶菜、熊胆草、风血草。

（为天然产一种整洁、色白、滑润的矿石。）

少棘巨蜈蚣。

（为节足动物革巢蜂或大黄蜂的窠巢）

1949
新　中　国
地　方　中　草　药
文　献　研　究
(1949—1979年)
1979

中　　名	科　名	学　　　　　　名
鼠　曲　草	菊　　科	Gnaphalium multiceps Wall.
鼠　妇　虫		

十　　　　四

中　　名	科　名	学　　　　　　名
蔓　苎　麻	荨麻科	Momorialis hirta Wedd.
蔓　　荆	马鞭草科	Vitex rotundifolia L.
蔓　陀　罗	茄　科	Datura metel L.f. alba
漆　姑　草	石竹科	Sagina japonica (Sw.) Ohwi
酸　　枣	鼠李科	Zizyphus spinosus Hu.
酸　　橙	芸香科	Citrus aurantium L.
酸　　浆	茄　科	Physalis alkekengi L.
槟　　榔	棕榈科	Areca catechu L.
豨　　莶	菊　科	Siegesbeckia orientalis Linn.

258

俗　　　　　　　　　　名

水蚁子、水蒿菜、鼠耳草、佛耳草、鼠密艾、水蒿、黄花草、粑菜、白头草、水曲。

豆豉虫、地古牛。

划

糯饭藤、糯米藤。

白背木耳、京子、白布荆、白叶蔓荆、白背药。

闹羊花、震天雷、山茄儿、喇叭花、风茄儿、洋金花。

百日草、瓜槌草、地松、蓝毕药、蛇牙草、牙齿草、沙子草。

山枣、山枣子树。

（干燥成熟果实名只壳、干燥幼小果实名只实。）

红天泡子。

大白、花大白。

猪冠麻叶、猪母娘、四棱麻、大接骨。

1949

新 中 国
地 方 中 草 药
文 献 研 究
(1949—1979年)

1979

中　名	科　名	学　　　　　　名
磁　石		
蝉　退		
蜣　螂　虫	金龟子科	Catharsius molossus L.
蔷 薇 莓	蔷 薇 科	Rubus rosaefolius Sm.

十　　　五

	樟	樟　科	Cinnamo mum camphora Nee S. et Eberm.
樟　脑			
缬	草	败 酱 科	Valeriana officinalis L.
赭　石			
鹤	虱	菊　科	Carpesium abrotanoides L.
蝼	蛄	蝼 蛄 科	Cryllotalpa africana Palisot. et Beaurois.

260

俗	名

（为天然产具磁性的铁矿石）

（为蝉科昆虫黑蚱羽化时的蜕壳）

推粪虫、粪球虫、推屎甲、屎壳螂、牛屎虫。

帽子泡、火伤泡、四月泡。

划

香樟、乌樟、本樟、芳樟、油樟、猴樟木、红樟木。

（为樟树的干、枝、叶及根经加工提炼制成的颗粒状白
色结晶，是一种右旋性酮。）潮脑、洋冰。

欧缬草、山蘼。

（为一种赤铁矿的矿石表面的乳状突起，即习称钉头的
部分。）

天名精。

土狗、南方蝼蛄、天蝼蝼蝈、石鼠、梧鼠、水狗拉拉蛄、
地蛄、土狗崽。

1949

新 中 国
地 方 中 草 药
文 献 研 究
(1949—1979年)

1979

中　名	科　名	学　　　　　名
		十　　六
薯　莨	薯蓣科	Dioscorea cirrhosa Lour.
橐　吾	菊　科	Ligularia tussilaginea Makino.
薜　荔	桑　科	Ficus pumila L.
薏苡仁	禾本科	Coix lachryma-jobi L.
薄　荷	唇形科	Mentha arvensis L.
		十　　七
爵　床	爵床科	Justicia procumbens L.
殭　蚕		
		十　　九
藿　香	唇形科	Pogostemon cablin (Blanco.) Benth.

262

386

俗	名

划

硃砂莲、血三七、雄黄七、牛血藤、恶边、血葫芦、牛血莲、硃砂七、秤陀七、假珍珠散、红药子、

铁冬苋、活血莲、冬苋莲、血三七、芋头七、石落、观音莲、大马蹄、马蹄草。

过墙风、膀膀子、凉粉子、鬼馒头、木瓜、石壁藤、补血王、追骨风、爬岩风、络石藤。

苡米、薏苡。

划

状元草、疳积草、鸡骨香、节节红、赤眼老母鸡、辣子草。

（为蚕蛾科昆虫家蚕的幼虫因感染白殭菌而致死的干燥全体）

划

263

1949

新 中 国
地 方 中 草 药
文 献 研 究
(1949—1979年)

1979

中　名	科　名	学　　　　名
蟾　酥		
		二　十
鳖　甲		
		二　十
麝　香		

264

俗 名

（为蟾蜍科动物中华大蟾蜍，又名癞蛤蟆、土蛤蟆、癞
瘩疤耳后腺及皮肤腺所分泌的白色浆液。）

划

（为鳖科动物鳖的干燥背甲）

二 划

元寸、当门子。（为鹿科动物麝的雄体香囊中的分泌物干
燥而成）

265

黑龙江验方选编（一）

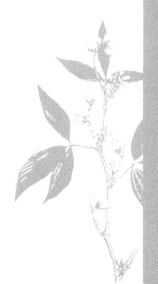

提　要

黑龙江中医学院编。

1970 年 9 月第 1 版第 1 次印刷。64 开本。共 141 页，其中前言、目录共 10 页，正文 128 页，插页 3 页。平装本。

本书介绍了 119 种疾病的治疗验方，涉及内科、外科、伤科、五官科、妇科、儿科疾病。其中内科部分涉及 53 种疾病，包括消化系统、泌尿系统、呼吸系统、神经系统、循环及心血管系统疾病，外科部分涉及 14 种疾病，伤科部分涉及 5 种疾病，五官科部分涉及 7 种疾病，妇科部分涉及 25 种疾病，儿科部分涉及 14 种疾病，另外还介绍了大骨节病。

为方便读者翻阅，各科处方均按系统和疾病分类整理，各病一般为西医名称，但也保留部分中医名称和术语。

书中所附验方基本上是效用较好而又容易掌握的。本书药物计量单位采用旧市制，即 1 斤等于 16 两。

目　录

內　科

消化系統疾病

1949

新 中 国
地方中草药
文 献 研 究
(1949—1979年)

1979

1949

新　中　国
地方中草药
文　献　研　究
(1949—1979年)

1979

伤 科

1949

新　中　国
地　方　中草药
文　献　研　究
(1949—1979年)

1979

五　官　科

其　　它

妇　产　科

1949

新 中 国
地 方 中 草 药
文 献 研 究
(1949—1979年)

1979

内　科

消化系统

一、肝　炎

1.　处方：苦丁香（鲜或干的）
　　用法：加糖适量水煎，代茶频饮，不限数量。

2.　处方：茵陈五钱
　　用法：水煎代茶，一天服完。

3.　处方：三棵针二钱　茵陈五钱
　　用法：水煎，日服三次。

4.　处方：瓜蒂（焙干）为末
　　用法：纳入鼻中自然流水。

5.　处方：双花四钱　胆草四钱　板兰根四钱
　　　　　栀子四钱　甘草二钱　五味子三钱
　　用法：水煎服。

1949
新中国
地方中草药
文献研究
(1949—1979年)
1979

6. 处方：锉草适量

用法：水煎服。

7. 处方：苏子二斤　蜂蜜一斤

用法：共为细面加蜂蜜吃。每次二钱。

8. 处方：悬钩子（托盘）四钱

用法：水煎服。

9. 处方：香瓜蒂七个　绿豆一钱

用法：共为细面，以少许吸入鼻中，流出大量黄水，日一次。

二、痢　疾

1. 《止痢1号》

处方：黄柏二斤　苍朮二斤　车前子七斤　公英七斤　马齿苋七斤　白头翁二斤

制法与用法：水煎浓缩十斤，加糖五斤。每服15—20毫升，日三次。

2. 《止痢2号》

处方：土黄连秧子七斤　公英七斤　车
　　　前子七斤　马齿苋七斤

制法与用法：水煎浓缩七斤，加糖五
　　　斤，每服10—15毫升，日三次。

3. 处方：三棵针根十斤

制法与用法：煎熬成羔，加淀粉共成
　　　250克，每服2.5克，日三次。并适用
　　　于肺炎及各种炎证。

4. 处方：草房上鲜青苔二至四两

用法：水煎服之。

备注：已治愈50例，均作细菌培养。

5. 《黄连浸羔》

处方：山黄连全草25000克

制法与用法：水煎，加苍术粉1000克
　　　调成羔，做五克重丸，每服一丸，日
　　　三次。

备注：适用痢疾、肠炎、肝炎、肺结
　　　核。

— 3 —

1949

新　中　国
地 方 中 草 药
文　献　研　究
(1949—1979年)

1979

6. 《灭痢酊》

　　处方：公英一两　黄柏五钱　桔梗五钱

　　　　　酒一斤

　　用法：酒浸泡24小时，每服2—5毫

　　　　　升，日三次。

7. 《大蒜酊》

　　处方：大蒜40克

　　用法：用95%酒精浸泡24小时，制成

　　　　　100克，每服2—5克，日三次。

8. 《止痢丸》

　　处方：白头翁一两　公英三钱　黄柏一两

　　用法：为面蜜丸重三钱，每服一丸，

　　　　　日三次。

9. 《灭痢糖浆》

　　处方：白头翁15分　秦皮15分　地榆10分

　　　　　白糖适量，

　　用法：制成糖浆，每服10—15毫升，

　　　　　每六小时一次。

— 4 —

10　《痢特灵》

　　处方：公英、淀粉

　　用法：公英一斤加水四斤，煎至二斤
　　　　　时取出公英，浓煎成羔，加入淀
　　　　　粉适量，阴干。每服一克，日三
　　　　　次。

11．处方：马齿苋一两

　　用法：水煎服。

12　处方：苦参三钱　炒焦研末，

　　用法：一次服，米汤送下。

13．处方：米壳三钱　槟榔二钱　乌梅六枚

　　用法：水煎服。

14．处方：黄柏末

　　用法：每服三分——一钱。

15．处方：马齿苋

　　用法：当菜吃。

16．处方：鲜公英捣烂取汁。

　　用法：每服10——20毫升。

— 5 —

1949

新 中 国
地方中草药
文 献 研 究
(1949—1979年)

1979

17. 处方：鲜马齿苋适量。

用法：捣烂取汁，100毫升加蜂蜜50毫升顿服。

18.《一号痢疾散》

处方：明矾三钱　枯矾二钱

用法：共为细面，每服一钱，日三次。

19.《二号痢疾散》

处方：石榴皮一两　白糖适量，共为细面，

用法：每服二钱，日三次。无发热，腹痛不甚者用。

20.《三号止痢散》

处方：山查一两　广木香一钱，共为细面。

用法：每服二钱，日三次。

21. 处方：柞树皮适量

用法：水煎服。

22. 处方：白头翁　奈皮　马齿苋　加水

— 6 —

煎煮制成干浸羔装入胶囊。

用法：每服1—3粒，日三次。

23. 处方：用三棵针提取黄连素

用法：每次20—40毫克，静脉注射用。

24. 处方：用黄柏提炼成羔，每胶囊含0.5克，

用法：每次1—2粒，日三次口服。

三、阿米巴痢疾

1. 处方：鸦胆子10—20个

用法：去皮口服。

2. 处方：红皮鸡蛋1—2个　白矾1—2钱

花椒面5分—1钱

用法：用开水冲鸡蛋半碗，加入白矾、花椒口服，连续3—5次。

四、胃　癌

1. 处方：秋树皮三两　鸡蛋七个

1949

新 中 国
地 方 中 草 药
文 献 研 究
(1949—1979年)

1979

用法：共煎。每次服鸡蛋一个。

2. 处方：硼砂一钱 鸡蛋一个

用法：把硼砂研成细面和鸡蛋混合服下。

五、胃　疼

1. 处方：生韭菜一两，五灵脂五钱

用法：灵脂为面，韭汁送下。

2. 处方：良姜五钱　香附三钱　共为细面，

用法：每服1—2钱，日三次。

3. 处方：公丁香　香附　良姜各二钱

用法：白酒半斤浸泡24小时，每饭前喝一盅。

4. 处方：大黄三钱　二丑三钱　香附三钱　榔片三钱　灵脂三钱　皂角三钱共为细面，

用法：每服一钱，日三次，白水送下。

备注：本方对食积便秘亦有疗效。

— 8 —

5. 处方：红辣椒三分　干姜一钱

　　用法：水一碗，煎开，每服一小盅。

6. 处方：公英五钱　陈皮三钱　共为细面，

　　用法：每服一钱，日三次。

7. 处方：山豆根不拘量，研成细面。

　　用法：每服二钱，日三次。

8. 处方：青核桃四两　白酒一斤

　　用法：将核桃放入酒内浸泡20—30天

　　　　　后，每服5—10毫升，日三次。

　　备注：本方对胃瘤亦有疗效。

六、胃、十二指肠溃疡

1. 处方：鸡蛋壳10个　洗净晒干，研为细

　　　　　末，分20包，饭后服，每服一包。

2. 处方：瓦楞四两，枯矾四两，甘草二两

　　用法：研末，每服五分，日三次。

3. 处方：制元胡2百克，焙黄蛋壳3百克。

　　用法：共研细末，每服2克，日三次。

1949
新 中 国
地 方 中 草 药
文 献 研 究
(1949—1979年)
1979

4. 处方：蜂蜜一斤，重曹五钱，明矾一两
乌贼骨一两。

用法：先将蜂蜜烧开，首加明矾一
两，搅匀后再加入重曹，最后加
乌贼骨搅匀，制好后放在凉处，
每服3—5克，日服三次。

5. 处方：煅瓦楞子10斤，生甘草3斤，莫
萸3斤，甘松1斤。

用法：共研细末，日服三次，每次二
钱，饭前服。

6. 处方：猪苦胆一个，入冰糖二两

用法：阴干为末，每服二钱。

7. 处方：胡椒七粒，大枣三个，杏仁五粒

用法：共为末，黄酒送下。

8. 处方：蛤粉。

用法：每服1—2钱。

9. 处方：元胡三钱、良姜三钱。

用法：水煎服。

—— 10 ——

10. 处方：乌贼骨三钱　甘草三钱

　　用法：为面，每服一钱，日三次。

11. 处方：白屈菜

　　用法：作糖浆，每服5—10毫升。

12. 处方：石菖蒲　焦术　苍术各等分，

　　用法：共为面，每服一钱，日三次。

七、噎　膈

1. 处方：鸡素子二个、　砂仁七个、　赭

　　　　石一钱

　　用法：鸡素子内物不倒出，再装入其

　　　　它药，焙干，研末，每服五分。

2. 处方：蛤蟆七个

　　用法：将蛤蟆装在锄裤里，以火烧存

　　　　性，研末，每服一钱。

八、痞　症

1. 处方：活大蜘蛛一个，鸡蛋一个。

1949

新 中 国
地 方 中 草 药
文 献 研 究
(1949—1979年)

1979

用法：将鸡蛋打破一头放进蜘蛛，用
呈文纸封好，周围用泥糊上五分
厚，用火烧熟打开，先吃蜘蛛，
后吃鸡蛋（三天吃一次）。

2. 处方：白胡椒二两。明矾二钱半 。
用法：共研细末，以炒白面生姜汁调
匀为丸，如黄豆粒大，每服十至
三十粒，五小时服一次。

3. 处方：巴豆两个，小枣两个（去核），黑
胡椒七粒，绿豆七个。
用法：用砂锅炒黄为面，面糊为丸，
匀1—2次服。
备注：此方治水臌。

九、胆道蛔虫証

处方：榔片一两　苦楝皮五钱　使君
子五钱　只壳二钱　广木香三钱
用法：水煎分二次服之。

十、便 血

1. 处方：花椒面一钱，鸡蛋一个。

   用法：鸡蛋煮熟和花椒面一起吃。

2. 处方：蜘蛛七个、鸡蛋一个

   用法：将蜘蛛放在鸡子内，用泥封，火煅成炭，研末开水送服。

3. 处方：新鲜蚯蚓七条

   用法：用水洗净捣烂，加白糖少许，白水送下。

4. 处方：豆付、红糖

   用法：将豆付炒干为细面，用红糖作引子，每次服二钱，白水送下。

十一、腹 泻

处方：桦树皮烧焦存性

用法：为细面，每服三钱。

— 13 —

1949

新 中 国
地 方 中 草 药
文 献 研 究
(1949—1979年)

1979

十二、吐　　血

1. 处方：百草霜末
   用法：每服三钱，米汤调下。

2. 处方：三七二钱、白矾四分
   用法：共为细面，顿服。

3. 处方：栀子、大黄各二钱　共为细面，
   用法：每服一钱，日二次。

4. 处方：花蕊石一两、三七三钱。
   用法：研成细面，用水冲服，每服一
   　　　钱半。

5. 处方：熟 地 一两，　高 丽 参 三钱，　三
   　　　七三钱。
   用法：水煎服。

6. 处方：田星星秧。
   用法：在7—8月间采全株，阴干为
   　　　面，每服五钱，用白糖水送下。

7. 处方：大萝卜一个，川军二钱。

用法：把大萝卜去顶去根，从顶部挖
　　　一个洞，把煅后的川军放入洞
　　　内，然后一起焙干，研成细面，
　　　用元酒送下，每服三钱。

十三、胃 出 血

处方：头发二两烧成炭

用法：为面每服一钱，日三次。

1949

新 中 国
地方中草药
文 献 研 究
(1949—1979年)

1979

泌 尿 系 統

一、尿　血

1. 处方：大、小蓟各五钱。
   用法：水煎服。

2. 处方：鲜大蓟 1 — 2 两。
   用法：加水捣烂，拧汁内服。

3. 处方：棉花籽四钱、侧柏叶四钱。
   用法：炒成炭为细末，成人每服三钱，日服二次，黄酒送服。

4. 处方：生地一两，地榆炭三钱。
   用法：水煎服。

5. 处方：柿子三枚，陈米适量
   用法：把柿子烧成炭，陈米煎汤调服。

6. 处方：小蓟根二钱，车前草八分。
   用法：水煎服。

— 16 —

二、淋 症

1. 处方：洋铁叶子一把，洗净。

   用法：用水熬三个开，每次服一大碗。红淋用红糖，白淋用白糖，重者三付即愈。

2. 处方：车前全草五钱，石燕二钱，苏叶三钱。

   用法：一日一剂，每剂服两次。

3. 处方：鸡蛋一个，生硫黄枣核大一块。

   用法：将硫黄放入蛋内，用糠包好，烧熟成黑色，黄酒送服。

4. 处方：全虫三个，川军三钱。

   用法：共为细面，共装入红皮鸡蛋内，去清剩黄，火烧存性，连皮共为细面，用黄酒冲服。

5. 处方：翻白草不拘量。

   用法：熬水喝，当茶饮。

1949

新中国
地方中草药
文献研究
(1949—1979年)

1979

6. 处方：芫花二钱，鸡蛋一个。

用法：将芫花醋炙为面，再将鸡蛋打一个小孔，蛋清倒出，装入芫花，用微火烧焦，冒黑烟为度，再为细面，一次空心服下，少饮白酒，服后稍有胃热感。

三、小便不通

1. 处方：鲜姜二斤

用法：将鲜姜捣碎，用白布过滤，取汁，一半内服发汗为度，剩下一半洗生殖器。

备注：传方人之父患前列腺炎小便困难，须留置导尿，用抗菌素两月未见效，后用鲜姜汁立即见效。

2. 处方：赤茯苓15公分、竹叶15公分

用法：黄酒为引水煎服。

3. 处方：竹叶三钱、 木通三钱、 车前 三钱

猪苓三钱、赤苓三钱、泽泻三钱，木瓜四钱、白尤五钱、山药五钱

用法：水煎服。

4. 处方：向日葵楷的穰子

用法：煎水饮之。

5. 处方：田星星用量不拘

用法：水煎加红糖服之。

6. 处方：杏树油子一块

用法：用水煮过吃下。

7. 处方：麦楷灰半碗

用法：冲水一大碗服下。

8. 治尿潴留处方：大葱半斤红糖二两

用法：研成泥状，糊于脐部。

9. 利尿剂（用于尿毒症等）处方：灯芯
木通　竹叶　泽泻　通草　车前
猪苓　萆薢各等分

用法：水煎服

10. 治疗前列腺肥大处方：

1949

新 中 国
地 方 中 草 药
文 献 研 究
(1949—1979年)

1979

大黄四钱　鸡蛋一个

用法：二者搅合一起，加黄米面适
量，豆油炸或煎饼，顿服。

四、遗　尿

1. 处方：故纸(盐水炒)一两　大青盐一两
桑螵蛸三钱　油桂三钱

用法：共研细面炼蜜为二十一丸，每
日早、午、晚饭前各服一丸，白
水送下，七天服完。

备注：忌生冷。

2. 处方：鸡内金。

用法：为末，每服二钱开水送下。

3. 处方：猪尿胞　糯米　辣椒少许

用法：将猪尿胞洗净与糯米煮烂入
椒少许，同煮去椒只用胞，切
吃。

4. 处方：韭菜籽五钱

用法：水煎服

5. 处方：硫黄—钱 鸡蛋二个

用法：将硫黄放入鸡蛋内烧熟吃。

6. 处方：韮菜叶

用法：韮菜洗净切碎捣烂，挤汁40毫
升顿服，日一剂。

备注：当天制用。此方治尿频。

五、乳 糜 尿

1. 处方：糯稻根—两

用法：水二碗煎成一碗，分两次服。

2. 处方：黄 栀 子 根 贯叶蓼 旋复花
根各—两

用法：加水100毫升瘦猪肉 2 — 3 两，
燉服。

六、夜 尿 症

1. 处方：硫黄少许 葱白适量

1949

新　中　国
地 方 中 草 药
文 献 研 究
(1949—1979年)

1979

用法：二者合一起捣碎，睡前将药敷
　　　在脐部固定。

备注：曾治十九例，连用三天即愈。

2.　处方：鸡肠子一两　龙骨二钱　牡蛎二钱

用法：将鸡肠子洗净焙干为面与龙骨
　　　牡蛎面合匀，用白开水送服。服
　　　后可配维生素乙10毫克，异丙秦
　　　25毫克。

3.　处方：刺猬皮焙成焦黑色

用法：为细面，每服三钱，用元酒冲
　　　服，每隔日服一次，睡前服，取
　　　微汗。

4.　处方：荆芥　坤草各二两

用法：水煎服。

5.　处方：向日葵楷（去皮取心焙炭）

用法：为面，白水送下，早晚服。剂
　　　量不限。

6.　处方：桑螵蛸　益智仁各等分

— 22 —

用法：焙干为末，每服一钱，重者
二——三钱。

7.　处方：猪尿胞一个　小茴香子适量。
用法：将小茴香子装入尿胞内，吊房
檐上风干，将小茴取出为面，每
次服一钱，日二次。

8.　处方：桑螵蛸五钱　益智仁四钱　升
麻三钱　白术五钱
用法：水煎服。

七、尿 道 炎

处方：大黑蟋蟀（数不拘）
用法：共为细面，每次0.5g，日服三
次。

八、水 肿 病

1.　处方：蒲黄三钱　赤小豆二两　黑豆二两
大枣三钱　黄酒四两

1949

新 中 国
地 方 中 草 药
文 献 研 究
(1949—1979年)

1979

用法：上述各药除黄酒外，将其他各药用开水 400 毫升，煮至豆熟加入黄酒，分早晚两次服完，连服五天。

2. 处方：生艾四~六两捣乱，加黄酒四—六两

用法：浸泡一日，去渣饮酒，顿服，每日一次，连服五天。

3. 处方：茶叶三钱，鲜鲤鱼半斤加水煮熟，一次服尽。

4. 处方：冬瓜皮一把　红糖二两

用法：水煎服，早晚各一次。

5. 处方：牛、猪、羊、马等各种兽骨，经无毒处理打碎。

用法：量不拘多少，煎汤（不要放盐），随意服用。

6. 处方：霜打葫芦一个　黄瓜皮一个西瓜皮一个

用法：元酒煎，随意服。

— 24 —

428

7. 处方：鲜茅根五钱　大枣四两　将药放入三斤水中，煎至一斤。

　　用法：将茅根除去，于睡前连枣一起服下。

8. 处方：米醋五钱　煎鸡子七个不放盐。

　　用法：顿服。

9. 处方：红柿子一斤　蜂蜜二两

　　用法：日服三次，一次 1 — 2 两。

10. 处方：破柳罐一个　（打水用的，年久为佳）

　　用法：将柳罐用火烧存性，浸入开水中，叫患者饮水频服。

11. 处方：绿豆一把　紫皮蒜21瓣　红糖五钱

　　用法：将绿豆煮成粥状，大蒜去皮放锅内熬之，加红糖当饭吃。

12. 处方：蝼蛄一钱焙干，研细面，炼蜜为丸（一至二钱重）。

　　用法：每日三次，每次一丸。

— 25 —

1949
新 中 国
地 方 中 草 药
文 献 研 究
(1949—1979年)
1979

13. 处方：猪胃—个　蜈蚣—支　胡椒三个
用法：将上物装入猪胃内，煮后吃猪
胃，分1—2次服完。

14. 处方：鲤鱼一个（五两重）砂仁二钱
用法：砂仁为细末，放在鱼腹内，火
烧，一次服下。

15. 处方：益母草—两　白茅根半斤或—斤
用法：水煎，日一剂，两次分服。

16. 处方：绿豆—碗　大蒜七头　合一起煮
粥。
用法：一次吃完。

17. 处方：用石灰水煮荞面条。
用法：常期吃。

18. 处方：母猪胃—个　鸡蛋—个　把鸡蛋
打破顶以马蛇子入内，用纸封
固，用炭火烧。
用法：研末后黄酒服下，晚间一次服
完出汗。

19. 处方：蝼蛄瓦上烘干为细面。
    用法：日服两次，一次一钱。

八、膀 胱 炎

1. 处方：灯芯六钱。
   用法：用火烧成炭，红糖为引，一次
        服之。
2. 处方：大黄三钱为面，鸡蛋二个去清。
   用法：将药放入鸡蛋内，烧熟去皮吃。
3. 处方：猪腰子一个，茴香五分研细面。
   用法：先将猪腰子切开，放入茴香
        面，用文火烤熟，一次吃完。吃
        两至三个即可有效。

十、急性肾炎

1. 处方：鲜车前草一两　鸡蛋清二个。
   用法：将鲜车前打烂，调入鸡蛋清做
        成并状，贴脐上，一昼夜换一次。

1949
新　中　国
地方中草药
文　献　研　究
(1949—1979年)
1979

忌油盐辛酸及刺激性食物。

2. 处方：益母草七钱　夏枯草五钱　白茅根一两

   用法：水煎。日服二次。

3. 处方：天竹节草一两

   用法：水煎日服三次。

4. 处方：西瓜皮、黄瓜皮各等分。

   用法：作成细末，每服三钱到五钱。

5. 处方：蚯蚓燉猪肉

   用法：吃猪肉不拘多少。

6. 处方：猪腰子二个切，苡米三钱，牛夕三钱　杜仲三钱

   用法：水煎，吃猪腰子喝药汤。

7. 处方：黄瓜秧不拘多少。

   用法：煎水当茶饮。

十一、慢性肾炎

1. 处方：公鸭一只，人参二钱，寸冬二钱

五味子二钱

　　用法：鸭子去内脏，将药物装入鸭腹
　　　　　内，煮服之，吃鸭肉，能吃多少
　　　　　就吃多少。

2. 处方：广东菜（又名野鸡膀子）的根
　　　　　部。
　　用法：熬水喝。

3. 处方：鸡内金五钱，微炒为面。
　　用法：白糖水送服。

4. 处方：锉草一把。
　　用法：水煎服。

5. 处方：独头蒜十至三十头。
　　用法：用70％黄酒和30％白糖，蒸好
　　　　　后服之，然后盖被取汗。
　　备注：避免出汗虚脱。

十二、肾 结 核

1. 处方：荠荠菜一至三两，白糖一两

1949

新 中 国
地 方 中 草 药
文 献 研 究
(1949—1979年)

1979

用法：水煎，分两次服。

2． 处方：马齿苋一斤

　　用法：将马齿苋捣烂，用黄酒浸三日，
　　　　　滤过，每次服一两，日服三次。

呼 吸 系 統

一、气管炎

1. 处方：满山红（叶）一两，白酒一斤
   用法：酒浸24小时，每服 2～5 C.C
   日服三次。

2. 处方：五味子、百合、甘草，桔梗
   各一斤。
   用法：将药放锅内，煮后沪过，日服
   三次，每服 8—20C.C。

3. 处方：米壳五钱，百合五钱。
   用法：混合研末，制成片剂，每服
   1—2 片，日服三次。

4. 处方：满山红叶一钱，爆马子花一钱。
   用法：泡水频饮。
   备注：治感冒咳嗽。

5. 处方：苏叶，桔梗等量。

1949

新 中 国
地 方 中 草 药
文 献 研 究
(1949—1979年)

1979

用法：研末，每服二钱，日服三次。

备注：治感冒咳嗽。

6. 处方：生梨一个，川贝一钱，冰糖三钱。

用法：将梨去核，川贝，冰糖合入梨内封好，用锅蒸，一次服完，日服一次。

7. 处方：白萝卜一个，白胡椒 5粒，生姜三片，陈皮二钱。

用法：水煎服。

备注：治寒嗽。

8. 处方：土豆一个，古月21粒。

用法：土豆挖孔，将古月塞入孔内，烧热服之。

9. 处方：鸡蛋一个，醋二两。

用法：以醋燉鸡蛋，一次服完，日服二次。

10. 处方：菠菜子三两，萝卜子三两。

用法：将药炒干研末，每服一匙，加

白糖少许，开白水送下。

11. 处方：獾子油煎鸡蛋，每次一个，日
    二次。

12. 处方：巴豆去皮七个、苹果一个挖洞，
    用法：将巴豆放在苹果里，蒸熟，把巴豆
    取出，净吃苹果，早晚各服一次。

13. 处方：乌龟一个，用黄酒泡，烤干研
    末冲水喝，日三次，每服二钱。

14. 处方：白胡椒七粒，江米七粒，栀子三钱
    桃仁二钱。

    用法：共研细末，外敷足底心（涌泉穴）
    1—2天换一次药，七天为一疗程。

15. 处方：丁香五钱，官桂三钱，白糖半斤
    白酒二斤。

    用法：浸七月后沪过，去渣服用，日
    服三次，每服半两。

16. 处方：生姜四两，冰糖四两，蜂蜜四两
    香油四两，核桃仁四两。

— 33 —

1949

新 中 国
地 方 中 草 药
文 献 研 究
(1949—1979年)

1979

用法：文火燉一小时（不加水），日
　　　服三次，每服四小勺，饭后。

备注：适用久咳

17．处方：姜蚕一两，生姜二两，蜂蜜适量。

用法：煎水喝。

备注：适用于老年人咳嗽。

18．处方：金钱草1~2两，鸡蛋一个。

用法：水煎服，加少许盐。

19．处方：核桃一两，白糖一两。

用法：烤焦研成末，每晚一次，连服
　　　三天。

20．处方：紫苏叶，薄荷，马蹄叶各三钱。

用法：水煎服，日二次。

21．处方：威灵仙1~2两，冰糖适量。

用法：水煎，日一次。

备注：小儿用量2至4钱。

22．处方：干柿并，香油。（花生油亦可）

用法：油炸柿并，炸透为度，成人三

个，小儿一个，日服三次。

23. 处方：白茅根，山芝麻各一两，干姜
五钱。

用法：水煎，日一次。分两次服完。

24. 处方：大蒜头6—8瓣，冰糖适量。
用法：捣烂，开水冲服，分两次服，

25. 处方：枇杷叶三至五叶，冰糖适量。
用法：取鲜枇杷叶去毛，加水 300 毫
升，煮 3 ～ 5 分钟，日服三次。

26. 处方：马尿臊籽（适量）用白糖适量
用法：用白糖培上，挤汁，每服二汤
匙，晨起服。

27. 处方：松罗三钱　蜜糖五钱。
用法：水煎服，一日服完。

28. 《暴马止咳剂》
处方：暴马子四斤，蜂蜜五两，白水25斤
用法：水煎服，每服15CC，日二次。

29. 处方：青皮萝卜一斤，白糖一斤，大

1949

新 中 国
地 方 中 草 药
文 献 研 究
(1949—1979年)

1979

枣一斤，冰糖一斤。

用法：用砂锅煮沸，每服10—20毫
升。

30．处方：老母鸡一支，黄芪一两，
川贝三钱。

用法：将母鸡和黄芪一起放在锅内，
煮熟为度，川贝为末冲汤服连鸡
带汤全吃，每三天一次。服三次
后，每周一次至痊愈。

备注：另一制法，将黄芪放入老母鸡
腹腔内煮熟按上法服用。

31．处方：海蛤粉一两。

用法：研成细末，每服一钱，日服三
次。

32．处方：杜鹃叶二两，洋金花一分，白
酒一斤。

用法：先将杜鹃叶放入白酒内浸泡一
周，再把洋金花放入，继续浸泡一

— 36 —

天，即可服用，每服一酒盅，每
日一次。

33．处方：大萝卜煮烂取汤，加入豆浆
皮，加入适量白糖，再熬成稀
羔。

用法：每服一匙，日服三次。

34．处方：麻黄三钱，五味子五钱，甘
草三钱。

用法：共为细末，每次 3 — 5 克，日
服三次。

二、咳 血

1．处方：生山药一斤，白芨二两。

用法：共为细末，每次用水一碗调为
稀糊，煎煮如面汤，加入白糖调
匀服下，每日 2 — 3 次，忌辛辣
及剧烈运动。

2．处方：大萝卜一个，川军面三钱。

1949

新 中 国
地 方 中 草 药
文 献 研 究
(1949—1979年)

1979

用法：大萝卜去顶去根，从顶上挖一
　　　空洞，将川军面放入，用文武火
　　　焙干，共为细面，每服三钱，黄
　　　酒送下。

3．处方：白芨不拘多少。
　　用法：为细末，每服二钱。

4．处方：血见愁五分，血余炭五分。
　　用法：将药煎好，用药汤煮红皮鸡蛋
　　　一个，一起服下。

5．处方：龙爪花叶（新鲜的），醮白糖
　　　食之，一次即可止血。

6．处方：香油二斤，蜂　蜜一斤，炒黄瓜
　　　子三斤（为面）。
　　用法：共放入闷罐内，越凉越好，每
　　　次服一汤匙，日服三次。

7．处方：大枣、白糖、醋各五斤。
　　用法：熬成糊状，随时服之。

8．处方：生地四钱，龙骨三钱，牡蛎三钱。

用法：共为细末，每服一钱。

9. 处方：黑母鸡一只，蜈蚣七条。

　　用法：将鸡去毛洗净，去内脏，把蜈蚣放入鸡腹内，煮之，小鸡熟后，去蜈蚣，吃鸡肉，轻者一付，重者三付。

三、哮　喘

1. 处方：核桃仁五个，冰糖二两。

　　用法：共为粗末，放在一起，分四次服，每天一次，热开水送下。

2. 处方：黄瓜籽四两，香瓜籽二两（微炒）

　　用法：将瓜籽轧开，熬水当茶饮，每日五钱，需长期服用。

3. 处方：猪蹄子一只，白糖四两。

　　用法：二味合水煮，服汤。

4. 处方：青萝卜二两，蜂蜜二两。

　　用法：熬汤服之。

1949

新　中　国
地方中草药
文　献　研　究
(1949—1979年)

1979

5. 处方：萝卜一个，麻雀一支，（去毛与内脏）。

用法：将萝卜挖洞，把麻雀放入萝卜内，外用黄泥包满，放于糠火烧之，待雀熟，用蜂蜜调麻雀吃，连吃三次。

6. 处方：老生姜三钱，白糖六钱。

用法：共捣如泥，白水冲服。用量可逐日增加，长期服。

四、肺 气 肿

1. 处方：羊肺子一具，蜂蜜适量。

用法：从羊肺气管内灌入蜂蜜，煮熟，水中也可加少量蜂蜜，当一顿饭吃。

2. 处方：苹果一个，巴豆一枚。

用法：将巴豆放入萍果内，煮熟，去巴豆吃萍果。一天一次。

五、胸 膜 炎

1. 处方：生豆油一酒盅。

   用法：口服。

2. 处方：桃仁十二粒，车前子二钱，小茴
   香三钱，青木香钱半。

   用法：用水半碗，煎浓汁，一次服
   下，每四小时一剂。

六、肺 结 核

1. 处方：五味子四两，白糖四两，鸡蛋四个

   用法：将五味子研成面，加四碗水，熬
   成一碗，用汤泡四个鸡蛋，待皮溶
   化后，加白糖熬成膏，共吃七天。

2. 处方：鸡蛋一个，蛇蜕一钱，鹿角霜
   面一钱。

   用法：煮熟，日服一次。

3. 处方：大柿饼一个（去核）贝母三钱。

1949

新 中 国
地 方 中 草 药
文 献 研 究
(1949—1979年)

1979

用法：水煎服，日三次。

4. 处方：五味子，百合各四钱。

用法：水煎服，日二次。

5. 处方：山药四两。

用法：水煎代茶饮。

6. 处方：百草霜一钱，蜂蜜五钱。

用法：调合服，日二次。

七、感　冒

1. 处方：紫皮蒜一头

用法：紫皮蒜代皮烧熟，加白糖吃。

2. 处方：陈皮三钱，白芥子三钱，菊花三钱

用法：水熬服，日服二次。

3. 处方：土豆一个，古月21粒。

用法：将土豆挖孔，把古月塞进去烧
熟，服之即愈。

4, 处方：麻黄，绿豆各等分。

用法：共研细末，每服一钱，每日二

次。

5. 处方：大贯众一枚，雄黄三钱，明矾五分
   用法：熬成水饮用。

6. 处方：芥穗，大青叶各等分。
   用法：混合浓煎，成人每次三钱，内
   服。

7. 处方：鲜茅根一两半，蒸头五头。
   用法：水煎分二次内服。

8. 处方：马鞭草二两，半边莲一两。
   用法：水熬，日二次内服。

9. 处方：旱莲草根一两，白糖一两，白
   酒适量。
   用法：水熬分二次服，每日一付。

10. 处方：橄榄核半两。
    用法：烧炭水冲服。

11. 处方：车前草五钱，薄荷二钱，蒸头
    三个。
    用法：水熬，日二次内服。

— 43 —

1949

新 中 国
地 方 中 草 药
文 献 研 究
(1949—1979年)

1979

八、无 名 热

处方：胡萝卜缨子不拘多少。

用法：熬水喝。

九、腮 腺 炎

1. 处方：银珠二钱，蜈蚣二条。

   用法：共研细末，用鸡蛋清调成糊状，敷于患处。

2. 处方：陈石灰（越陈越好）

   用法：用醋调成糊状，外涂患处，日3—4次。

3. 处方：地龙。

   用法：用瓦焙干，研粉。4—5条为一剂，日三次服。

4, 处方：68.1，25克，凡士林75克，水适量。

   用法：制成糊状，外涂患部，日一次。

5. 处方：板兰根二两，水适量。

用法：熬成200毫升，每服20毫升，日三次。

6. 处方：大蒜泥10克，陈醋 5毫升。

用法：调匀外敷，干即换。

7. 处方：板兰根一两，甘草三钱

用法：水煎服，每次服一茶杯，每日二次。

8. 处方：马蜂窝一个

用法：研面醋调外敷患处，每日一次。

1949

新 中 国
地 方 中 草 药
文 献 研 究
(1949—1979年)

1979

神 經 系 統

一、癫　痫

1. 处方：硫黄六钱，巴豆五分，玉金六钱。
   用法：每付分65份，每服一份，日三次。

2. 处方：刺梅果花五两。
   用法：阴干为面，每服一钱，日三次。

3. 处方：黄瓜秧子水煎服之。

4. 处方：青蛙三个
   用法：用瓦焙干研末，黄酒冲下，每服三个，连服三次，为一疗程。

5. 处方：莫萸三钱。
   用法：研成细末做成膏，贴于脐上，每日换药一次，七日为一疗程。

6. 处方：狐狸心一个。

用法：烤干研面，用水冲服。

备注：治精神病。

二、颜面神经麻痹

1. 处方：蓖麻子七个。

   用法：敷患侧。

2. 处方：白季草花二钱。

   用法：开水冲开，洗患侧，连蒸汽薰。

3. 处方：白芷一两，皂角五钱。

   用法：研细末，涂患处。

4. 处方：生姜三两。

   用法：捣烂，敷患侧。

5. 处方：洋葱，蜂蜜适量。

   用法：共捣一起贴患侧。

三、予防脑炎

1. 处方：板兰根。

1949

新　中　国
地 方 中 草 药
文 献 研 究
(1949—1979年)

1979

用法：每次三钱，三天一次，水煎服。

四、脑震荡

处方：川芎三钱，白芷二钱，硃砂二钱。

用法：上药为面，每次二钱，用公鸡脑子为引，水冲服。

五、囊虫症

1. 处方：白矾二斤，瓦楞子一斤二两，雷丸二两，甘草二两。

   用法：共为细末，制成水丸，每日三次，每次三钱。

2. 处方：干七五钱，薏仁三钱，黄连三钱，雷丸三两，大毛一两，白芥子四两，水蛭三两，茯苓四两，姜虫四两，羌活三钱，牛夕一两，大黄一两，灵脂十六两，桔红二两。

   用法：醋三斤半，煮沸把灵脂十分钟

后，滤过其清液，将上述药物研末，以五灵脂煮沸液和丸，加适量蜜，每丸三钱，每服一丸日三次。

六、神经衰弱

1. 处方：五味子四两，白酒一斤。

用法：把五味子放白酒内，浸泡20—30天后，每次服 5 —10克，日服三次。

2. 处方：五味子，远志各等分。

用法：把上二药水煎浓缩。加糖及防腐剂(苯甲醇、乙醇)每次20西西。

七、狂犬病

处方：山豆根二两。

用法：研细末。外敷伤口。

1949
新 中 国
地 方 中 草 药
文 献 研 究
(1949—1979年)
1979

八、头痛及偏头痛

1. 处方：冰片五公分，樟脑10公分。
   用法：鼻孔吸入少许。
2. 处方：苍耳子。
   用法：用火焙干研细，加白糖，每服
   10公分，日一次。
3. 处方：石羔（不拘量），巴豆一个。
   用法：将石羔用酒拌成糊状，再将巴
   豆（去皮后用砖上、下各一块巴
   豆油压出）研成面，用其一半放
   石羔上，石羔敷于头部，一个小
   时即好。

九、肋間神經痛

处方：气包子七个。
用法：用水二碗，煎数沸后服下。

循环系统及心血管疾病

一、心脏病

1. 处方：西瓜一个，独头大蒜一个捣碎，
       白糖半斤。

   用法：将西瓜开一小口，装入糖、蒜，
       蒸30分钟，取出晾凉，分几次服。

   备注：对风湿性心脏病有效。

2. 处方：鹿心血五分，硃砂三分。

   用法：黄酒送下。

3. 处方：大腹皮四钱，榔片三钱，鸡内
       金三钱，防己三钱，商陆四钱，猪
       苓三钱，泽泻三钱。

   用法：水煎服。

   备注：心脏性水肿有效。

4. 处方：竹叶，灯芯各五分，黄瓜皮五钱
       车前，萹蓄，滑石，川军，木通，

— 51 —

1949
新 中 国
地 方 中 草 药
文 献 研 究
(1949—1979年)
1979

白芷各三钱，

用法：水煎服。

二、心绞痛

处方：鸡蛋黄油0.5克，蜂蜜50—100克。

用法：将鸡蛋黄油装胶囊内，于饭后
服，每日一次。蜂蜜亦为每日服
用量。

三、心　悸

1. 处方：酸枣仁，五味子，远志，玉
竹各三钱。

用法：共为细末，炼蜜为丸，每丸三
钱重，每服一丸，日服三次。

2. 处方：当归，酸枣仁，远志，丹参，
五味子各等分。

用法：共为细末，炼蜜为丸，每丸三
钱重，每服一丸，日服两次。

— 52 —

3. 处方：狍子心一个，硃砂六分。

用法：把硃砂放入狍子心内，用黄泥封固，烧熟，每早一个。

4. 处方：狍子心一个，硃砂一耳勺。

用法：把硃砂放入狍心内，砂锅点熟，醮醋吃。

5. 处方：莲子，丹参各三钱。

用法：水煎服，一日一次。

四、克 山 病

1. 处方：卤碱

用法：把卤碱加水调成20%溶液，再加白糖适量煎开。每服三次，每次 6 —10毫升。

备注：亦治大骨节，气管炎，神经官能症。

2. 处方：麻黄素片。

用法：把麻黄素研成细面，制成栓

1949

新 中 国
地 方 中 草 药
文 献 研 究
(1949—1979年)

1979

剂，纳入肛门。

备注：急型克山病效显。

3. 处方：瞿麦三钱，皂角一钱。

用法：水煎服。

备注：主治痨型克山病。

五、高 血 压

1. 处方：刘寄奴五钱， 怀夕三钱， 山查片三两，大枣二两。

用法：煎成一暖饼，分几次服下，然后把大枣也吃下。

2. 处方：苞米叶。

用法：切碎装枕头枕之。

3. 处方：向日葵籽（生的）

用法：每日零吃。

4. 处方：青木香一两。

用法：研成细面，每天服三次，每次一钱。

5. 处方：苞米鬚

用法：煮水喝。

6. 处方：猪苦胆七个

用法：一日一次，每服一个，连服七
天。

7. 处方：铁树叶适量，大枣七个。

用法：水煎服。

8. 处方：龙骨三钱，牡蛎三钱，磁石三钱，
赭石三钱，杜仲五钱，生铁落一两。

用法：用布包好后，水煎服。

9. 处方：海带三钱，草决明三钱。

用法：水煎服。

10. 处方：夏枯草二钱。

用法：水煎服。

11. 处方：臭梧桐树叶一两。

用法：水煎服，当茶饮。

12. 处方：带根芹菜数量不限。

用法：水洗净后，取汁每次服3 — 4

1949

新 中 国
地 方 中 草 药
文 献 研 究
(1949—1979年)

1979

匙，每日三次，共服七日。

13. 处方：水芹二斤。

用法：打取汁，每日饮生汁一杯。

14. 处方：生明矾、绿豆粉各等分。

用法：研成末，水泛为丸，如梧桐子大，早晚各服五丸。

15. 处方：鸡蛋清，蜂蜜适量。

用法：混合口服，每次一匙，每日二次。

16. 处方：葫芦条一两，龙胆草半两。

用法：水煎服，日一次。

17. 处方：桑枝五两，桑叶一两，充蔚子四钱。

用法：煮水洗脚。

18. 处方：猪毛菜二两，冰糖适量。

用法：水煎后于睡前服下。

19. 处方：草决明五钱——两。

用法：水煎服，日服 1 — 2 次。

— 56 —

20. 处方：苍耳子草二两，红枣七个。

　　用法：水煎服。

　　备注：对过敏性鼻炎亦有效。

21. 处方：鬼针草一两。

　　用法：水煎服，每服30—50毫升。

六、颗粒性白血球减少症

1. 处方：桂枝三钱，甘草一钱，人参一钱，

　　　　　白芍六钱。

　　用法：水煎服。

　　备注：人参可用党参代替。

2. 处方：双花五钱，柴胡三钱，二冬各三钱

　　　　　胆草四钱，生地四钱，花粉三钱，知

　　　　　母三钱，地骨皮三钱，白蔹四钱，

　　　　　甘草三钱，女贞三钱，元胡三钱。

　　用法：水煎服。有热时加大青叶三钱，

　　　　　连翘三钱，别甲四钱。

— 57 —

1949

新 中 国
地 方 中 草 药
文 献 研 究
(1949—1979年)

1979

七、贫 血

1. 处方：地榆二两（干、全草）

   用法：水煎服每服一剂分两次服。

2. 处方：鳖鱼血（取颈部血）凑足100毫升。

   用法：趁热服下，每周 2 — 3 次。

八、紫 癜

处方：大红枣。

用法：放锅内蒸熟后，装 入 瓶 内 备用，日服三次，每次七个，连服七天为一疗程，休息3—4天再服。

九、鼻 出 血

1. 处方：血余炭适量。

   用法：吹入鼻内。

2. 处方：刺梅果秧或根均可。

用法：水煎服，每日二次，每次 5 —
　　　　10毫升。

3．　处方：人乳，童便，好酒各等分。

　　　用法：煮熟后服下。

4．　处方：赭石二两，肉桂四钱，川军四钱。

　　　用法：研成细面，日服三次，每服三
　　　　　　钱。

5．　处方：羊毛灰，鸡毛灰等分。

　　　用法：吹入鼻内。

6．　处方：生龙骨适量。

　　　用法：研成细面，吹入鼻内。

7．　处方：薄荷叶五钱，　白茅根五钱，　生
　　　　　　地六钱，生艾叶三钱，生柏叶五钱。

　　　用法：水煎服。

8．　处方：龙爪花。

　　　用法：一支约四寸长，醮白糖吃。

　　　备注：可治咳血。

1949

新 中 国
地 方 中 草 药
文 献 研 究
(1949—1979年)

1979

十、内伤出血

1.   处方：龙眼核

　　　用法：去掉外面黑皮研成细末，每服
　　　　　二钱，日二次。

　　　备注：还治外伤出血。

2.   处方：槐米一两，白芨一两。

　　　用法：共研细面，用水冲服，每次·
　　　　　钱。

464

外　　科

一、疖　肿

1.　处方：生葱适量，猪胆汁一个。

　　用法：倾于石钵内，共捣成饼，贴患处。

2.　处方：马齿苋二两，白矾适量。

　　用法：熬成膏状，敷患处。

3.　处方：雄黄面。

　　用法：调凡士林油，敷患处。

4.　处方：生土豆适量，白矾少许。

　　用法：将土豆捣烂，加少量白矾，涂患处。

5.　处方：大葱适量，木耳少量，蜂蜜少量。

　　用法：将大葱用火烧熟捣烂，加入木耳、蜂蜜再捣烂后敷患处。

6.　处方：猪苦胆一个，雄黄面一钱。

1949

新中国
地方中草药
文献研究
(1949—1979年)

1979

用法：把雄黄面放入猪胆汁中，混合
后涂患处。

7. 处方：鸡蛋清，绿豆面各适量。
用法：将绿豆面放入鸡蛋清内调成
膏。敷患处。

8. 处方：雄黄面五分，鸡蛋一个。
用法：用腊油煎鸡子成饼，把雄黄面
撒在鸡子上，再用烟袋油子混在
雄黄面内，敷患处。

9. 处方：仙人掌一块，白矾适量。
用法：捣成糊状敷患处。

10. 处方：黄豆，香油。
用法：将黄豆烧成黑黄色研成面，用
香油或豆油调敷患处。

11. 处方：轻粉，章丹，松香，冰片各等分。
用法：共为细面，香油或豆油调敷。

12. 处方：土黄连粉。
用法：用香油调敷。

13. 处方：新鲜雨久花全草。

用法：加水煎煮，浓缩成干浸膏，装入胶囊，每粒含量0.5克，每次口服2—4粒，每日2—3次。

备注：放于凉爽干燥处，用于丹毒有效，亦可用于利尿，止咳。

14. 处方：野大黄(即洋铁叶根)，黄柏各等分。

用法：共为细面，或熬成膏敷患处。

15. 处方：仙鹤草（带根）。

用法：将上药煎煮浓缩，加凡士林制成软膏，内含药50%。

备注：除治痈疖疔毒及各种炎症外，还可用于脱疽(血栓性脉管炎)。

16，处方：蒲公英—克，米口袋—克。

用法：提取有效物质制成注射液，每支安瓶二西西，肌肉注射。

1949

新 中 国
地 方 中 草 药
文 献 研 究
(1949—1979年)

1979

备注：效能：清热解毒，治疖肿，
乳腺炎，淋巴腺炎，腮腺炎，泌
尿系感染等。（原名：公丁注射
液。）

17，处方：胡麻子。

用法：轧成面，用开水冲为糊状敷患
处。

18．处方：苦麻菜（立秋前后，没开花
的）。

用法：煮烂取汁熬膏，敷患处。

二、乳　痈

1． 处方：鹿角霜。

用法：为细面，每服三钱，三次可愈，
晚间服后出汗。

2． 处方：双花—两五钱， 鹿角霜五钱、王
不留四钱。

用法：水煎服，黄酒一杯为引。

3. 处方：土豆适量，白糖少许。

　　用法：土豆煮熟剥去皮捣烂加入白糖
　　　　　敷患处。

4. 处方：猪胆汁，红糖。

　　用法：把上药混合加少量水调成膏，
　　　　　敷患处。

5. 处方：胡麻子(或用亚麻子)量不拘，

　　用法：为面，温水拌膏，外敷患处。

6. 处方：公英四两，糖五钱，升麻三钱。

　　用法：水煎服。

7. 处方：土豆，白矾适量。

　　用法：把土豆捣成糊状，将白矾面放
　　　　　在一起，搅拌均匀敷患处。

8. 处方：鲜葱四两。

　　用法：把葱洗净捣烂，用冷开水冲
　　　　　之，用纱布过滤，包敷乳房，另
　　　　　用热毛巾外敷。

1949

新 中 国
地 方 中 草 药
文 献 研 究
(1949—1979年)

1979

三、冻 疮

1. 处方：芒硝一两。
   用法：用开水溶化后，洗患处。

2. 处方：茄梗，生山查。
   用法：将茄梗煎水洗患处，再将山查用火烧熟去核敷患处。

3. 处方：马勃一两。
   用法：为面，未破外敷一分厚，用棉花包好，隔三—四天换一次，已破用猪油调马勃敷之。

4. 处方：马勃三钱，蜂蜜八钱，大油九钱。
   用法：调成软膏敷患处。

5. 处方：冻山查适量。
   用法：将山查烧熟敷于患处。

6. 处方：冬青，卤水各适量。
   用法：将冬青用水烫开，加少许生卤水，洗患处。

备注：治脚汗症。

7. 处方：冬青，茄秧，辣椒秧各适量。

用法：上药熬成膏，加凡士林、樟脑
敷患处。

8. 处方：牛骨髓油适量。

用法：外敷。

备注：予防冻伤。

9. 处方：冻茄梗适量。

用法：把茄梗用水煎熬，待水放温后
用以轻擦患处，每日一次至愈为
止。

10. 处方：五味子一两。

用法：用水煎泡，放凉后洗患处。日
一次。

11. 处方：室内墙角处霜雪。

用法：多少均可，熬开后，先薰后洗，
日两次特效。

12. 处方：甘遂，甘草（等量）。

1949

新 中 国
地 方 中 草 药
文 献 研 究
(1949—1979年)

1979

用法：为细末，香油调敷患处。

13．处方：茄根炭。

用法：为末，水调上患处。

14．处方：西瓜皮。

用法：为末，上患处。

15．处方：冻山查。

用法：烧热去籽，捣烂敷患处。

16．处方：大蒜，韭菜根。

用法：将蒜、韭熬水洗患处。

17．处方：生豆油，大酱。

用法：将大酱生豆油调拌后，敷患处。

18．处方：茄秧十斤，防风五斤，艾叶五斤寄生十斤。

用法：将上药用水煎熬后，去渣、浓缩成羔，合豆油一斤制成软膏。外敷。

19．处方：黄柏，白蔹各等分。

用法：共为细末，醋调敷患处。

20． 处方：红辣椒5—7个。

用法：剪碎放盆内，开水冲泡，而后洗患处，每日洗一次。

四、烫 烧 伤

1． 处方：生石羔，寒水石，赤石脂，炉甘石各五两，梅片二钱。

用法：共为细末，香油调，敷患处。

2． 处方：地榆炭一两，石羔半两，黄柏三钱冰片一钱。

用法：共为细末，香油调后敷患处。

3． 处方：大青杨树皮炭。

用法：大青杨树皮烧成炭为末，开水调凉后敷患处。

4． 处方：河柳皮。

用法：将河柳皮研末，用水 调 敷 患处。

5． 处方：生、熟地榆各三钱，大黄五钱， 生

1949

新　中　国
地 方 中 草 药
文　献　研　究
(1949—1979年)

1979

石羔一两。

用法：共为细末，凡士林 油 调 敷 患
处。

6.　处方：当归，川芎，黄芩，紫草，黄
柏各一钱，槐树皮（白）五钱，黄
蜡二两，香油三两。

用法：用香油将当归等药炸焦去渣，
加黄蜡为软膏。外敷。

7.　处方：地榆炭五钱，锦纹军，生石羔
各三钱，冰片二分。

用法：共为细末加獾子油或香油调匀
涂患处。

8.　处方：生石灰水，生 地 榆二两，为 细
末。

用法：生石灰水适量，调涂患处。

9.　处方：菠菜，茶叶，川军，地榆炭
各三钱，冰片二分。

用法：共为细末，熟豆油调，涂患处。

10. 处方：麻油500毫升，蜂腊100克，冰片20克

　　用法：先将麻油煮熟，加蜂蜜调匀后
　　　　　凉至40—50度再加研细冰片调成
　　　　　糊状即可。伤面的水泡不剪掉，
　　　　　可穿刺放液，用糊敷患处。

11. 处方：寒水石二两，　地榆炭六钱，　大
　　　　　黄六钱，冰片四钱。

　　用法：共为细末，用豆油适量调敷患
　　　　　处。

12. 处方：蜂蜡三钱，猪板油四两。

　　用法：将猪板油溶化加入蜂蜡即可，
　　　　　敷患处。

13. 处方：生石灰水，香油。

　　用法：等份合而成羔。敷患处。

14. 处方：黄碘一钱，冰片一钱，硼酸一钱，
　　　　　凡士林二斤。

　　用法：调成羔，涂患处。

15，处方：大黄一两寒水石一两，生地一两，

1949

新 中 国
地 方 中 草 药
文 献 研 究
(1949—1979年)

1979

黄柏一两，樟脑二两，生地榆一两。

用法：共为细末，调香油上患处。

16. 处方：鸡蛋。

用法：将鸡蛋黄烤成油，把水泡挑

开，将鸡蛋黄油涂于患处。

17. 处方：蜂蜜。

用法：将蜂蜜涂于患处。

18. 处方：大黄三钱、寒水石三钱。

用法：共为细末，香油调敷。

19. 处方：面碱。

用法：面碱适量，加水涂患处。

20. 处方：水胶。

用法：将水胶加热，化成泥状，稍凉

涂于患处。

21. 处方：陈醋。

用法：把陈醋涂患处。

22. 处方：紫草十份，黄柏五份，冰片一份，

香油一百份。

用法：用油调，涂患处。

23. 处方：老黄瓜水。

用法：涂患处。

24. 处方：黄连二两，炒地榆五两，川军二两
黄柏一两。共为细面。

用法：用香油调，涂患处。

25. 处方：黄柏五斤，大黄五斤，黄连三斤，
二丑五斤，山奈五斤，冰片五两。

用法：除冰片外共为细面，然后再入
冰片搅匀备用。用时香油调膏，
涂患处。头三天每天换一次，以
后每三天换一次。

26. 处方：白酒一斤，面碱三两。

用法：面碱为末，将酒煮烫热，二者
混合频频涂伤处。

27. 处方：川军，石羔各五钱，地榆炭一两，
冰片二钱。

用法：共为细面，涂患处。

1949
新 中 国
地 方 中 草 药
文 献 研 究
(1949—1979年)
1979

28. 处方：蚯蚓，白糖各适量。

用法：用鲜蚯蚓，洗去泥放在罐内，加上白糖，封闭。放土内埋上，后化成水，涂患处。

五、痔　疮

1. 处方：黄芪九钱，防风五钱。

   用法：水煎服。

   备注：治脱肛。

2. 处方：鸡蛋七个，猪大肠一段。

   用法：鸡蛋去壳装入猪大肠内，用线扎住（加入少量豆油或香油），燉熟服下。

3. 处方：枳壳一两。

   用法：水煎服。

4. 处方：蜈蚣三条（去头、足）。

   用法：用火烘干研细面，一次服之。

   备注：治内痔有效。

5. 处方：芒硝一两，甘草一两。

用法：水煎，先薰后洗。

6. 处方：章丹，银珠各等分， 石油适量。

用法：将前二味药调匀，用石油调稀

糊状，敷患处。

备注：治外痔核。

7. 处方：芒硝一两，五倍子四钱，老葱五个

用法：用开水冲泡后薰洗外痔，立即

止疼。

8. 处方：党参八钱， 黄芪一两，升麻二钱，

甘草一钱。

用法：水煎服一日二次。

备注：治小儿脱肛。

9. 处方：五倍子三钱，龙骨五钱，诃子一两

用法：共为细面，水调敷患处。

备注：治脱肛。

1949
新中国
地方中草药
文献研究
(1949—1979年)
1979

六、瘰　癧

1. 处方：仙人掌二两，　白矾五分，　鸡蛋清一个。

   用法：捣烂成膏，外敷患处。

2. 处方：砒霜少许，豆腐一块。

   用法：把砒霜放在豆腐块内，以锅煮之约30分钟后，取出切片敷患处。

3. 处方：猪苦胆一个，醋二两。

   用法：放在砂锅内熬成膏，贴患处。

4. 处方：猪胎盘三个。

   用法：阴干后用砂锅焙干，黄酒冲服。每服二钱。

5. 处方：烟叶梗子，大萝卜各等量。

   用法：将二药放锅中加水煮之，直至浓缩成膏敷患处。

6. 处方：豆腐水适量。

　　用法：把豆付水放在锅里，用急火熬
　　　　　稠似浆糊状敷患处。

7.　处方：全虫一个，鸡蛋一个。
　　用法：将全虫放在鸡蛋内蒸熟服之。

8.　处方：菸梗十斤，信石五分。
　　用法：加四倍水煮沸四—五小时，用
　　　　　纱布过滤，在滤过的液体中加入
　　　　　信石五分，再浓缩至二斤，呈黑
　　　　　色膏状时，外用。

9.　处方：狼毒半斤，大枣一斤。
　　用法：把狼毒放在锅内煮之，上放帘
　　　　　蒸大枣，待枣蒸成褐黑色时，一
　　　　　次吃大枣三个。

10.　处方：狼毒根一斤。
　　用法：把上药洗净切片敷患处。

七、皮 肤 病

（一）治癣方：

1949

新　中　国
地方中草药
文　献　研　究
(1949—1979年)

1979

1. 处方：酸菜水适量。

   用法：用纱布过滤后，用火熬成乳状，擦患处。

2. 处方：斑蝥七个，细辛五分，官桂三钱，良姜三钱，白酒五两。

   用法：上药用酒泡七天涂患处。

3. 处方：半夏适量，鸡蛋清适量。

   用法：为面，用蛋清调敷患处。

4. 处方：食醋适量。

   用法：熬成浓汁涂患处。

5. 处方：松萝一两，凡士林二两。

   用法：调合成羔外敷患处。

6. 处方：雄黄8克，硫黄10克，海螵蛸10克，凡士林油适量。

   用法：共为细面加凡士林调成软羔，涂患处。

7. 处方：透骨草二两，艾叶一两，川椒一两

   用法：水煎薰洗。

8. 处方：10％酒精一斤，雄黄面五两。

用法：用酒精调雄黄面外敷。

9. 处方：五倍子， 王不留各一两， 陈醋
一斤。

用法：合煎剩半斤时，洗患处。

10. 处方：大蒜适量，黄酒适量。

用法：用大蒜沾黄酒擦患处，每日一
次。

（二）、治湿疹方

1. 处方：扑粉、松香各适量。

用法：凡士林或大油调膏外敷。

2. 处方：黄柏，五倍子各等份。

用法：共为末香油调敷。

3. 处方：苦参，荆芥，白藓皮各等份。

用法：用白酒泡十天后，外用。

4. 处方：炕洞焦子五钱， 枯矾五钱， 松
香五钱，轻粉三钱。

用法：共为面，香油调敷患处。

1949

新 中 国
地 方 中 草 药
文 献 研 究
(1949—1979年)

1979

5. 处方：芥穗二两。
   用法：水煎洗患处。

6. 处方：百部草一两，白酒三两。
   用法：把百部草泡于酒内一宿，点燃
   白酒2——3分钟后，以酒擦患处。

7. 处方：煅牡蛎一两，冰片一钱。
   用法：共为面，用时外敷即可。

8. 处方：鸡蛋黄一个，合霉素适量。
   用法：把蛋黄炒出油，用油加合霉素
   涂患处。

9. 处方：黄柏五钱，苍术五钱，五倍子三钱，
   荆芥三钱。
   用法：共为面用水调敷患处。

八、荨 麻 疹

1. 处方：地骨皮一两，苍耳子半两。
   用法：水煎服。

2. 处方：苦参三两。

用法：水煎服。

3. 处方：菖蒲—两。

用法：水煎薰洗患处。

4. 处方：苦参，芥穗各三钱。

用法：水煎服或薰洗用。

5. 处方：桂枝三钱，防风二钱，附子二钱，
黄芪—两五钱。

用法：水煎服，每日一剂。

6. 处方：炒苍耳子三钱，苦参二钱。

用法：水煎服，日二次。

7. 处方：蝉蜕三钱，五味子—钱，蛇蜕三钱

用法：水煎服，日服三次。

8. 处方：韭菜叶五钱。

用法：把韭菜叶揉软去汁，敷患处，
再盖被出汗。

9. 处方：蜂蜜，白矾适量。

用法：调合加热煮斤，温服之。

1949
新 中 国
地 方 中 草 药
文 献 研 究
(1949—1979年)
1979

九、黄 水 疮

1.　处方：黄连二钱，儿茶，冰片各五分。
　　用法：共为面，用凡士林调膏，敷患
　　　　处。

2.　处方：窑门土，冰片各适量。
　　用法：共为面，撒患处。

3.　处方：黄蒿子适量。
　　用法：装入缸或瓷瓶中，烧出油擦患
　　　　处。

4.　处方：黄瓜秧灰。
　　用法：加香油或豆腐调合，涂患处。

5.　处方：黑豆适量。
　　用法：烧出油涂患处。

6.　处方：黄柏面，滑石粉各等分。
　　用法：混合后用香油调涂患处。

7.　处方：黄柏，枯矾，宫粉，松香各等分。
　　用法：共为面，香油调涂患处。

8. 处方：青黛三钱，冰片一钱。

   用法：共为面，涂患处。

9. 处方：官粉， 煅石膏， 松香， 白矾
   各等分。

   用法：共为面，用猪油调敷患处。

10. 处方：黄柏三钱，轻粉三钱，乳香三钱。

    用法：共为细面，香油调搽。

11. 处方：松香五钱，枯矾一两。

    用法：共为面，用香油或豆油调搽。

12. 处方：槐子三两，鸡蛋清一个。

    用法：搅拌后用火炒干，研细面，香
    油调搽。

13. 处方：蛤拉皮适量。

    用法：烧灰，油调患处。

14. 处方：去叶的黄瓜秧适量。

    用法：烧成灰研面涂患处。

15. 处方：黄柏一两，苦参一两，鳖甲一两五钱

    用法：把别甲烧透无烟共为面，用猪

1949

新　中　国
地 方 中 草 药
文　献　研　究
(1949—1979年)

1979

油或豆油调涂患处。

16. 处方：核桃仁两个，梅片一分。

用法：将核桃仁用白纱布包裹拧出油
来，如有半酒盅，可加梅片一
分。涂患处。滴入耳内三—五滴。

备注：治中耳炎有效。

十、过敏性紫癜及白癜风

1. 处方：丹参一两，大枣一两。

用法：水煎服。

2. 处方：白附子，雄黄，密陀僧各等分。

用法：用姜汁调搽患处。

备注：治白癜风有效。

3. 处方：蒜瓣子适量。

用法：煎水洗患处。

4. 处方：猪苦胆一个，雄黄三钱。

用法：雄黄为面，用猪胆汁调膏涂患
处，日三次为佳。

5． 处方：枯矾三錢， 密陀僧一两， 防风
五錢。

用法：共为细面，用鲜黄瓜醮药面搽
患处。

十一、秃　　疮

1． 处方：香粉，雄黄，松香各五分。

用法：共为面，香油涂患处。

2． 处方：柳树叶五两，豆油二錢。

用法：将柳树叶炒成炭研面，湿疮干
敷，干疮用豆油调敷。

备注：治头疮有效。

3． 处方：活蝼蛄十个。

用法：火焙成面，敷患处。

备注：治小儿头上生拉拉蛄疮，经久
流脓水不愈。

4． 处方：刺双侧委中穴。

用法：用三稜针刺破两侧委中穴的静

1949

新 中 国
地 方 中 草 药
文 献 研 究
(1949—1979年)

1979

脉管出血约5CC，每周一次，一般两次可愈。

备注：治发际疮（即项后多发性毛囊炎）。

十二、臁　　疮

1. 处方：榆树皮白里子适量。

   用法：捣烂敷患处。

2. 处方：蜜蜂、烟梗面各适量

   用法：将峰蜜熬熟，加烟梗面调羔敷患处。

3. 处方：黄柏一两，轻粉三錢。

   用法：共为面，用猪胆汁调涂患处。

4. 处方：蒜瓣子适量。

   用法：烧成灰用香油调涂患处。

5. 处方：一年的大白杨树叶适量。

   用法：把树叶用手搓软，用背面贴患处。

6. 处方：煅石膏一两，章丹··钱。

   用法：共为面，用香油调搽患处。

7. 处方：肥猪肉片适量。

   用法：贴在患处。

十三、虫类咬伤

蛇咬伤

1. 处方：雄黄，五灵脂各三钱共为细面，

   用法：取一半外敷伤处，用醋调。

   另一半，分两次早晚服之，黄

   酒引。

2. 处方：雄黄、白矾各等分共为细面，

   用法：水调敷患处，自能流出污水。

3. 处方：雄黄一两、冰片三钱共为细面，

   用法：水调后，贴伤处。

蚊虫咬伤

4. 处方：面碱适量

   用法：以温水将碱化开，涂洗伤处，

— 87 —

1949

新 中 国
地 方 中 草 药
文 献 研 究
(1949—1979年)

1979

能止痛消肿。

灭虱法

5. 处方：川椒，百部_{适量}

用法：将衣服洗净后，用上药煎水，再洗一次即可。

十四、杂证类方

治脚鸡眼方

1. 处方：鲜姜片_{适量切薄}

用法：贴患处，继用艾灸数次，可自然脱落。

2. 处方：热水一盆，白矾少许

用法：用水洗泡，待鸡眼软时，用镊子拔取之，三次即愈。

3. 处方：乌梅一两，食盐三钱，醋半两，开水一两。

用法：将盐用开水溶化后，放入乌梅浸泡24小时，然后将乌梅取出，加醋捣烂贴于患处。

治骨結核方

1. 处方：蜈蚣三条　松香二兩　蓖麻子六兩
   香油适量，
   用法：先将蜈蚣、蓖麻(去皮)火烘成
   黄色，同松香共研成面，用香油
   调，敷于患处。

2. 处方：猪骨头　白矾　榆树皮各适量，
   用法：共为面，外敷。

3. 处方：红矾少许　大枣（去核）一枚
   用法：将红矾放到枣内，以火烤焦研
   面，用薄纸卷成卷，放到患处。

治疝气方

1. 处方：小茴香一錢　青皮一錢　荔枝
   核30粒
   用法：共细面，斤水调服。每次二钱。

2. 处方：醋二斤荞麦面一斤　葱根三个
   用法：共放铁勺内温热，布包放在腹

1949

新 中 国
地 方 中 草 药
文 献 研 究
(1949—1979年)

1979

部即可。

治脚气方

处方：枯矾适量

用法：擦脚。

防蚊虫方

处方：雄黄—斤 滑石—斤共为细面，

用法：放入雪花羔内，涂之。

治瘊子方

1. 处方：拉拉秧子汁

用法：点瘊子1—2次即愈。

2. 处方：鲜苦菜

用法：捣汁搽瘊子后，即脱落。

刀口药方

处方：石灰 牛胆

用法：将灰装入胆内阴干，研面外

上。

治瘿瘤方

处方：蜘蛛网

用法：用网线在根部绕几圈即可。

治抽搐方

处方：生石羔面—两　鸡蛋—个

用法：将石羔与鸡蛋调匀，煎鸡蛋饼
　　　吃。

治口唇溃疡方

处方：血竭—钱儿茶—钱寒水石—钱冰
　　　片—分

用法：共为细面，敷于患处。

治缠腰火丹（带状泡疹）

处方：大蜈蚣数个

用法：焙干研细面，用香油调上即
　　　可。

1949

新 中 国
地 方 中 草 药
文 献 研 究
(1949—1979年)

1979

伤　　科

一、骨　折

1.　处方：地骨皮，五加皮，鲜姜各四两，
　　　　白公鸡（或红公鸡）一个去翎。
　　用法：共捣肉泥敷患处。
　　备注：如开放性骨折加 麝 香二钱，敷
　　　　24小时去掉，用小夹板固定。
2.　处方：接骨木（即马尿烧枝皮）3斤，
　　　　山高粱皮 3斤，黄瓜籽 3斤。
　　用法：共为面，每次两克，日服三次，
　　　　小儿酌减。
3.　处方：山高粱三斤，山龙三斤
　　用法：共为细面，每次六分，日服三次。
4.　处方：小黄米面一两，皂角面三钱，头
　　　　发炭适量，黄蜡适量。
　　用法：用黄蜡熬成膏，贴患处。

5. 处方：生菜籽一两，公鸡腿三对，青龙
衣（高粱开花时的 花 粉）三钱青
龙爪（高粱须根土皮上阳面的）
二钱，黄瓜籽一两。

用法：共为细面，日 三 次，每次服四
分，用此方时可并用下方效果显
著。

6. 处方：制马前子五两、自然铜五两。

用法：共为细面，日三次，每次服三
分，黄酒为引，用此方时,可并用
上方效果显著。（原方名：双料
拐）。

7. 处方：黑色松香一斤，麻油适量。

用法：用开水把松香 化 开，去其 杂
质，以麻油熬成膏敷患处。

备注：本方适于骨折感染化脓，原方
名：拔脓松香羔。

8. 处方：黄柏五两，山栀五两，樟脑五钱，

1949
新 中 国
地 方 中 草 药
文 献 研 究
(1949—1979年)
1979

薄荷五錢，白陶土十斤。

用法：共为细面,炼蜜调膏,敷患处。

9. 处方：公牛角炭一斤，血余炭一斤，青麻炭一两，榆树皮白里半斤，陈粉子,即臭米粉子三斤，陈醋适量。

用法：把牛角削成片或劈成条，然后将要制炭的药分别放在瓦盆内，并用瓦片复盖，加火焙成炭。

将上药共为面,混合均匀。用时把陈醋熬开入药面,随入随搅,得成膏后加入少许蜂蜜，热敷患处。

备注：对骨折及跌打损伤均有良效。

二、跌打损伤

1. 处方：山栀子，红花，姜黄，黄柏，大黄各等分。

用法：共为面，调蜜为膏敷患处。

2. 处方：陈高粱秸灰适量，陈醋适量。

用法：用陈醋调糊状敷患处。

3. 处方：甜瓜籽四两，赤芍一两，山龙三两
灵仙二两，黄芪二两。

用法：共为面，每次一钱内服，亦可
外敷。

备注：适用于闪腰岔气。

4. 处方：山龙五两，赤芍五两，串地龙二两
山高粱一两。

用法：共为面，每次服一钱，黄酒为引。

5. 处方：黄柏一斤、石膏粉三斤。

用法：共为面，水调敷患处。

6. 处方：山高粱五斤、蒲黄三斤

用法：共为细面，日三次，每次服六
分至一钱。

7. 处方：水蛭四钱大黄、牵牛子各二钱。

用法：共为细面，每次服一钱五分。

备注：对瘀血疼痛者有效。

8. 处方：刘寄奴，延胡索各四钱，骨碎

1949

新中国
地方中草药
文献研究
(1949—1979年)

1979

补二錢五分。

用法：共为细面，每服二钱，日两次。

备注：对跌打损伤，瘀血在腹，大小便出血者用之。

9. 处方：天南星适量，鸡蛋清适量。

用法：将天南星为细面，用蛋清调敷患处。

备注：对金伤折伤，瘀血肿胀疼痛有效。

10. 处方：穿地龙五錢，当归五錢，红花一两赤芍五錢， 黄柏二錢、 麻黄三錢（春、夏用一錢），官桂三錢桃仁三錢甘草三錢。

用法：共为细面，日服三次，每次一钱，黄酒为引，小儿酌减。

备注：对腰扭伤，五脏内伤，小儿麻痹等症有效。

— 96 —

11. 处方：当归，川芎，红花各三錢，土
　　　　虫三个。

用法：共为细面，每次服一钱。

备注：对闪腰岔气有效。

三、止　　血

1. 处方：生石灰适量，猪苦胆一个。

用法：将石灰装入猪苦胆内，阴干后
　　　　研成极细面，撒于伤处。

备注：用陈石灰及牛胆汁亦可。

2. 处方：马勃一斤半，大蓟十五斤，仙鹤
　　　　草十斤，白蔹十斤，黄柏五斤，白
　　　　藓皮十斤，枯矾三斤。

用法：马勃只取其粉，其余药均为面。
　　　　内伤出血，每次服一錢，日三次。
　　　　外伤出血，用药粉敷患处即可。

3. 处方：柞木炭，陈醋各适量。

用法：把柞木炭烧成炭火时，将炭置

1949

新 中 国
地 方 中 草 药
文 献 研 究
(1949—1979年)

1979

于醋盆内浸泡，立即取出晒干，制成粉剂，每日服五至十克，空腹用，极量二十克，失血昏迷者用童便为引服之。

备注：凡内出血、咳血、便血、衄血、产后大出血、崩漏等均可使用。

4. 处方：生半夏，海螵蛸各等分。

用法：共为细面，撒于刀口上。

5. 处方：马勃，别甲炭，榆树皮，天竺黄各等分。

用法：共为细面，撒于伤口上。

6. 处方：海螵蛸，龙骨，元胡，煅石膏，人造射香各三钱；血余炭四钱阿胶五钱。

用法：共为细面，涂于伤口稍加压迫止血。口服时，每次一钱。

7. 处方：鱼头、鱼骨、鱼鳞，头发各等分

用法：共烧存性，撒于伤口。

8. 处方：龙骨、海螵蛸、白芨、元胡、血
余，煅石膏，人造射香各三錢，阿
胶五錢。

用法：共为细面撒入伤口。

9. 处方：炒石灰一斤，川军一錢。

用法：共为面，敷伤口。

10. 处方：马勃一錢，大蓟一錢，煅石膏一錢
煅龙骨五分，海蛸一錢，白芨一錢，
冰片五分，

用法：共为细面，撒于伤口。

11. 处方：石灰，韭菜，大蓟各等量。

用法：共为面（石灰合于其他药内捣
乱晾干为面）撒于伤口。

12. 处方：马勃一两，松萝一两，白藓皮一两
冰片二錢。

用法：共为细面，撒于伤口。

备注：适于外伤出血，止痛、消炎。

13. 处方：明矾，枯矾，生松香，炙松

1949

新 中 国
地 方 中 草 药
文 献 研 究
(1949—1979年)

1979

香各等分。

用法：炙松香：将松香为碎块，放入
锅中，用文火溶化，以冒白烟为
度，放冷即得。上药共为细面，
敷于伤口。

备注：经过动物试验，止血(耳动脉)
效果良好，约为21—37秒左右。

四、破 伤 风

1. 处方：蝉退五錢，（去头、足、翅膀）。

   用法：研面，用黄酒二两冲服，每日
   一次，小儿酌减。

   备注：服药六、七日症状即可消失，
   每日服药后，酌情给予适量的盐
   水或葡萄糖的液体，以防脱水。
   有痉挛者,配合针刺疗法,取穴：
   百会，风府,大椎,曲池，合谷，
   承山，太冲等穴。

2. 处方：羌活三錢，防风三錢，川芎三錢，
大黄三錢， 半夏三錢， 川乌三錢，
草乌三錢， 蜈蚣三条，白附子四錢，
全退三錢， 天麻二錢， 南星三錢，
白芷三錢， 全虫三錢， 姜虫三錢，
硃砂一錢， 琥珀一錢。

用法：共为细面，每次服三钱，日三次。

五、其 它

（一）骨质增生

处方：狗肾五錢，申姜八錢，五加皮八錢
土虫五錢， 蜈蚣十条， 全蝎四錢，虎
骨五錢， 牛夕五錢， 川断五錢， 寄
奴五钱， 桃仁五錢， 当归八錢， 龟
板八錢， 鸡血藤五钱， 川羌四錢，灵
仙四錢， 石决明八錢，红花四錢。

用法：共为细面，蜜三钱重丸，日服三
次，每次一丸。

— 101 —

1949

新 中 国
地 方 中 草 药
文 献 研 究
(1949—1979年)

1979

（二）老年性肩关节周围炎

处方：川乌，草乌，乌梅，杜仲，牛
夕，双花，紫草，没药，红花，
乳 香各三錢。

用法：白酒二斤，浸泡上药五日后，
过滤除渣，加白糖半斤，每日三
次，每次服十毫升。

五官科疾病

一、虫入耳內

1. 处方：葱汁，香油适量。
   用法：滴入耳内。
2. 处方：人乳
   用法：滴入耳内。

二、化脓性中耳炎

1. 处方：黄柏，青黛各等分。
   用法：研成细面吹入耳内。
2. 处方：番木鳖一个。
   用法：磨水滴入耳内。
3. 处方：冰片一分，硃砂一分，月石三分。
   用法：共为细面吹入耳内。

三、慢性鼻炎

1. 处方：香瓜蒂（量不拘）

1949

新 中 国
地 方 中 草 药
文 献 研 究
(1949—1979年)

1979

用法：焙干研成面吹入鼻内。

四、酒 糟 鼻

1. 处方：猪胆汁
   用法：每日早用酒调敷鼻部一次，半月为一疗程。
2. 处方：苦参四两，当归二两，
   用法：共为细面，酒糊为丸 每 次二钱每日二次。

五、牙　　疼

1. 处方：五倍子三钱，
   用法：煎水含嗽。
2. 处方：细辛，草乌各等量。
   用法：研成细面，涂牙周围。
3. 处方：白芷一两，冰片二分，
   用法：共为细面吹入鼻内，
   备注：本方亦治头痛、鼻炎。

—104—

4. 处方：川乌—钱，草乌—钱，细辛—钱，
   用法：共为细面，以少许含于口内，
         待有麻木感时吐出。
5. 处方：升麻—钱，川军二钱，芒硝二钱，
   用法：水煎服，

六、风火牙痛

1. 处方：血余炭，碱面各—钱，
   用法：把上二味药混合分成十二包，
         向痛牙处吹入一包。
2. 处方：六八一粉 （滷硇）
   用法：放在痛牙处。
3. 处方：蛇皮—钱，白酒二两。
   用法：把蛇皮放白酒内浸泡二十四小
         时取出置痛牙处。（勿吞咽）
4. 处方：茄子叶
   用法：卷烟吸。（勿咽下）
5. 处方：花椒，醋。

1949

新 中 国
地 方 中 草 药
文 献 研 究
(1949—1979年)

1979

用法：把花椒放入醋内浸泡后用醋漱口。

6. 处方：升麻_{适量}

用法：把升麻放入水中浸泡后用浸出液体漱口。

7. 处方：飞硷面

用法：擦患牙处。

8. 处方：蒜瓣_{七个}，轻粉少许，

用法：用吸烟的唾液把上二味药捣烂涂于列缺穴上。

七、急慢性扁桃腺炎

1. 处方：月石，冰片_{各等分}，

用法：研面吹于患处。

2. 处方：大黄米面，白酒_{适量}，

用法：二者合一起，涂颈周围。

3. 处方：桦树皮_{五钱}，

用法：煎水每日服二次。

4. 处方：白矾二錢，活蛛蜘一个，

川法：把白矾用铁勺化开加入蜘蛛，
待白矾干枯后取出研成细面，以
黄豆粒大小吹入喉内。

1949
新中国
地方中草药
文献研究
(1949—1979年)
1979

其 宅

一，大骨节病

1. 处方：豨薟草二錢， 炙草乌一錢， 灵
   仙三錢，

   用法：水煎服。

2. 处方：茜草五錢——两，白酒一斤

   用法：把茜草放入白酒浸泡三天后每
   晚服一盅酒。

3. 处方：炙草乌二錢，白酒一斤,糖二两,

   用法：把炙草乌放酒内浸泡七日后过
   滤，再把糖加入滤过液中，每天
   服一盅。

妇　　科

一、痛　經

1. 处方：香附二两，元胡一两。
   用法：共为细面，日服二次，每次二錢，
   　　　红花水为引。

2. 处方：当归一两，红花五錢，艾叶一两，
   　　　降香五錢。
   用法：共为细面，蜜大丸，每次一丸，
   　　　日二次。

3. 处方：丹参四錢，当归四錢，小茴香二錢
   用法：水煎服，日服二次。

4. 处方：五灵脂，生蒲黄各等分
   用法：共为细末，每次二钱，日三次，
   　　　黄酒为引。

5. 处方：鲜血见愁十斤
   用法：加水二十斤，煎三个小时滤

1949

新 中 国
地 方 中 草 药
文 献 研 究
(1949—1979年)

1979

过，再煎成羔状，制大丸。每次一丸，日服三次，红糖为引。

二、闭　　经

1. 处方：鹅血五錢，白糖五錢，

　　用法：冲服。

2. 处方：瞿麦，益母草各三錢，香附四錢，蒲黄三錢。

　　用法：水煎服。

3. 处方：将其月经在瓦上焙干。

　　用法：黄酒冲服。

4. 处方：刺梅花根适量

　　用法：挖出后洗净，水煮沸加红糖，每天服一次，连服一周。

5. 处方：大枣二两去核，黑矾二錢

　　用法：共捣成泥状，如黄豆粒大，每次服二钱，日服二次，用米汤送下。

6. 处方：红花三錢，黑豆五两，红糖三两，用法：水煎服。

三、崩　　漏

1. 处方：鲜鱼鳞一两，头发一两，
   用法：焙焦为末，分三次服，童便为
   　　　引。

2. 处方：地榆五两，醋五两，
   用法：煎汤服用。

3. 处方：胡罗卜缨
   用法：煮水喝。

4. 处方：棕炭一撮，为面。
   用法：好酒调，空心服。

5. 处方：当归五钱，黄芪八钱，三七三钱，
   用法：水煎服。

6. 处方：土虫七个，熟地三錢，双花三錢，
   用法：水煎黄酒冲服。

7. 处方：鸡冠花五个
   用法：水煎服。

1949
新 中 国
地 方 中 草 药
文 献 研 究
(1949—1979年)
1979

8. 处方：果木树秋后开的花，采摘备用
   用法：一次一朵，水煎服。

9. 处方：毛荔子外壳二至三个
   用法：水煎服。

10. 处方：野兔子毛烧灰二份，血余炭一份
    用法：一次一至三钱，红糖为引。

11. 处方：锅底灰三至五钱
    用法：水煎服。

12. 处方：蓼吊子花，三十度白酒一斤
    用法：浸泡二至三两，泡两天。每次
          十至十五毫升，二小时服一次。

13. 处方：龙骨六钱，牡力六钱，茜草三钱，
       文蛤三钱
    用法：水煎服。

14. 处方：大蓟一两，当归三钱
    用法：水煎服。

15. 处方：蚕砂一至二两 焙焦存性压面
    用法：分十次服，每日两次。

16．处方：白马猓三至四两，烧灰
　　　用法：白开水冲服。

17．处方：乌米（包米或高粱的）晒干，
　　　　　炒成末，
　　　用法：每次服三钱，红糖水冲服。

四、逆　　經

　　处方：韭菜根一两
　　用法：水煎服。

五，带　　下

1．　处方：棕榈（烧灰存性）
　　　用法：每次三錢，红糖二两，一日二次
　　　　　冲服。

2．　处方：葵花杆白心，焙焦为末，
　　　用法：每次二錢，白糖为引，白水送下。

3．　处方：小茴香二两，干姜五钱，
　　　用法：水煎服，日三次，七天为一疗
　　　　　程，红糖为引。

－113－

1949
新 中 国
地 方 中 草 药
文 献 研 究
(1949—1979年)
1979

4. 处方：五倍子炒，桃仁炒各等分

用法：每服二钱空 心 服，好酒为引。

六、姙娠腹胀

陈皮三钱，煎汤频饮。

七、姙娠呕吐

处方：莲房炭为末

用法：每服三钱，日服二次。

八、流　产

1. 处方：鲜狗肉六两　山药三钱　黄芪三钱

熟地二钱

用法：酒八两同狗肉及上药燉之，随
意饮服。

备注：本方对姙娠三至五个月流产有
效。

2. 处方：寄生二两半

　　用法：水煎服。

3. 　处方：驴胎盘一个

　　用法：焙干研末，每次三分，日二次。

4. 　处方：老乌鸦一只，明矾半斤。

　　用法：将乌鸦用泥封住，焙干，与明矾

　　　　　共研细末，每日三次，每次一钱。

九、月經过多

处方：棕炭　　地榆炭　　艾炭　　黑蒲黄

　　　各一两

用法：水煎服。

十、下奶葯方

处方：六六通三钱　　糖瓜蒌一斤　　王不

　　　留三钱　　鸡蛋七个

用法：药煎好，七个鸡蛋放入药汁中，

　　　煮熟鸡蛋后，将药汤和七个鸡蛋

　　　一次服下。

— 115 —

1949

新 中 国
地 方 中 草 药
文 献 研 究
(1949—1979年)

1979

十一、回乳方

1. 处方：炒麦芽四两
   用法：煎汤随便饮之。
2. 处方：益母草一两，丹参一两
   用法：水煎日服二次。

十二、阴　　痒

处方：苦参一两，蛇床子一两，白矾二钱
　　　明雄二钱
用法：水煎熏洗阴部，每晚一次。

十三、节　　育

处方：芸苔子四钱，大生地四钱，当归
　　　三钱，炒白芍一钱
用法：水煎服。

十四、产后血晕

1. 处方：韭菜一把　醋一大碗
   用法：将韭菜切碎装入茶壶中，另将醋煮沸后倒入壶中，将壶盖密封，壶咀熏鼻。

2. 处方：新砖一块，醋若干斤。
   用法：将砖烧红，投入醋中，对鼻孔熏。

十五、产后腹痛

1. 处方：益母草二两　艾叶一两半
   用法：水煎服。

2. 处方：坤草一两　山查一两
   用法：水煎服。

3. 处方：坤草一两
   用法：水煎服

4. 处方：百草霜三钱　红糖三两

1949

新 中 国
地 方 中 草 药
文 献 研 究
(1949—1979年)

1979

用法：用红糖水冲服。

十六、死胎不下

处方：朴硝一两为末
用法：一次冲服。

十七、胎衣不下

处方：鸡子清三个
用法：用醋调合，一次服下。

十八、产后发烧

处方：蜈蚣三条　红花四钱　鸡蛋清四个
　　　红糖二两　黄酒四两
用法：先将蜈蚣用瓦焙黄，用鸡蛋清
　　　与红花调匀，放瓦上与蜈蚣一起
　　　焙焦，用红糖和黄酒冲服出汗即
　　　愈。

十九、产后癫狂

处方：苧麻四两烧灰，高粱楷叶三把熬水。

用法：用高粱楷叶熬水冲苧麻灰。

二十、子宫脱垂

1. 处方：枳壳一钱　生、炙黄芪各五钱　升麻二钱

用法：水煎服，每日一剂。

2. 处方：荞面一小碗（炒黄）

用法：黄酒冲服，每日一次。

二十一、不　　孕

1. 处方：新姜三片　白胡椒三粒　老葱三根

用法：月经来潮期每天水煎服一次，配合针刺天枢穴。

— 119 —

1949
新 中 国
地 方 中 草 药
文 献 研 究
(1949—1979年)
1979

2. 处方：当归二钱 知母四钱 川芎四钱甘草二钱 红枣二枚

用法：水煎服。

3. 处方：黄酒五两 醋五两 红糖五两 生地四钱 熟地四钱 红花四钱 红粘谷一把 陈黑豆一把

用法：酒醋加水煎服，红糖为引。

二十二、絕 育

处方：放蚕纸方园一尺，烧灰
用法：黄酒调服。

二十三、缺 乳：

1. 处方：王不留行二两
用法：加鲤鱼煮汤服。

2. 处方：冬虫草一钱 王不留二钱
用法：共为细末水冲服。

3. 处方：红糖二钱　猪油一匙
　　用法：用水把油燉开，加红糖，一次
　　　　　服下，一日二至三次。

4. 处方：丹参二钱
　　用法：水煎服。

5. 处方：母猪输卵管，切成一寸一块焙干
　　用法：压碎成末，用黄酒送服，日一
　　　　　次。每次服二钱。

6. 处方：蝼蛄七个
　　用法：将蝼蛄切碎，放入面汤内，口
　　　　　服令汗出。

7. 处方：六六通三钱　瓜蒌一个　王不留
　　　　　三钱　鸡蛋七个
　　用法：煎汤取汁，用药汁煮鸡蛋，一
　　　　　次服。

8. 处方：牛鼻子一个
　　用法：用黄泥包，焙干后，研细末用
　　　　　黄酒冲服。

1949
新 中 国
地方中草药
文 献 研 究
(1949—1979年)
1979

9. 处方：炒苏子研成细末

用法：煮鸡蛋蘸苏子末吃。

10. 处方：患者乳汁两毫升

用法：肌肉注射（三角肌）每日一次，三至五天一疗程。

11. 处方：麻子油适量　鸡蛋一个　胡椒十一粒

用法：麻子油煎鸡蛋和胡椒，将鸡蛋一次吃下。

二十四、鸡爪风（抽麻筋）

1. 处方：石决明一个（煅）

用法：早晚各服三钱。

2. 处方：当归六钱　蜈蚣二条　甘草一钱

用法：共为细末每次五分，日三次，黄酒送下。

3. 处方：瓦楞子（压末）

用法：每次五分，日二次。

4. 处方：木耳四两　扁豆三钱　老贯筋三钱
　　用法：共为细末，每次服三钱，日二
　　　　　次。

5. 处方：鹿角霜　石决　海螺各等分
　　用法：共为细末，每服三钱，日二次。

二十五、阴道滴虫

1. 处方：鸡肝一个
　　用法：蒸熟切片，每次二至三片，塞
　　　　　入阴道。

2. 处方：蛇床子一两　苦参一两　雄黄三钱
　　　　　甘草二钱
　　用法：煎汤熏洗阴部。

3. 处方：杏仁一钱　乌梅肉一钱　雄黄五分
　　用法：共为细末，装入纱布包，纳入
　　　　　阴道内。

1949

新　中　国
地 方 中 草 药
文 献 研 究
(1949—1979年)

1979

儿　　科

一、百日咳

1. 处方：百合四钱　冬花四钱。
   用法：水煎服，每日二次。
2. 处方：鸡蛋一个　白糖适量。
   用法：一次生饮下。
3. 处方：猪胆一个　白矾适量。
   用法：合在一起，分成六至八付，每次服一付，每日二次。
4. 处方：大蒜一个　白糖适量
   用法：把大蒜捣乱取汁加白糖频服之。
5. 处方：侧柏叶五钱　百部、沙参各三钱
   用法：水煎服，日服二次。

二、消化不良

1. 处方：核桃仁三钱　六糁五钱　莱菔子三钱

用法：共为细面，用红糖水冲服，分
　　　三次服下。

2.　处方：水红花籽三钱

　　用法：水煎服，日服三次。

三、小儿腹泻

处方：鲜姜或干姜三—五钱　红糖一两

用法：开水浸泡加糖服。

四、血　　痢

处方：苦参五钱

用法：炒为细面，每次服三——五分
　　　每日三次，开水送下。

五、久　　痢

处方：陈萝卜适量

用法：水煎服，每日三次。

六、长期腹泻

处方：夏枯草一两　大粒盐十粒

1949
新 中 国
地 方 中 草 药
文 献 研 究
(1949—1979年)
1979

用法：煎水洗肤部。

七、蛔 虫 病

处方：使君子二两 天南星一两 槟榔一两

用法：共为细面水泛为丸，一岁小儿每次服二分，每日二次。

八、蛲 虫 病

1. 处方：雄黄　枯矾各等分
   用法：共为细面，睡前抹在肛门上。
2. 处方：葱叶适量压汁
   用法：用棉球沾汁塞入肛门。
3. 处方：生花椒五个　雄黄三分
   用法：共为细面，用布包成小球蘸香油润透塞入肛门。

九，小儿遗尿

1. 处方：桑螵蛸七个　铁扫帚二钱

— 126 —

用法：水煎服，每日服二次。

2. 处方：韭菜籽五錢

用法：水煎服每日二次。

3. 处方：硫黄五分　鸡蛋二个

用法：把硫黄放入鸡蛋内烧熟食之。

十、小儿夜啼

处方：蝉退三只（去头用下半部）卜
荷适量

用法：把蝉蜕烤桔成粉加卜荷水煎，
每次服一杯，每日三次。

十一、软骨症

处方：鸡蛋皮（炒）黄豆面（炒）白
糖各等量。

用法：共为细面，每次一茶匙用白开
水冲服，每日三次。

1949
新 中 国
地 方 中 草 药
文 献 研 究
(1949—1979年)
1979

十二、小儿脱肛

处方：五倍子二钱　白矾适量

用法：先把五倍子煎汤熏洗肛门，后将白矾擦肛门上。

十三、脑 膜 炎

处方：红矾二分　巴豆一个

用法：分别研面，合成泥状，外敷两侧太阳、印堂穴处。

十四、小儿急慢惊风

处方：巴豆霜一钱　雄黄三钱　郁金三钱　全虫十个

用法：共为细面，不满月小儿一次一掏耳勺，一岁以内每次二掏耳勺，随年令酌加药量，每日二次白开水送下。

吉林省中草药展览会
资料汇编

提　要

吉林省生产指挥部卫生局编。

1970年5月出版。64开本。共113页，其中前言、目录共7页，正文104页，插页1页，勘误表1页。平装本。

编者把吉林省中草药展览会上展出的单方、验方和卤碱疗法选编成册，以利推广使用。

本书分中草药和卤碱疗法两部分。中草药部分按疾病科别分类，涉及内科疾病（24种）、外伤科疾病（14种）、五官科疾病（12种）、妇儿科疾病（12种），共62种。每类下先列疾病，每种疾病下又有处方若干个，每个处方包括成分、主治、制法、用法等项。本书所载处方多为单方、验方，由1味草药组成，例如红鸡冠花治疗产后流血不止、芦苇根治疗小儿麻疹前期等。

卤碱疗法部分有卤碱制剂简介和卤碱疗法临床应用简介等内容。制剂简介部分包括卤碱制剂的制法、用途、用法及用量；临床应用简介部分主要涉及地方病（克山病、大骨节病）、外伤、感染性疾患、过敏性疾患、癌肿等，有统计和典型病例。每个病例下有姓名、性别、年龄、诊断、病史、查体、治疗经过等内容，有一定说服力。

吉林省中草药展览会

资　料　汇　编

（供内部参考）

吉林省
生产指挥部卫生局

一九七〇年五月

1949

新 中 国
地 方 中 草 药
文 献 研 究
(1949—1979年)

1979

勘 误 表

页	行	误	正
2	倒 3	用白酒浸泡即可。	用白酒浸泡半月余即可。
2	倒 5	黑天天果、白酒。	黑天天果 6 两、白酒 1 斤。
5	正 1	硫黄 1 斤	制硫黄 1 斤
5	正 4	0.8克	0.5克
7	倒 8	每次服用20丸	每次服用 6 分
8	倒 3	取鲜或干马齿苋	取鲜 3 两或干 1 两马齿苋
9	倒 3	取白毛蒿水煎服	取白毛蒿3—4钱（一日量)水煎服
13	正 7	生川乌2钱,生草乌2钱,生马钱2钱,	制川乌2钱，制草乌2钱，炙马前1.5钱，
20	倒 1	自然铜	自然铜(醋淬)
46	正 5 (下同)	M/V	W/V
46	正 6	含镁量1—15毫克/毫升。	含镁量 10—15 毫克/毫升。
52	正 7	同10卤碱	同10％卤碱
58	正11	肾上腺素(10毫克)	苯肾上腺素(10毫克)
65	正 5	左乳突线外	左锁骨中线外

目　录

1

1949

新　中　国
地 方 中 草 药
文　献　研　究
(1949—1979年)

1979

2

卤碱预防克山病

卤碱疗法的临床应用简介

3

1949
新中国
地方中草药
文献研究
(1949—1979年)
1979

4

内 科 疾 病

一、感 冒

1. 清热解毒片。

成分：蒲公英。

主治：感冒、气管炎、咽炎、急性扁桃体炎。

制法：研成细末制成片剂，每片0.5克。

用法：每次口服4片，日服3次，温水送下。

2. 柴胡注射液

主治：感冒、流感、疟疾。

制法：取100克柴胡粗粉，以水湿润后，行水蒸汽蒸馏，收集馏液400毫升，所得馏液再次蒸馏，收集二次馏液100毫升加入注射用氯化钠0.8克搅拌令溶，过滤，分装，100℃30分钟灭菌，即得。

用法：每次肌注2毫升。

3. 复方双花注射液

成分：双花6钱、连翘3钱，黄芩3钱，黄柏3钱，大黄1.5钱，板兰根3钱。

主治：感冒、咽炎、扁桃体炎。

1

1949

新 中 国
地 方 中 草 药
文 献 研 究
(1949—1979年)

1979

制法：取上记生药，研成粗粉，用水浸煮三次，合并浸出液，过滤，浓缩至糖浆状，加三倍量95%乙醇，放置24小时后，过滤，滤液减压回收乙醇，再浓缩至糖浆状，用醇同上处理，反复三次，最后一次回收醇的滤液加水稀释，加0.5%活性炭脱色二次，过滤，稀释至总体积达2000毫升，过滤，分装，100℃ 30分钟灭菌即得。

用法：每次肌注2毫升。

二、支 气 管 炎

1. 老鸹眼

成分：老鸹眼籽2两、白酒1斤。

主治：气管炎、肺气肿。

制法：将老鸹眼籽2两用1斤白酒浸泡5天备用。

用法：每次口服1汤匙，1日3次。

2. 天天果

成分：黑天天果、白酒。

主治：气管炎。

制法：将秋后成熟的黑天天果，用白酒浸泡即可。

用法：每次口服1汤匙，日服3次。

2

三、哮　喘

1. 桑皮止喘汤

成分：麻黄根 7 分，桑白皮 3 钱，生甘草 3 钱，鸡蛋 1 个。

主治：支气管喘息。

用法：将鸡蛋用上 3 味药同煎20分钟，取鸡蛋去皮食下，但药汤不服。

2. 平喘丸

成分：麻黄 3 两，白果 4 两，黄柏 4 两，茶叶 1 两 5 钱。

主治：哮喘。

制法：将上药共为细面，炼蜜为丸，每丸重3钱。

用法：晚饭前服 2 丸，重者临睡再服 2 丸，白开水送下。

3. 咳喘丸

成分：地龙 1 两，双皮 1 两，败酱 1 两，远志 5 钱。

主治：咳喘。

用法：共为细末，炼蜜为丸，每丸 2 钱重，每次服 1 — 2 丸，每日服 2 — 3 次。

4. 止喘散（地龙粉）

3

1949

新 中 国
地 方 中 草 药
文 献 研 究
(1949—1979年)

1979

成分：地龙。

主治：咳喘。

用法：每次服6—8分，每日服3—4次。

5. 石花饮

成分：石花。

主治：支气管喘息。

用法：石花煎水加冰糖引子。

6. 艾叶注射液

主治：支气管哮喘。

制法：取艾叶粗粉500克，以水湿润后，行水蒸汽蒸馏，收集馏液800毫升，馏出液再次蒸馏，收集二次馏液200毫升，加注射用氯化钠，1.6克，过滤，分装，100℃30分钟灭菌，即得。

用法：每次穴位注射1—2毫升，7天为1疗程。

7. 久嗽方

成分：甜梨1个，贝母2钱。

主治：阴虚久咳。

用法：将贝母放入梨内，蒸熟食之。

四、胃 脘 痛

1. 胃寒痛片

成分：硫黄 1 斤，白矾 4 两，胡椒 1 两。

主治：胃寒痛。

用法：将硫黄、白矾、胡椒研细制片，每片 0.8 克，每服 3 — 5 片，日服 3 次。

2. 胃痛粉

成分：叩仁粉 1 两，肉桂粉 8 钱，元胡粉 1 两 5 钱。

主治：急慢寒热各型引起的胃脘痛。

用法：混合后每次服用 5 钱，饭后服，每天服 2 次。

3. 蜂蜜油

成分：蜂蜜、豆油。

主治：慢性胃炎、胃溃疡。

用法：先将豆油 2 两炸开，放入五两蜂蜜拌匀，每次口服 1 汤匙，日服 3 次。

4. 止痛散 1 号

成分：元胡、白芍、香附、灵脂各等量。

主治：心腹痛。

用法：将上药共为细末，疼痛发作时服用 0.5—1 钱。

5. 止痛散 2 号

成分：元胡 3 钱，白芍 6 钱。

5

1949

新 中 国
地 方 中 草 药
文 献 研 究
(1949—1979年)

1979

主治：胁腹痛。

用法：将上药共为细末，疼痛发作时服用0.5—0.8钱。

五、肠　　炎

1. 柞树皮

成分：柞树皮。

主治：肠炎、腹泻。

用法：取柞树皮适量水煎后，口服2—3匙。剩下的药液浸脚半小时。

2. 霜打蚂蚱

主治：肠炎、痢疾。

用法：将秋后霜打的蚂蚱用瓦焙干，压碎为面每日口服3次，每次3钱。

3. 麻籽

成分：麻籽。

主治：腹泻。

用法：压为细面，每次2钱，日服2次。

六、传染性肝炎

1. 柳叶糖浆

制法：取柳叶500克加水2000毫升浸泡12小时，

6

加热煮沸至 500 毫升，过滤，滤液加热沸腾后再加入 800 克糖，煮沸后加水至 1000 毫升。

主治：肝炎（尤其是黄疸性肝炎更显著），甲状腺肿。

用法：日服 3 次，每次口服 2—2.5 毫升。

2. 金明草 （全缘叶山柳菊）

主治：黄疸性肝炎。

用法：在 7 月末或 8 月初将金明草（全草）采集洗净，切成 1 寸长，熬水或放在暖水瓶内浸泡，当茶水饮之。

3. 肝炎丸

成分：枳实 4 钱，当归 3 钱，郁金 5 钱，败酱草 3 钱，茵陈 5 钱。

主治：急慢性肝炎、肝硬化。

用法：将上药研制成水丸，每次服用 20 丸，日服 2 次。

4. 香瓜蒂

成分：瓜蒂。

主治：黄疸。

用法：将瓜蒂研成细粉，吸入鼻内，使其流出黄水即愈。

5. 板蓝根 （菘蓝）注射液

1949
新　中　国
地 方 中 草 药
文　献　研　究
(1949—1979年)
1979

主治：无黄疸型肝炎。

制法：取板兰根500克研成粗粉，用水浸煮三次，合并浸液过滤，在水浴上浓缩至800毫升。搅拌下加入两倍量乙醇，冷冻放置2天，过滤，减压回收醇至总体积为400毫升，过滤，再加入0.7%的氨水，冷藏一昼夜后，过滤，在水浴上加热驱除氨，至 PH 为5时，将药液稀释为100%浓度，（按生药量计算），取样测定含量合格后稀释至50%浓度，过滤，分装，100℃30分钟灭菌即得。

用法：每次肌注2毫升。

七、痢　　　疾

1. 痢疾草

成分：痢疾草（即委陵菜）。

主治：予防和治疗细菌性痢疾。

用法：取痢疾草一把水煎至一碗，每日口服2～3次。

2. 马齿苋

主治：痢疾。

用法：取鲜或干马齿苋水煎服可以止痢。若将鲜马齿苋捣成泥状外敷也能治疖肿。

3. 鸦胆子

8

主治：休息痢（阿米巴痢疾）。

用法：每次取鸦胆子10～15粒，去掉外壳，使内膜勿破，用元肉包之送下，日服2次，5至10天为一疗程。

4. 贯筋煎剂

主治：慢性痢疾。

用法：老贯筋4两水煎服（2日量），日服2次。

5. 白头翁注射液

主治：细菌性痢疾、阿米巴痢疾。

制法：取100克白头翁粗粉，以水湿润后，行水蒸汽蒸馏，收集馏液400毫升，所得馏液再次蒸馏，收集二次馏液100毫升，加注射用氯化钠0.8克，溶解后，过滤，分装，100℃30分钟灭菌，即得。

用法：每次肌注2毫升。

八、肾　　炎

1. 白毛蒿（即火绒草）

主治：慢性肾炎。

用法：取白毛蒿水煎服。

2. 青砂散

成分：雄性青蛙、砂仁。

9

1949

新 中 国
地 方 中 草 药
文 献 研 究
(1949—1979年)

1979

主治：急性肾盂肾炎。

用法：将雄蛙1只除去内脏，放入砂仁6至7个焙干，研末服用。

九、风湿性关节炎

1. 三乌药酒

成分：川乌2钱，草乌2钱，乌梅3钱，银花2钱。

主治：风湿性关节炎。

用法：将以上诸药用白酒1斤浸泡，置于日光下晒之，半月后服用，每次1小盅，日服2次。

2. 申姜酒

成份：申姜1两，红糖2两，白酒1斤。

主治：腰腿疼。

用法：将申姜、红糖浸入白酒中泡7天，即可服用，每日服3次，每次服1～2酒盅。

3. 白山炅木药酒

成分：老鸹眼树皮2两，威灵仙1两，防己1两，元胡1两，淫羊霍叶1两，鸡血藤1两，白糖8两，白酒4斤。

主治：大骨节病、腰腿疼、胳膊痛、筋骨痛。

10

用法：将以上药物用白酒蒸制而成，每日3次每次10毫升（约1酒盅），服时略加温，或少兑开水亦可，空心时服用，孕妇忌服。

5. 生菜杆

主治：腰腿疼。

用法：将生菜杆洗净水煎服，日服2次。

6. 盐炒茴香

成分：食盐1斤、茴香子4两。

主治：风湿性关节炎、寒腿、腰疼。

用法：将上药放锅内炒热，用布包熨患处。

7. 防己注射液

主治：神经痛、风湿痛。

制法：取防己粗粉1000克，用0.05N盐酸浸渍三次，合并三次浸出液，过滤，使之自然通过聚苯乙烯磺酸H型树脂的交换柱。交换后的树脂，水洗三次，加入150毫升氨水，搅拌后再补加1000毫升注射用水，并以适量乙醚反复振摇提取。合并醚提取液，在水浴上拌散乙醚（回收）残渣加入0.01N盐酸使溶解，再以0.01N氢氧化钠溶液调节PH至4.5—5之间，用注射用水稀释至1000毫升，过滤，分装，100℃30分钟灭菌，即得。

用法：每次肌注2毫升。

11

1949

新 中 国
地方中草药
文 献 研 究
(1949—1979年)

1979

8. 当归注射液

主治：风湿性关节炎。

制法：取20克当归粗粉，用水浸泡后行水蒸汽蒸馏，收集滤液约800毫升。所得馏液再次蒸馏，收集二次滤液400毫升，加入注射用氯化钠3.2克，搅拌溶解后过滤，分装，100℃30分钟灭菌即得。

用法：每次肌注2毫升。

十、寄生虫病

1. 苦楝皮糖浆

成分：苦楝根皮。

主治：驱胃肠道蛔虫。

制法：取苦楝根皮500克加水1500毫升，用铝锅浸煮，过滤后再煮至1000毫升，再加0.1克糖精即得50%苦楝根皮糖浆。

用法：每次服100毫升，可连服3次，日服2次，可配用泻剂。

2. 花椒粒灌肠剂

主治：驱蛲虫。

用法：将花椒粒煮沸取其滤液，以备灌肠。

3. 雄黄软膏

成分：雄黄细粉20克，冰片2克，用凡士林共

12

制成100克。

主治：蛲虫。

用法：每晚临睡前将肛门洗净，用此膏涂于肛门处。

十一、波状热

双乌散

成分：生川乌2钱，生草乌2钱，生马前2钱，元芪4钱，乌梅4钱。

主治：波状热（布氏菌病）。

用法：共为细末，每服5分，日服2～3次。

十二、三叉神经痛

苏叶卤碱水

成分：苏叶，20～30％卤碱水。

主治：三叉神经痛。

用法：将苏叶放在卤碱水中浸泡2小时，用苏叶贴于患处。

十三、荨麻疹

霸王草

成分：霸王草。

13

1949

新 中 国
地 方 中 草 药
文 献 研 究
(1949—1979年)

1979

主治：荨麻疹。

用法：水煎外洗。

十四、鼻　　衄

1. 鼻血灵

成分：海螵蛸、血余炭、等分共研细末。

主治：鼻出血（鼻衄）。

用法：先用盐水棉球将出血鼻孔拭净，再将此药吹入鼻腔内，外塞棉球即可止血。

2. 鼻衄方

成分：白茅花1两。

用法：煎汤内服。

十五、血小板减少症

清化饮

成分：茜草2钱，阿胶2钱，生地4钱，苏木1钱，乌梅2钱，藕节1两，丹皮2钱，甘草2钱。

主治：血小板减少症。

用法：水煎服分3次，1日用完。

十六、盗　　汗

止汗散

14

成分：经霜的桑叶20片。

主治：盗汗。

用法：加水煮沸5分钟，温服，日2次。

十七、胃　　癌

复方乌梅汤

成分：乌梅、半枝莲。

主治：胃癌、食道癌。

用法：取半枝莲100克加水1500毫升，煎成75毫升，过滤去渣，后加乌梅汤50毫升，过滤3次即可，每次饭后口服50毫升，日服3次。

十八、遗　　精

刺猬皮

成分：刺猬皮1两。

主治：梦遗滑精。

用法：焙黄研细末，每日温水送服3钱。

十九、阳　　萎

荷叶散

主治：阳萎不举。

用法：将荷叶晒干研末，每日早晚各服1钱，

15

1949

新 中 国
地 方 中 草 药
文 献 研 究
(1949—1979年)

1979

服药期间忌刺激性食物。

二十、糖尿病（消渴）

猪鬃散

成分：猪鬃。

主治：糖尿病。

用法将猪鬃焙存性，研为细末，每服 5 钱，日服 3 次，黄酒送下。

二十一、便　　血

椿皮汤

成分：椿皮 3 两，当归 3 钱，红花 3 分。

主治：大便下血。

用法：水煎服。

二十二、腋　　臭

蜘蛛轻粉散

成分：大蜘蛛 1 个，轻粉 1 钱。

主治：腋臭。

用法：用黄泥将蜘蛛包好置火内烧红，冷却后取出蜘蛛与轻粉共研细末，每日擦腋下 2 次。

16

二十三、尿道炎

双子散

成分：茴香子，韭菜子。

主治：尿道炎。

用法：等量炒熟为面，每次 3 钱，日 2 次。

二十四、汞中毒

土茯苓

成分：土茯苓 1 两，银花 5 钱，甘草 3 钱。

主治：汞中毒。

用法：水煎服，日 2 次。

17

1949

新　中　国
地 方 中 草 药
文 献 研 究
(1949—1979年)

1979

外 伤 科 疾 病

一、多发性疖肿

1. 全蝎散

主治：多发性疖肿。

用法：将全蝎研为细末，每服1分，日服2次，白水送服。

2. 退毒汤

成分：全蝎1钱，守宫1条，蜂房1两。

主治：一切痈肿疮疖，及化脓性疾患。

用法：水煎服，日2次。

3. 烟梗拔毒膏

成分：烟梗3斤、大萝卜10斤、猪苦胆10个。

主治：无名肿毒，多发性疖肿，结核性脓疡。

用法：将烟梗切碎水煎取汁，大萝卜切碎取汁，两汁合煎后入猪胆汁熬成糊状即成膏药，摊在纸上或布上，贴于患处。

4. 疖肿散

成分：大黄3两，白芷2两。

18

主治：多发性疖肿。

用法：将大黄、白芷共研细末，以葱煮的黄酒为引冲服，每次 2 钱，每日 2 次，服后微发汗。

二、疗　　毒

疗毒草（野亚麻）

主治：疗毒。

用法：将采来的疗毒草晒干，压成细面，用凉水调成糊状敷于患处。

三、乳　腺　炎

1. 鹿角饮

成分：生鹿角 5～7 钱。

主治：急性乳腺炎。

用法：将鹿角捣碎水煎，日饮 7～8 次。

2. 蒲公英

主治：乳腺炎。

用法：将蒲公英捣烂敷患处，或以蒲公英 2 至 4 两水煎服，将药渣乘热敷患处。

四、跌打损伤

1. 蛇皮

19

1949

新 中 国
地 方 中 草 药
文 献 研 究
(1949—1979年)

1979

主治：各种挫伤。

用法：将蛇皮剪碎放入鸡蛋内烧吃。一次1个，日服2次。

2. 和尚头（漏芦）

主治：扭伤。

用法：将和尚头半斤用白水1斤煮沸，煎至其滤液剩2两，每次服5钱，日服3次。

3. 接骨散

成分：雄鸡骨两架、黄瓜子、甜瓜子、自然铜各2两。

主治：跌打损伤、骨折等。

用法：粉碎制成散剂，每服3钱，日2次。

4. 接骨药

成分：柞木炭、白酒。

用法：每次用白酒冲服柞木炭面2钱。

5. 接骨药

成分：醋炒黄瓜子研为末。

用法：每次冲服1钱，日2次。

6. 接骨散

成分：红花5钱，当归3钱，方海5钱，黄瓜籽5钱，申姜3钱，乳香2钱，没药3钱，故纸2钱，自然铜3钱，土虫3钱，地龙2钱，川断2钱，

20

冰片 5 钱，儿茶 2 钱。

功能：活血止痛，散瘀消肿。

主治：骨折、筋骨损伤等症。

用法：共研细末，每服 3 钱，日服 3 次。

五、疝　　气

麻雀大料

成分：麻雀、大料。

主治：寒疝。

用法：将麻雀腹部切开一口，把 1 粒大料塞入肚内，用黄泥将切口抹住，放在火盆内烧干，取出压为细面，小儿 1 次服 1 个，成人 1 次服 3 个，日 2 次。

六、神经性皮炎

1. 皮炎水

成分：50％醋精 3 毫升，碘酊 1 毫升。

主治：神经性皮炎。

用法：用此药水擦于患处皮肤，次日皮肤变灰白色，再日脱去一层，每 2 日涂药 1 次，层层脱落而愈。

2. 神经性皮炎内服剂

成分：防风 1 两，乌梅 15 枚，柴胡 3 钱，甘草 1 两。

1949

新 中 国
地方中草药
文 献 研 究
(1949—1979年)

1979

用法：水煎服，日服2次。

七、外 伤 出 血

1. 洋铁叶根散

成分：洋铁叶根3两，熟石灰1两。

用法：将洋铁叶根焙干，合熟石灰研细末，敷于伤处。

2. 水鸭子毛

用法：将水鸭子毛烧成灰，敷在出血处。

3. 八股牛草（白藓皮）

用法：将白藓皮晒干后研成细面，撒在伤处，包扎即可。

4. 煅龙骨散

成分：煅龙骨1两，海螵蛸5钱，防风4钱，乳香3钱，血竭3钱。

用法：研成细面敷在伤处。

5. 白藓皮、地榆炭

成分：白藓皮，地榆炭。

用法：将上药共为细面，撒于伤处包扎。

6. 猪胆、牛胆

成分：猪胆或牛胆1个，石灰，苣荬菜。

用法：将石灰和苣荬菜装入胆内，阴干后取出

22

研成细粉，敷在出血处，立即止血，并有消炎止痛作用。

7. 黄瓜种

成分：黄瓜种 1 个，石灰适量。

用法：将黄瓜种削去顶，把石灰装在黄瓜种内悬挂阴干，研细末，备用。

8. 石霜

成分：石霜。

用法：研细末敷于伤处。

八、冻　　疮

1. 红辣椒

成分：红辣椒。

用法：用于冻疮未溃者。将红辣椒在开水中浸泡 3 — 5 分钟后洗患处。

2. 白芨

成分：白芨。

用法：将白芨研细末，用温开水调成糊状外敷。

3. 冻疮散

成分：蒲公英 4 钱，古月 4 钱，面碱 3 钱。

用法：共为细末，敷患处。

4. 冻伤膏

23

1949

新 中 国
地 方 中 草 药
文 献 研 究
(1949—1979年)

1979

成分：冻茄秸，豆油。

用法：将冻茄秸研为面，放入炸开的豆油内调成膏，涂在冻伤处。

5. 煤油

成分：煤油。

用法：用煤油擦患处，边擦边以火烤。

九、烫、烧 伤

1. 生石膏

成分：生石膏。

主治：烫、烧伤。

用法：将生石膏研为细末，未破溃者以香油调敷，若已破溃流水则上干粉。

2. 烫伤粉

成分：大黄1两，生石膏1两，地榆8钱，冰片3钱，蛤粉5钱，寒水石1两。

用法：共为极细末外用。

3. 地榆炭散

成分：地榆炭3两，纹军炭1两，寒水石1两，生石膏1两，冰片5钱，樟脑2钱。

用法：研细末用香油调敷患处。

4. 地榆

24

成分：地榆。

用法：研成细粉，用麻油调合敷于患处。

5. 毛炭、豆油

成分：毛炭，豆油。

用法：将豆油炸开，取毛炭搅在豆油内调膏，涂在烧伤疮面上。

6. 柏叶

成分：柏叶。

用法：将柏叶去梗炒黑为面，用麻油或香油调匀成膏，用时敷患处。

7. 稗籽

主治：烧、烫伤。

用法：焙存性研为细面，以香油或水调敷。

8. 烧伤软膏

成分：豆油1斤，蜂腊（黄色无杂质者）1两

主治：烧伤、烫伤。

制法：将豆油用急火熬至滚开，再将蜂腊倒入油内，搅拌均匀，待冷却后，呈油膏状时即可应用。

用法：外敷患处。

十、黄水疮（脓疱疮）

1. 柏石散

25

1949

新 中 国
地 方 中 草 药
文 献 研 究
(1949—1979年)

1979

成分：黄柏2两，煅石膏2两，红粉4钱。

主治：黄水疮。

用法：共研细末，用豆油调敷患处。

2. 杨树皮

成分：杨树皮。

主治：黄水疮。

用法：将杨树皮烧成灰，以香油调敷患处。

3. 苦参膏

成分：苦参。

主治：湿疹。

用法：将苦参压为细面，用凡士林或甘油调膏外敷。

十一、顽　　癣

癣特灵

成分：全蝎，蜈蚣各等量。

主治：各种顽癣。

用法：将上药用纯酒精浸泡，擦敷患处。

十二、脚　　气

脚气粉

成分．水杨酸、白矾各等分。

26

主治：脚气水疱期。

用法：共研细末，用温水把脚 洗 净 后 **撒**上此粉。

十三、骨 结 核

骨痨丸

成分：熟地3两，麻黄4钱，肉桂4钱，鹿胶5钱，炮姜6钱，龟板8钱，知母5钱，附子6钱，白芥子6钱，甘草5钱，全蝎3钱，蜈蚣3条，土虫3钱，当归尾5钱，银花5钱，羌活5钱，地龙5钱。

主治：骨结核。

用法：共研细末，炼蜜为丸，每丸2钱，每服1丸，日2次，孕妇忌服。

十四、肥大性脊椎炎

苁蓉丸

成分：熟地2两，申姜1.5两，鸡血藤1.5两，寸云1两，海桐皮5钱，鹿啣草5钱。

主治：肥大性脊椎炎（骨质增生）。

用法：共研细末，炼蜜为丸，每丸3钱，每服1丸，日2次。

27

1949

新 中 国
地 方 中 草 药
文 献 研 究
(1949—1979年)

1979

五官科疾病

一、电光性眼炎

1. 乳汁剂

成分：人乳或新鲜羊乳，少加冰片。

主治：电光性眼炎、急性结膜炎。

用法：日滴 3～4 次。

2. 乳豆点眼剂

成分：牛乳、生豆浆。

主治：防治眼结膜炎。

用法：每晚临睡前点眼内。

二、眼内炎症

3. 苍膜散

成分：苍术 1 两，苍耳 1 两，五味子 3 钱，真珠母 3 两。

主治：眼内炎症。

用法：将以上诸药共为细末，每服2钱，日2次。

三、角膜炎

胆汁剂

28

成分：羊胆汁、西瓜霜。

制法：先将西瓜霜用水5毫升溶化，再合入胆汁即成。

主治：角膜炎、角膜溃疡。

用法：每日点眼2～3次。

四、视神经炎

明目丸

成分：草决明1两，青箱子2两，女贞子3两。

主治：视神经炎、视神经萎缩。

用法：共研细末，炼蜜为丸，每丸重2钱，每次1丸，日服2次，用菊花泡水送服。

五、中耳炎

1. 矾胆散

成分：白矾、猪胆。

主治：中耳炎。

用法：取白矾适量，放入猪胆内，阴干为面，将耳内脓汁擦净后，每日上药2～4次。

2. 冰射二号

成分：枯矾1钱，樟丹1钱，龙骨1钱，冰片1钱，射香8分。

29

1949

新 中 国
地 方 中 草 药
文 献 研 究
(1949—1979年)

1979

制法：先将枯矾、龙骨研细，再与樟丹、冰片、射香一起研至无声。

主治：慢性化脓性中耳炎

用法：先用双氧水洗净耳道内脓性分泌物，再吹此药，每日1次。

六、外耳道湿疹

湿疮膏

成分：青黛适量。

主治：外耳道湿疹。

用法：将青黛用香油调膏备用，先用干棉花将疮面拭干，再涂此膏，日1次。

七、付鼻窦炎

1. 利鼻饮

成分：苍耳1两，藿香1两，细辛5分。

主治：鼻炎、付鼻窦炎。

用法：水煎服，日服2次。

2. 滴鼻剂

成分：蜜清1两，冰片1分。

制法：先将蜂蜜搅拌置阴凉处，澄清后取其上层清汁，再将冰片研极细面入内合匀。

30

主治：付鼻窦炎。

用法：每次用药前，头稍后仰，将其汁滴入鼻孔内，每日滴两次。

八、慢性鼻炎

鼻炎粉

成分：鱼脑石、儿茶各等分。

主治：慢性鼻炎。

用法：将上药共为细粉，取少许吹入鼻腔内，每日吹 1 次。

九、口腔麻药

口麻散

成分：川乌 1 钱，细辛 5 分，急性子 3 分。

主治：口腔内粘膜麻醉。

用法：将上药共为细面。如拔除松动牙齿或残根，将此药粉涂于牙龈，3 分钟后即感麻木。再行摘牙术。

十、口　　疮

口疮散

成分：儿茶、人中白、各等分。

1949

新 中 国
地 方 中 草 药
文 献 研 究
(1949—1979年)

1979

主治：成人及小儿口疮。

用法：将上述各药共研为面，吹于口内粘膜破溃处，每日吹 2 次。

十一、口 腔 炎

1. 更生散

成分：锦灯笼皮（红姑娘皮）3 钱，枯矾 1 钱。

主治：口腔炎。

用法：先将红姑娘皮烧存性，研细面，加入适量枯矾，吹或涂于患处。

2. 山栀

成分：山栀面。

主治：口腔炎。

用法：用醋调敷涌泉穴即可。

十二、牙 痛

蒺藜煎

成分：白蒺藜 5 钱。

主治：牙痛。

用法：水煎含漱。

32

妇儿科疾病

一、崩　漏

1. 莲房散

成分：全莲房 3 个，血余炭 3 钱。

用法：将莲房焙干和血余炭共为细末，每次服 2 钱，日服 2 次，临时急用可加倍用量。

2. 天天秸

成分：天天秸（即龙葵）。

主治：功能性子宫出血。

用法：研为细末，每服 1 钱，日服 3 次，用红糖水冲服。

二、月　经　痛

元胡注射液

主治：头痛、腹痛、月经痛、分娩后阵痛。

制法：取元胡 500 克，研成粗粉，用稀醋酸水溶液浸煮三次，合并三次浸液，过滤，浓缩滤液至 300 毫升以适量氯仿振取。再以 0.01N 氢氧化钠调节浓缩液呈碱性，以适量氯仿分次振取三次，收集氯仿

33

1949

新 中 国
地 方 中 草 药
文 献 研 究
(1949—1979年)

1979

液，在水浴上回收氯仿，至总体积为300毫升，再用0.01N盐酸溶液调节呈酸性，并以适量注射用水多次振取，分出水层，合并，在水浴上驱除氯仿后，加注射用水使总体积达500毫升过滤，分装，100℃30分钟灭菌，即得。

用法：每次肌注2毫升。

三、胎漏下血

枳壳汤

成分：炒枳壳5钱，炒黄芩5钱，炒白术1两。

用法：水煎服，日2次。

四、产后流血不止

红鸡冠花

成分：红鸡冠花。

用法：用红鸡冠花2两水煎加红糖，分3次服（1日量）。

五、麻　　疹

1. 紫草合剂

成分：紫草根1斤，甘草1斤。

34

主治：予防麻疹。

用法：将紫草根、甘草加水煮30分钟，滤过后加糖适量，每次服10毫升，每日3次，连服3日。

2. 紫草饮

成分：紫草1两，丝瓜络5钱。

主治：予防小儿麻疹。

用法：共为细末，6个月至1岁每服3分，2岁至4岁每服5分，每月服用1次。

3. 芦苇根

成分：芦苇根1两。

主治：小儿麻疹前期。

用法：水煎后，渴时即饮。

六、肺　　炎

芥子散

成分：芥子面。

主治：小儿肺炎中毒期。

用法：用温热水把芥子面调成糊状，敷于胸部，皮肤发红时取下。

七、腮腺炎（痄腮）

1. 蛇皮

35

1949
新 中 国
地方中草药
文 献 研 究
(1949—1979年)
1979

用法：将蛇皮剪碎煎水喝。

2. 鲜蒲公英根

用法：将上药捣烂成泥状，敷患处。

八、小 儿 腹 泻

兔子拐棍草

成分：兔子拐棍草（列当）。

主治：小儿腹泻、肠炎。

用法：水煎后洗脚，洗时勿过膝。

九、百 日 咳

鸡苦胆

成分：鸡苦胆汁。

主治：百日咳。

用法：鸡苦胆一个，取汁，加白糖适量服用，日服2次。

十、小儿麻痹后遗症

鲜姜注射液

主治：小儿麻痹后遗症。

制法：取鲜姜50克切成小块，用水浸煮三次，

36

合并三次浸出液，过滤，浓缩至50毫升，加入95%乙醇150毫升，放置过夜后过滤，滤液回收乙醇，加注射用水使全量达1000毫升过滤，分装，100℃ 30分钟灭菌，即得。

用法：穴位注射，每次1—2毫升，7天为一疗程。

十一、疟　　疾

鸡内金

成分：鸡内金。

用法：研细末冲服，每服1钱，日2次。

十二、小儿阴茎水肿

鸡蛋

成分：鸡蛋。

用法：将生鸡蛋一端打个圆孔，套在阴茎上包好，2小时后取下。

1949

新 中 国
地 方 中 草 药
文 献 研 究
(1949—1979年)

1979

卤碱疗法部分

卤碱制剂简介

一、卤碱粉剂

原料：塘沽或汉沽卤水。

容器：搪瓷盆、缸盆等。

热源：木炭火、煤火、电炉等。

制法：

① 取卤水块用水洗净，打碎，置缸中，加少许水，溶解，放置室内静置数日，令其自然沉淀，取其上清液用 6—8 层纱布过滤，至滤液澄清

② 取滤液置容器内，加等量水，放置炉上加热（先武火后文火）经过蒸发，烘干至成为疏松、洁白的块状物然后取出放冷、粉碎，备用。

体会：

① 最初温度宜高些，在卤水蒸发，上部呈现泡沫状时，可略洒水少许，使泡沫消溶，继续蒸发、烘干，这样可得较多产品，质地也较好。

② 在制作卤碱粉过程中，用搪瓷盆损耗较为

38

严重，省内有些单位用不锈钢锅熬制，其特点蒸发快，耐高温、每次可投大量原料，产量较大。也有用缸盆等容器熬制，更为降低成本，质量不变。

③ 省内部分单位也有的直接用卤水配制，不用熬制过程，更为经济，效果无多大差别，有待进一步对比。

质量检查：

重量法：每三斤卤块应得卤碱粉一斤左右。

外观检查：成品质地疏松、洁白，易于用手捻碎，上层，表面皱缩不平，呈贝壳状；中层呈立柱状或蜂窝状；下层呈颗粒状。

用途：

卤碱粉除对克山病、大骨节病，有很好疗效外，对地方性甲状腺肿、哮喘病、高血压、风湿症、关节炎、神经衰弱等疾病也有较好疗效。

用法及用量：

将药粉倒入适量水中，溶化、散热后服用，每日三次，食后服，每次 1 — 2 克。服用期间可能腹泻，一般不须处置，3 — 5 天可自行消失，腹泻严重可酌减用量，使其逐渐适应。

二、**卤碱水剂**（10%卤碱上清液）

制法：原料与用量。

39

1949
新　中　国
地　方　中　草　药
文　献　研　究
(1949—1979年)
1979

卤硷粉	100 克
稀盐酸	5.5 毫升
糖　精	0.1 克
香　精	1毫升
食用色素	适量
蒸溜水加至	1000毫升

取蒸溜水500毫升，加稀盐酸5毫升、继将卤硷粉100克逐渐加至于此溶液内，搅拌30分钟，加水至足量，继续搅拌，调正ＰＨ值6.0—7.0之间，静置6—8小时，虹吸过滤，加糖精、香精、食用色素、搅拌溶解即得。

用途：

同卤硷粉剂,其特点是,便于服用，易于保存，用量较为直接服用粉剂准确。

用法及用量：

一日三次，每次10—20毫升。

三、卤硷合剂

制法：原料与用量。

卤水块	100 克
稀盐酸	10毫升
糖　精	0.1 克
香　精	适量

40

蒸溜水加至　　　　　　　　　1000毫升

取洗净卤水块一定量加等量水，加热溶解，待溶化后用 6 — 8 层纱布过滤，加入稀盐酸，蒸溜水至足量，最后加糖精及香精，搅拌溶解即得。

用途：同卤碱粉剂。如合剂内再加五味子煎液对神经衰弱效果更好。

用法及用量：

1 日 3 次，每次10—15毫升。

四、卤碱混悬剂

制法：原料与用量。

卤碱粉　　　　　　　　　　100 克
甘　油　　　　　　　　　　100 毫升
糖　精　　　　　　　　　　0.1 克
香　精　　　　　　　　　　1毫升
食用色素　　　　　　　　　适量
蒸溜水加至　　　　　　　1000毫升

取蒸溜水500毫升逐渐加入卤碱细粉100克，边加边搅拌，然后加入甘油100毫升，糖精另以少量水溶解后加入混合，再加香精、食用色素及蒸溜水到1000毫升搅拌摇匀，分装瓶内。

用途：同卤碱粉剂。

用法及用量：

41

1949

新 中 国
地 方 中 草 药
文 献 研 究
(1949—1979年)

1979

初服每次10—15毫升，逐渐加量，到每次20毫升。

五、卤硷乌梅汤

制法：原料与用量。

乌梅	50克（约27—30个）
卤水	1000毫升
蒸溜水	200毫升

取乌梅50克，用水洗净，加蒸溜水200毫升浸泡4小时以上，煮沸20分钟，添加卤水1000毫升（卤水予以先过滤），再煮沸5分钟放冷后过滤即得。

用途：

用于癌症及某些血液病如再生障碍性贫血、白血病等。

用法及用量：

一日3—4次，每次1—2毫升，服用时用水稀释，或另加糖可使其涩味减轻。

六、卤硷片剂

制法：原料与用量。

卤硷粉	4000克
淀粉	1000克
蒸溜水	2000毫升
滑石粉	适量

42

硬脂酸镁　　　　　　　　　　适量

取已经粉碎的卤碱粉4000克逐渐地加到2000毫升的蒸溜水中，并不断搅拌，使之充分散热，温度不可超过60℃至均匀的糊状，最后加淀粉1000克，充分混合均匀，迅速通过尼龙16目筛制粒，以60℃干燥后，干粒过筛加滑石粉；硬脂酸镁混匀压成每片含卤碱0.5克。

用途：

同卤碱粉剂。

用法及用量：

1日3次，每次2—4片（此种剂型配方有待进一步改进，因效果并不比水剂好，压片过程中对机件损害较严重）

七、卤碱丸剂

1. 卤碱丸

制法与用量：

卤碱细粉	6.4斤
薏米细粉	1.5斤
山楂细粉	2.5斤
白　糖	2斤
香　精	适量
蜂　蜜	适量

43

1949

新　中　国
地 方 中 草 药
文　献　研　究
(1949—1979年)

1979

取卤碱细粉6.4斤与薏米细粉1.5斤，山楂细粉2.5斤混合均匀，于温度较高，湿度较大的室内放置2—3天，令其自然潮解，然后再加入白糖2斤，香精适量，炼制较老的蜂蜜适量，制成每丸1钱重丸剂即得。（每丸含卤碱粉2克）

用途：

同卤碱粉剂。

用法及用量：

1日3次，每次1丸。

2. 卤碱咳喘丸

制法：原料与用量。

卤碱细粉	5斤
咳喘丸细粉	5斤
蜂　　蜜	5斤

取卤碱细粉5斤，与咳喘丸细粉5斤混合均匀，于室内放置6—7日，令其潮解，然后加入炼制较老蜂蜜5斤，制成每丸1钱重的丸剂即得。（每丸含卤碱粉约2克）

用途：

用于咳嗽、哮喘等症。

用法及用量：

1日2次，每次1丸。

44

附：咳喘丸细粉处方

姜虫1.5斤，杏仁1.5斤，芦根1.0斤，杷叶1.0斤，斗芩1.0斤，葶苈0.5斤，桔梗1.0斤，炙百部0.7斤，酒芍1.0斤，清夏0.7斤，生柏叶1.0斤，白前0.5斤，薄荷1.0斤，紫苏1.0斤，元芩0.5斤，炙麻黄0.5斤。上药共为细粉，过筛，备用。

3. 卤碱肾炎丸

制法：原料与用量。

卤碱细粉	5斤
肾炎丸细粉	5斤
蜂　　蜜	2斤

取卤碱细粉5斤与肾炎丸细粉5斤混合均匀，于室内放置6～7日，令其自然潮解，然后加入炼制较老的蜂蜜2斤，制成每丸1钱重的丸剂即得。（每丸含卤碱粉约2克）

用途：

用于肾炎、肾盂肾炎等疾患。

用法及用量：

1日2次，每次1丸。

附：肾炎丸细粉处方。

山药5.0斤，泽泻4.0斤，枸杞4.0斤，土茯苓5.0斤，川断4.0斤，寄生4.0斤，熟地5.0斤，

45

1949

新 中 国
地 方 中 草 药
文 献 研 究
(1949—1979年)

1979

石斛4.0斤，菟丝子5.0斤。

上药共研成细粉，过筛、备用。

八、卤硷注射剂：

1. 卤硷注射液：

本品系卤水的灭菌水溶液，浓度约10%M/V，含镁量1—15毫克/毫升。

制法：

① 取塘沽或汉沽卤水块，用蒸溜水洗去表面异物。

② 加等量蒸溜水溶解，配成约50%的溶液。

③ 加适量活性炭，加热煮沸15分钟、然后过滤至溶液澄明无色，或显极微黄色。

④ 加蒸溜水稀释成10%的溶液，测定镁离子含量，调整浓度使含镁离子量为10—15毫克/毫升。

⑤ 用盐酸调整PH值至 6.0—7.0。

⑥ 经三号垂溶漏斗过滤、灌封，以 100℃ 流通蒸气灭菌30分钟。

含量测定：

取检液1毫升，加蒸溜水5毫升，加氨—氯化铵缓冲液5毫升，铬黑T指示液3滴，用0.05M的 EDTA溶液滴定至全溶液由紫红色变为纯蓝色。

46

每 1 毫升 0.05M 的 EDTA 相当于 1.216 毫克镁。

用途：

同卤硷粉剂的治疗范围，但对高血压、脑血管意外、妊娠毒血症等则尤佳。

用法及用量：

每日 1－2 次，每次 10—20 毫升混于同量的 10%—20% 葡萄糖溶液中，缓慢进行静脉注射。亦可将药液加入 5% 葡萄糖溶液中进行滴注（用量也可酌情加大。）

2. 卤硷肌肉注射液

本品系卤水的灭菌水溶液，浓度约 10%M/V，含镁量 10—12 毫克/毫升。

制法：

取卤硷注射液，在搅拌下加 2% 的苯甲醇（按总液量计算），搅拌均匀后，通过 3 号垂熔漏斗过滤、灌封，以 100℃ 流通蒸气灭菌 30 分钟。

用途：

同卤硷注射液。

用法及用量：

肌肉注射，每次 2 毫升—4 毫升，1 日 1—2 次。

47

1949
新 中 国
地 方 中 草 药
文 献 研 究
(1949—1979年)
1979

3. 卤硷静滴液

本品含卤水 1%，注射用葡萄糖 5%，含镁量 1—1.5毫克/毫升。

制法：

按卤硷注射液①②③④⑤项操作完，加入 5% 葡萄糖（按总液量计算），溶解后，用 3 号垂熔漏斗过滤、灌封，以115℃热压灭菌30分钟。

用途：

同卤硷注射液。

用法及用量：

参看卤硷注射液滴注项下。

4. 卤硷 201 注射液

本品为澄明棕色液，每 2 毫升溶液内含卤水0.2克（含镁量20—30毫克）板兰根 1 克。

制法：

按卤硷注射液 ①②③ 项操作完的溶液 200 毫升加入于100% M/V浓度的 2 0 1 注射液 500 毫升中，在搅拌下加苯甲醇20毫升，然后加蒸溜水至1000毫升搅拌均匀后，通过 3 号垂熔漏斗过滤、灌封，以100℃流通蒸气灭菌30分钟。

用途：

试用于病毒感染疾患。

48

用法及用量：

肌肉注射，每次2毫升，每日1—2次。

附：**201 注射液制法**

① 称取板兰根一定量，加入相当投料量6—7倍的蒸溜水、于室温浸渍30分钟，然后加热煮沸30分钟，倾出上清液，再加投料量的3—4倍蒸溜水煮沸30分钟，煎出液与第一煎上清液合并，乘热经2—3层纱布过滤。

② 滤液于水浴或直火上，在不断搅拌下浓缩，浓缩度控制在60—70％（按生药量计算M／V）

③ 浓缩液冷却至室温，在搅拌下加乙醇至醇含量达60％，在室温下放置2—3天，然后取出上清液，过滤，回收乙醇，冷藏24小时，过滤。

④ 滤液在搅拌下滴加氨水，使ＰＨ值至8.0—8.5经充分搅拌后，冷藏放置24小时，过滤，滤液于水浴上加热，在不断搅拌下除氨，至氨气味消失。

⑤ 去氨后之药液以新鲜蒸溜水稀释至 100％ Ｍ／Ｖ （按生药量计算）冷藏放置24小时以上，供注射液配液用。

九、卤硷滴眼剂：

制法：

取卤硷注射液，用灭菌生理盐水稀释十倍，分

49

1949

新 中 国
地 方 中 草 药
文 献 研 究
(1949—1979年)

1979

装入滴眼瓶内即得。本品含卤水 1 ％M／V。

用途：

用于泡疹性眼炎、角膜炎、角膜溃疡、砂眼。

用法及用量：

1 日 3 — 4 次点眼。

十、卤硷滴鼻剂

制法：

同卤硷滴眼剂 。

用途：

用于鼻炎、鼻出血，鼻咽炎、鼻粘膜肿胀。

用法及用量：

一日数次点鼻。

十一、卤硷离子透入液

1 —10％卤硷离子透入液。

制法：原料与用量。

卤块　　　　　　　　　　　　1 克—10克

蒸溜水加至100毫升。

取洗净之卤块 1 克，加蒸溜水至100毫升，搅拌、溶解，过滤即得。

用途：供眼科、外科、皮肤科离子透入用。

用法及用量：

每日或隔日 1 次。

50

十二、卤硷含漱液

制法：

同 1 ％卤硷离子透入液，唯卤块用量增至3倍。本品含卤水 3 ％M／V。

用途：

供口腔科患者含漱用。

用法及用量：

1 日数次含漱。

十三、卤硷甘油剂

1．10％卤硷甘油剂

制法：原料与用量。

卤块	10克
甘油加至	90克

取甘油90克，加入已洗净之卤块10克，搅拌混匀即得。

用途：

用于口内炎，口腔粘膜溃疡等疾患。

用法及用量：

涂擦于面部。

2．5％卤硷甘油剂

制法：原料与用量。

卤硷细粉	5克

1949

新　中　国
地方中草药
文　献　研　究
(1949—1979年)

1979

甘油加至　　　　　　　　　　　　95克

取卤硷细粉5克，加入甘油适量，置水浴上加热，搅拌至溶解，补充甘油重100克，搅匀即得。

用途：

同10%卤硷甘油剂。

用法及用量：

同10卤硷甘油剂。

十四、卤硷喷涂剂

制法：原料与用量。

卤块　　　　　　　　　　　　　30克

生理盐水加至　　　　　　　　　100毫升

取洗净之卤块30克，加12毫升蒸溜水助溶，用沪纸过沪完，加灭菌生理盐水至100毫升即得。

用途：

用于滴虫性阴道炎，外阴搔痒症。

用法及用量：

喷撒或涂擦于患处。

十五、卤硷擦剂：20%、50%、75%三种

制法：原料与用量。

卤水　　　　　　　　　　　　20毫升

甘油　　　　　　　　　　　　10毫升

52

酒精　　　　　　　　　　　　10毫升

薄荷水加至　　　　　　　　　60毫升

　　取卤水20毫升，加于薄荷水60毫升内，然后加入酒精10毫升，甘油10毫升，搅匀，滤过即得。

　　用途：用于顽固性体癣，皮肤搔痒症，神经性皮炎等疾患。

　　用法及用量：

　　局部涂擦。

　　（注）50％、75％者亦按此法配制，唯应增加卤水用量，减少薄荷水用量。

十六、卤碱软膏剂

1. 10％卤碱软膏

制法：原料与用量。

　　卤碱细粉　　　　　　　　10克

　　无水羊毛脂　　　　　　　10克

　　凡士林加至　　　　　　　100克

　　取卤碱细粉10克，滴加蒸溜水少许，研磨成糊状，继加无水羊毛脂10克，研合，再以等量递加法凡士林至100克即得。（如欲大量配制亦可用热溶法。）

2. 20％卤碱软膏

制法：原料与用量。

1949

新 中 国
地 方 中 草 药
文 献 研 究
(1949—1979年)

1979

卤水	100毫升
无水羊毛脂	50克
凡士林加至	500克

取卤水100毫升，置乳钵内，加以溶化的凡士林350克，无水羊毛脂50克，边加边搅拌，全溶，放冷即得。（夏季可加10％蜂蜡。欲少量配制亦可用研合法。）

用途：

同卤碱擦剂。

用法及用量：

同卤碱擦剂。

（附注）10％卤碱软膏亦可按此法配制。

十七、卤碱栓剂

制法：原料与用量。

卤碱细粉	0.4克
苯佐卡因	0.3克
无水羊毛脂	0.2克
可可豆脂	1.6克

取卤碱细粉4克，苯佐卡因3克，研成细粉，过筛，加入已熔化的无水羊毛脂2克，可可豆脂16克中，研磨，混匀，放冷，置栓剂模中压制成型制成栓剂10个。

54

用途：

用于痔及痔瘘。

用法及用量：局部坐用。

十八、卤硷远志小儿糖浆

制法：取50％液体卤水储备液10毫升，远志酊6毫升，单糖浆20—30毫升，随加随搅拌加蒸溜水便成100毫升混合即得。

用途：祛痰、镇静、止咳。

用法及用量：

每日3次，每次5—10毫升（按年龄增减）

十九、卤硷糖块

制法：取卤水75毫升，加蒸溜水50毫升，先将液体饱和卤水混合液加温后，将糖500克，转化糖75克加入使之全溶，调节ＰＨ为中性，加热160℃至8分钟，使之拉长丝即可，倒入擦有豆油的瓷盘中使之冷凝，搓成条切块即得。

用途：

同卤硷上清液。特点是无苦涩味，易于保存易于携带，适用于小儿和流动工作人员应用。

用法及用量：

1日3次每次1块（含卤硷0.3—0.5克）按年龄增减。

55

1949

新 中 国
地 方 中 草 药
文 献 研 究
(1949—1979年)

1979

二十、卤碱大枣

制法：取大枣洗净，浸泡15分钟，去核，使之干燥20分钟，再将卤水加热煮沸，将大枣加入，30分钟后取出，自然干燥 3 — 4 小时用玻璃纸包好即得。

用途：

同卤碱上清液，特点：适应战备医疗需要，疗效高，成本低，便于携带，易于配制，适合于流动工作人员应用。

用法及用量：

1 日 3 次，每次 1 个（每个含卤水约1.3毫升）

二十一、卤碱 1 ％眼膏

制法：取灭已菌卤水 1 毫升，将已灭菌之眼膏基质加至100克即得。

用途：

用于角膜炎，砂眼等。

用法及用量：涂入眼内，1 日 2 次。

56

卤硷注射液与各种常用静脉滴注药物的配伍观察

伟大领袖毛主席教导我们："**人类的历史，就是一个不断地从必然王国向自由王国发展的历史。**"为了进一步推广卤硷疗法，吉林医专对 1.0% 卤硷静脉注射液 1.0% 卤硷乌梅静脉注射液和20种常用静脉注射药物的配伍进行了实验观察如下：

卤硷注射液与20种药物配伍观察结果

配　伍　药　物	1.0%卤硷注射液		1.0%卤硷乌梅注射液	
	外观	PH值	外观	PH值
促皮质素（10国际单位）	-*	5.1	+*	4.8
氢化可地松（50毫克）	~	4.8	~	4.5
维生素C（500毫克）	~	5.1	~	4.5～6
乳酸钠（11.2%20毫升）	~	6	~	6
碳酸氢钠（5%20毫升）	~	7	~	7
青霉素G（80万单位）	-*	4.6	-*	4.6
氯霉素（250毫克）	-△	4.6	+	4.7
土霉素（10万单位）	-*	3	-*	3～3.8

51

1949
新 中 国
地 方 中 草 药
文 献 研 究
(1949—1979年)
1979

配 伍 药 物	1.0%卤碱注射液		1.0%卤碱乌梅注射液	
	外观	PH值	外观	PH值
红霉素（20万单位）	-*	4.4	-*	4.4
氯丙嗪（25毫克）	—	4.6	+	4.4
异丙嗪（25毫克）	—	4.6	+	4.6
葡萄糖氯化钙(2%10毫升)	—	4.6	—	4.4
氨茶碱（125毫克）	—	7	+	8
苯甲酸钠咖啡因(125毫克)	—	4.8	—	4.6
普鲁卡因（120毫克）	—	4.1	—	5.1
去甲肾上腺素（4毫克）	—	4.6	—	4.6
肾上腺素（10毫克）	—	4.4	—	4.6
可拉明（750毫克）	—	5.1	—	5.1
洛贝林（9毫克）	—	4.6	—	4.6
强尔心（10毫克）	—	4.6	—	4.6

注： 1.所有卤碱注射液用量均为100毫升。

2.1%卤碱注射液 PH＝4.8，1%卤碱乌梅注射液 PH＝4.6。

3.表中(—)号为无禁忌，(＋)号为禁忌。

4.表中*表示该药先用等渗葡萄糖溶解。

5.表中△表示配伍时有油状液滴出现，经振荡后消失。

6.配伍后之效价及毒性，尚待进一步探讨。

58

常用静脉滴注药物配伍禁忌

注：表中"—"号表示配液澄清无禁忌。"土"号表示某些条件下可能有混浊。"+"号表示配液混浊，有禁忌。"未"表示尚未观察。

①氢化可地松注射液如予先稀释至0.5毫克/毫升左右，可与乳酸钙注射液配伍。

②可将葡萄糖酸钙注射液予先分别稀释，葡萄糖注射液予先混合，于输液中再混合。

③四环素族如予先稀释至0.5毫克/毫升左右，再与其他注射液配伍。

④表示配伍时有油状液滴滴出现，经震荡后消失。

	1%卤碱乌梅注射液	1%卤碱注射液	生理盐水	5%葡萄糖注射液	5%葡萄糖生理盐水	复方氯化钠注射液	0.5%1毫升氢化可地松	0.1%1毫升促皮质素	0.5毫克/1毫升去甲肾上腺素	土②4万单位/1毫升青霉素G	0.25%1毫升氯霉素	1.25%1毫升盐酸四环素	1.25%1毫升土霉素	12.5%1毫升维生素C	11.2%1毫升乳酸钠	10%1毫升葡萄糖酸钙	2.5%1毫升盐酸氯丙嗪	2.5%1毫升盐酸异丙嗪	0.3%1毫升洛贝林
															+③	+③			
															+③	+③			+④
										①				土③	土③		未		未
										①			+				+		+
						土												未	—

1949

新 中 国
地 方 中 草 药
文 献 研 究
(1949—1979年)

1979

卤碱预防克山病

克山病是我省发病率较高的地方病，防碍我省部分地区广大劳动人民的健康▉▉▉▉▉▉

▉▉广大▉▉▉医药卫生人员，遵照毛主席：**"把医疗卫生工作的重点放到农村去。"** 和 **"应当积极地预防和医治人民的疾病，推广人民的医药卫生事业"** 的伟大教导，学习工人出身的共产党员刘绍显同志创造的卤碱疗法和黑龙江省推广卤碱疗法的先进经验，深入农村，依靠群众大搞用卤碱予防克山病的群众运动。

▉▉▉▉▉▉▉▉
▉▉▉▉▉▉▉▉
▉▉▉▉▉▉▉▉
▉▉▉▉▉▉▉▉
▉▉▉

舒兰县上营公社二合屯生产队，历来是克山病发病率很高的地区，解放前，二合屯不断暴发克山病，造成严重的死亡。▉▉▉▉▉
▉▉▉▉▉▉▉▉

60

解放后，在毛主席："**预防为主**"的卫生工作方针的指引下，广大劳动人民和 ▨▨▨ 医务人员的共同努力，克山病的发病率逐年降低。但是，

蛟河县黄松甸公社前河大队，在 ▨▨▨ 的领导下，开展了卤硷预防克山病的群众运动。将卤硷掺入馒头、煎饼、菜汤等主付食品、食盐、开水中预防克山病（预防量：成人平均每日2.0克）。经过半

61

1949

新 中 国
地 方 中 草 药
文 献 研 究
(1949—1979年)

1979

年多时间的实践，1959年冬季克山病 的 发 病 率为18,5％，1969年同时期的发病率为0.38％。卤硷为克山病的预防开辟了新的途径，保障了广大劳动人民的健康。

桦甸县苏密沟公社和平大队，依靠群众，发动群众， 从69年3月以来坚持用卤硷投入井水中，预防克山病，（平均每人每日可服卤硷1～2.0克），到1970年3月该大队没有发生克山病 。

62

卤碱疗法的临床应用简介

将我省一年来的卤碱疗法在临床上的应用，汇集在一起，供广大工农兵群众和 医药卫生人员参考。

据不完全的统计，卤碱疗法在百余种疾病，9072例的临床观察，卤碱疗法对地方病、外伤、出血性疾病、各种炎症、过敏性疾患及常见病、多发病、均有显著的疗效，对癌肿的近期疗效也有一定作用。一年来的临床实践，卤碱疗法的给药途径也在不断的发展，由过去单一口服现在已发展成为静脉注入、静脉滴入、动脉注入、肌肉注射、胸腔注入、腹腔注入、脓腔注入、骨髓穿刺滴入、穴位注射、离子透入、灌肠、热浴、凉浴、外敷、滴

63

1949

新 中 国
地 方 中 草 药
文 献 研 究
(1949—1979年)

1979

鼻、滴眼、含漱等十余种方法。卤碱的给药途径之广，医疗疾病种类之多，是任何一种药物所不能媲美的。为便于广大工农兵群众和░░░░医药卫生人员应用卤碱疗法，分别加以介绍。

一　卤碱治疗地方病的疗效统计

病　　　名	例数	疗　　　效			注
		治愈	有效	无变化	
总　　　计	368	158	198	12	
克　山　病	228	137	86	5	例1.2
大 骨 节 病	140	21	112	7	

例：1

陈×× 　女 　9岁 　桦甸县八道河子公社 　诊断：急性克山病。

64

病史：入院前 6、7 天心窝部疼痛，日渐加重，恶心，吐黄水，呼吸困难。

查体：神志清晰，急重病容，呼吸促迫，烦躁不安，四肢厥冷，脉膊触不到，查体时呕吐黄水一次，心界向左扩大，左乳突线外 2.0 厘米，心率 110 次/分，心音低纯，节律不正，两肺有喘鸣，腹部膨隆，肝剑突下 4.0 厘米，肋缘下 3.5 厘米，质软，脾未触及。下肢轻度浮肿。

治疗经过：入院后用 10% 卤碱 1.0 克加糖静注，在静注程过中，逐渐安静入睡，呼吸渐平稳，脉膊可触到，四肢皮温渐恢复。次晨精神状态好转，稍进食，心率 90 次/分，继用 10% 卤碱 1.5 克静注，午后给卤碱 1.0 克，24 小时静注 3.5 克。口服 3.0 克，住院 15 天，症状消失，治愈出院。

例：2

王×× 女 14 岁 蛟河县黄松甸公社前河大队。诊断：慢型克山病。

病史：66 年 4 月突然发生心跳，恶心，头昏，曾按克山病抢救脱险，以后于劳动后心跳、气短，经治疗一直未愈。

查体：血压 90/60 毫米汞柱，脉率 84 次/分，发育营养不良，慢性病容，精神萎靡，心率 80 次/分，

1949
新　中　国
地方中草药
文　献　研　究
(1949—1979年)
1979

心律不齐，心尖部可闻一级收缩期杂音。

心电：前壁间隔心肌坏死。

治疗经过：入院后用卤硷治疗，口服卤硷1.0克。1日3次，5天后静注10%卤硷1.0克，20天后自觉心跳，气短，头迷减轻，60天后体征消失，心电完全恢复正常。治愈出院。

二、卤硷治疗外伤的疗效统计

病　　名	例数	疗	效		注
		治愈	有效	无变化	
总　　计	64	43	21		
外伤性休克	2	2			创伤性，出血性各1例
冻　伤	18	18			例3
烧　伤	23	19	4		
脑震荡	21	4	17		

例：3

侯×× 男 22岁 诊断：冻伤，急性肾炎。

病史：来院前5天，因乘火车时旅客很多，仅一站途程，未进入车厢，站在车门外，右手扶车门扶手10几分钟，即下车回家，当日气温零下38℃，归

66

家后自觉右手发凉，逐渐疼痛肿胀，剧痛难以忍受。10天前颜面浮肿，尿少、棕红色，偶有腰疼。

查体：神志清，急性痛苦病容，右手腕以下皮温明显低于左手，掌指关节以下皮肤呈暗红色，境界清，右桡动脉及肱动脉搏动触不清，末稍指节触痛觉及活动消失掌指关节活动存在，但只能微动，面部及下肢浮肿，心肺正常，腹平软肝脾未能触及，两肾区压痛（＋）血像：白细胞23.200个/立方毫米，分叶80%淋巴11%。尿：蛋白（＋＋＋）白细胞5—10个颗粒管型及透明管型（＋）红细胞0—1个。

治疗经过：入院后口服卤硷2克一日三次，静点1%卤硷3.0克，右手用10%卤硷浴，当夜剧痛减轻，第3天桡动脉仍不能触及，而肱动脉已能触到。用5%卤硷20毫升由患侧桡动脉注入，次日右手红肿明显好转，皮温渐增，血运良好，疼痛基本消失，颜面及下肢浮肿见消。3次由桡动脉注入卤硷后，右手疼痛消失，5指各关节活动功能逐渐恢复，红肿完全消退，两周后，右手指活动功能恢复，3周后患手完全恢复健康。继续口服及静点卤硷，配合青、链霉素治疗肾炎，4周后，肾炎体征消失，尿恢复正常，治愈出院。共用卤硷378克其中桡动脉注射3

61

1949
新 中 国
地 方 中 草 药
文 献 研 究
(1949—1979年)
1979

克，静点165克，口服210克。

三、卤碱治疗感染性疾患的疗效统计

病　　　　名	例数	疗	效		注
		治愈	有效	无变化	
总　　　　计	2476	1138	1213	124	
蜂 窝 织 炎	4	4			
疖　　　　肿	3	2	1		
丹　　　　毒	3	3			
大 叶 性 肺 炎	7	5	2		例4
小 儿 喘 息 型 肺 炎	144	107	32	5	例5
支 气 管 肺 炎	85	53	22	10	
胆　囊　炎	9	5	4		
慢 性 骨 髓 炎	3		3		
急 性 肾 炎	129	58	66	5	例6，7
慢 性 气 管 炎	1405	447	877	81	
肾 盂 肾 炎	21	2	16	3	
乳　腺　炎	3	3			

68

病　　　名	例数	疗	效		注
		治愈	有效	无变化	
胰　腺　炎	8	5	2	1	
盆　腔　炎	130	43	75	12	
附　件　炎	85	48	37		
中　耳　炎	3	3			
口　腔　炎	8	7	1		
萎缩性鼻炎	47	30	10	7	
牙根感染	17	15	2		
麦　粒　肿	9	8	1		
败　血　症	2		2		
宫颈糜烂	286	237	49		
阴　道　炎	64	53	11		
付鼻窦炎	1	1			例8

例：4

崔×× 男 15岁 **诊断：大叶性肺炎，中毒性休克。**

69

1949

新 中 国
地 方 中 草 药
文 献 研 究
(1949—1979年)

1979

病史：5天前突然寒战，发烧之后左侧胸疼，呼吸时加重，伴头疼，恶心，偶有喷射状呕吐，起病时无咳嗽，之后咳嗽白色痰转黄色脓性痰，铁锈色痰，而来院治疗。

查体：体温38.4℃，脉率110次/分，血压84/50毫米汞柱，神志清、合作，急性热病容，气促，口唇轻度发绀，结膜及咽部充血，巩膜及皮肤无黄染，项强（＋），呼吸运动稍受限，左肩胛下叩诊音明显变短，听诊呼吸音明显减弱，可闻广泛管性呼吸音，无干湿罗音及胸膜摩擦音，右肺及心脏正常，肝脾(一)，四肢活动正常，反射存在。血像；白细胞14,900个/立方毫米中性86％，淋巴14％。胸透；左肺下野可见大片状密度均匀之增脓阴影，边缘不清。

治疗经过：入院后单纯用卤碱治疗，口服10％卤碱10毫升1日3次，静点1％卤碱300毫升，用药后次日体温恢复正常，血压上升到96/70毫米汞柱（较恒定），以后静点卤碱每日改为5.0克，第3天咳嗽减轻，喀痰明显减少，左肺呼吸音增强，第4天左肺管性呼吸音消失，但语颤稍弱。第10天查血像；白细胞4,900个/立方毫米，中性65％淋巴34％，嗜酸1％。胸透；左肺仍可见小指甲大小之片状阴影。22天后胸透心肺均恢复正常，全愈出院，共用卤碱124克。

70

例：5

罗×× 女 16个月 诊断：支气肺炎、心衰Ⅰ°。

病史： 患儿从69年1月至本次来院，先后5次患肺炎。入院前2天咳嗽，喘、发烧、病情很快转重。

查体： 神志不清，口唇轻度发绀，鼻翼搧动，两肺散在喘鸣音及水泡音，心率140次/分，心音纯，心律正常，腹平软，肝肋下可触及1.5厘米，脾(一)。

治疗经过： 历次入院曾用青、链、土、氯、红霉素，、四环素，曾2次用过卡那霉素，红霉素加氢化考地松。本次入院后立即用10%卤碱10毫升加糖静点，每日1次，并合用青霉素20万单位6小时1次。当日喘明显减轻，发绀消失，第2天青霉素改为12小时1次（青霉素仅用2天），继续静点卤碱4天后咳嗽好转喘消失，双肺喘鸣音及水泡音消失，心率恢复正常，患儿已经起来玩，一周后全愈出院。

出院后随访三个半月未复发。

71

1949

新　中　国
地 方 中 草 药
文 献 研 究
(1949—1979年)

1979

例：6

李×× 　男　48岁　诊断：肾炎。

病史： 3个月前因全身浮肿，腰痛，尿色深，排尿困难，曾用链霉素治疗过稍好转后又出现全身浮肿，腹水而入院治疗。

查体： 血压130/100毫米汞柱，颜面浮肿，心肺无变化，腹部膨隆，无包块及压痛，有明显移动性浊音，肝脾未触及，下肢凹陷性浮肿。血像；白细胞5.000/立方毫米，中性62％，淋巴38％。尿；蛋白（＋＋＋），红白细胞（＋），颗粒管型（＋＋）。

治疗经过： 入院后口服卤碱粉2.0克1日3次，1周后改为3克。用药后第三天食欲增进，尿量增加，面部浮肿渐消，7天后腹水及下肢浮肿减轻，查尿正常。第3周改为10％卤碱10毫升静注1日2次，逐日增量达每次35毫升，腹水及下肢浮肿消退。继续用卤碱治疗，查尿4次均正常，治愈出院，在院时静注及口服卤碱共246克。

例：7

郑×× 　男　37岁　诊断；急性肾炎。

病史： 面部浮肿，尿少，腰疼约1个月。因症状加重而来院治疗。

查体： 面部浮肿，心肺正常。腹平软，肝肋下

72

1.0厘米质软无痛感，脾未触及。两下肢浮肿压痕（＋），四肢关节动活自如。血像：白细胞6.800分叶56％，嗜酸2％淋巴42％，血红蛋白10克。尿：蛋白（＋＋），白细胞（＋），颗粒管型（＋＋），胸透：心肺正常。

治疗经过： 入院后口服10％卤硷20毫升1日3次，静注10％卤硷3.0克1日1次，5日后下肢浮肿消失，尿量增多，9日后面部浮肿已明显消退，两周后面部浮肿完全消失，蛋白减少但颗粒管型及白细胞仍存在。6周后症状全部消失，尿检验正常，9周治愈出院。共用卤硷213克，其中口服150克，静注63克。

例：8

武×× 女 18 诊断：慢性付鼻窦炎。

病史： 三年前患感冒鼻堵，鼻涕黄色，左侧较多，继之头疼前额部较重，近一年来嗅觉功能减弱，记忆力减退，全身关节酸痛，偶有轻度干咳，经抗炎治疗，仍无好转。

查体： 一般检查无异常所见。鼻腔粘膜全般发赤充血，双中、下甲明显红肿对肾上腺素反应不良，双中鼻道黄白色脓汁多量。

血： 白细胞19,800分叶67％淋巴32％嗜酸1％。

73

1949

新　中　国
地方中草药
文　献　研　究
(1949—1979年)

1979

治疗经过：口服卤碱上清液一日 3 次日服3克，2天后出现腹泻，当天行双侧上颌窦穿刺用2％卤碱冲洗，各排出黄白脓液2毫升，各注入5％卤碱2毫升次日头疼，头晕加重，鼻涕减少，第3天头痛消失，但鼻堵无好转，继用5％卤碱液点鼻，一日3次，鼻堵减轻。3次双上颌窦穿刺，鼻粘膜红肿消失，但下甲仍轻度肥大。继续用5％卤碱滴鼻，双中鼻道清净，头疼消失分泌物减少嗅觉好转，全身症状消失治愈。

共用卤碱108.3克

四、卤碱治疗过敏性疾患的疗效统计

病　　名	例数	疗　　效			注
		治愈	有效	无变化	
总　　　　计	91	56	34	1	
过 敏 性 紫 癜	18	5	12	1	例9
荨　麻　疹	69	47	22		
过 敏 性 皮 炎	2	2			
磺胺过敏性皮炎	1	1			例10
皮肤粘膜综合症	1	1			例11

74

例：9

程××：女 9 岁

诊断：过敏性紫癜。

病史：发病 4 天，两小腿疼痛浮肿。

查体：神志清，急性痛苦病容，下肢轻浮度肿周身散在大小不等出血点，以下肢及臀为多，心肺正常。血像，白细胞6,400个/立方毫米，分叶76%淋巴24%，红细胞370万/立方毫米，血小板18万/立方毫米。

治疗经过：入院后用苯海拉明，乳酸钙，维生素丙治疗 3 天，疼痛及出血点不见好转。改用10%卤碱静点1.0克（一日），口服4.5克，五日后浮肿及下肢疼痛消失，停静点卤碱单用口服卤碱 2 天后出血点又复出现，再次用卤碱静点，10次后，病情稳定，出血点消失，住院25天全愈出院，共用卤碱，162.5克，其中口服136.5克，静点26克。

例：10

牟 × 男 16岁

诊断：多型性红斑型药物过敏。

病史：全身出现大小不等水疱已 7 天。入院前10天因玩"小土火药枪"将脸打伤。服磺胺嘧啶第 2 天全身出现大小不等的红疙瘩，微痒，不能进食，

75

1949

新　中　国
地方中草药
文　献　研　究
(1949—1979年)

1979

继之红疙瘩转成不同形状水疱。大者如拳头，用青霉素及考地松治疗无效，病情逐渐加重，7 天未进食，口腔粘膜亦出现水疱。

查体：全身皮肤出现散在的黄豆大的水肿性斑疹，伴大小不等的水疱。以面部及四肢，伸侧为多，手掌及足底均成大水疱，疱内含浅黄色的混浊的稀薄液体，少数疱内为黄色脓汁，两眼及口腔均不能张开，口腔粘膜呈大小不等的破溃糜烂面，阴茎包皮粘膜亦发生破溃，并有脓性分泌物，周身皮肤无健康处，故无法采血检验。无发热，心肺肝脾均无异常所见。尿：常规正常。

治疗经过：入院后，静点 1% 卤碱等渗糖500毫升，口服10%卤碱糖浆30毫升 1 日 3 次。后改用 2% 卤碱等渗糖300毫升。第二天病人自述好转，能进食少量稀饭。在无菌件件下，将大水疱内的液体抽出局部涂龙胆紫。手掌及足底之大小水疱剪去破溃皮肤，外敷卤碱软膏 3 天后食欲增加，未出现新破溃，创面干燥，继续用卤碱治疗，7 天后离床行走。20天后只残留阴茎包皮溃疡糜烂未完全愈合。36天全愈出院。

例：11

刘　×　女　26岁。

诊断：皮肤粘膜综合症。

病史： 70年1月26日发烧近20天，咽部疼痛，每进食感疼痛难受，滴水不进，眼睑及会阴部破溃，伴全身关节疼痛，之后两眼睑红肿疼痛。两下肢膝关节以下出现红色斑点，经各种药治疗无好转，高烧不退2月13日来院。

查体： 一般状态良好，血压100/70毫米汞柱，心肺无所见，两眼睑充血，轻度肿胀触痛，眼球运动良好，口腔会厌及咽部发红，散在园形小溃疡，会阴部及大阴唇充血及小溃疡，两下肢膝关节下散在高粱米粒大小红色斑点。

治疗经过： 入院后静注卤硷3.0克及维生素丙，乙$_1$，乙$_2$，并用青霉素40万单位（1日2次），次日眼睑红肿稍消退，自觉疼痛减轻，稍可进食，外阴部涂3%卤硷甘油。5天后自觉疼痛减轻，会厌表面溃疡全部消失，饮食自如。10天后每日加口服卤硷2克（1日3次），体温正常，停用青霉素，将静注卤硷量增至4.0克，周身关节疼痛减轻，仅右侧踝关节肿胀未消，拍片未见骨质破坏，两周后口腔粘膜已无溃疡复发。卤硷量逐渐减少，观察至3月21日体征消失，治愈出院。

两例皮肤粘膜综合症治疗比较

患者 处方及后果	严×× 男 33岁，治疗前体质好，业余自行车运动员	刘 × 女 26岁，治疗前体弱贫血
卤 硷（克）		85
可的松（毫升）	2,525	
青霉素(万单位)	12,000	1,400
四环素（片）	300	
红霉素（片）	60	
输 血（毫升）	600	
住 院（天）	62	31
费 用（元）	2000多元	96
后遗症	肥胖症，耳聋丧失劳动力	(-)

五、卤硷治疗常见病、多发病的疗效统计

病　　名	例数	疗　　效			注
		治愈	有效	无变化	
总　　计	5994	2123	3484	387	
肺原性心脏病	190	22	141	27	例13
高血压性心脏病	5	5			
动脉硬化心脏病	16	7	7	2	
风湿性心脏病	119	24	85	10	例14
高血压	818	267	502	49	
低血压	8	7	1		
脑血管供血不全	3	3			
血栓性静脉炎	41	3	25	13	
脑血管意外	131	57	54	20	例15
神经衰弱	20	7	13		
神经官能症	437	198	218	21	
癫痫	5	4	1		

79

1949

新　中　国
地方中草药
文　献　研　究

(1949—1979年)

1979

病　　名	例数	疗　　效			注
		治愈	有效	无变化	
高血压脑病	5	2	3		
美尼尔氏症	7	1	6		
精神分裂症	9		9		
支气管哮喘	1333	268	1042	23	例17
肺结核	81	8	67	6	例18
肺结核喀血	30	22	8		
结核性脓胸	1	1			例19
胸腰椎结核	4		4		例20
消化性溃疡	229	12	198	19	
胆道蛔虫症	238	234	3	1	
胃痉挛	9	9			
慢性胃炎	111	44	51	16	
消化道出血	31	13	18		
痢疾	280	205	55	20	例21

80

病　　　名	例数	疗　　效			注
		治愈	有效	无变化	
幽门梗阻	3	2	1		
蛔虫性肠梗阻	4	4			
黄胆性肝炎	19	11	8		例22
急慢性肝炎	331	87	201	43	
慢性肾炎	175	13	101	61	
血小板减少性紫癜	5	2	3		
纤维蛋白元减少症	1	1			例23
痔	7	6	1		
肝硬化	21	2	12	7	
先兆子痫	38	31	6	1	
妊娠呕吐	39	22	17		
先兆流产	6	1	5		
外阴搔痒	27	20	7		
产后出血	3	3			

1949

新 中 国
地 方 中 草 药
文 献 研 究
(1949—1979年)

1979

病　　　名	例数	疗　　　效			注
		治愈	有效	无变化	
妊娠出血	10	10			
功能性子宫出血	136	72	61	3	例25
风湿症	680	230	407	43	例12 16
婴儿手足搐搦症	5	4	1		
腮腺炎	65	64	1		
神经性皮炎	45	12	33		
牛皮癣	48	33	15		例27
湿　疹	111	40	71		
出血性血肿	3	3			
甲状腺机能亢进	4	1	3		
结核性脑膜炎	11		9	2	
鼻衄血	14	12	2		
玻璃体混浊	16	11	5		例28
蛛网膜下腔出血	1	1			例26

82

病　　　名	例数	疗　　效			注
		治愈	有效	无变化	
再生障碍性贫血	2		2		例24
阻塞性黄疸	1	1			例29
外伤性白内障	1		1		例30
慢性气管炎、尿血	1	1			例31

1949

新 中 国
地 方 中 草 药
文 献 研 究
(1949—1979年)

1979

例：13

王×：女　56岁　**诊断**：肺原心脏病Ⅱ′心衰。

病史：慢性气管炎10余年，全身浮肿，心悸、气短、呼吸困难、端坐呼吸，谵语，来院治疗。

查体：重症病容，神志昏迷，意识不清，颜面及下肢浮肿，口唇明显发绀，颈静脉怒张，桶状胸，肺肝界于右第7肋间，心右界扩大，心尖区可闻收缩期杂音，心率120次/分，两肺布满湿性罗音，腹部膨隆，肝大平脐，中等度腹水，可闻明显振水音，两下肢凹陷性浮肿。

治疗经过：入院后用10％卤碱40毫升加糖静点，持续4天意识半清醒，口唇发绀及颈脉怒张仍存在，心率96次/分有间歇。第5日改用10％卤碱50毫持续至12天后意识清楚，发绀消失，腹水减轻，下肢浮肿消退。25天后心率75次/分，腹水消退，食欲增加，已能下床活动，生活自理，治愈出院，在院治疗期间共用静点卤碱201克。

例：14

王××　男　36岁　诊断：风湿性心脏病二尖瓣关闭不全兼狭窄，心力衰竭三度，慢性肺原性心

84

脏病，慢性肝炎。

病史：十年前患风湿性关节炎，四年前患风湿性心脏病，经常心悸、气短、咳嗽白色泡沫痰，偶有血丝或咳血痰，近3天咳血加重于69年11月8日入院。

查体：血压110/70毫米汞柱，脉搏94次/分，体温36.5℃，慢性病容，不能平卧，颜面毛细血管扩张，颈静脉怒张不明显，左颈部有蜘蛛痣，肺气肿体征阳性，两肺干罗音散在，肺底有湿罗音，心界不大，心尖可触及舒张期震颤，心尖区可闻两期性杂音，心率94次/分，偶有期外收缩，腹肌紧张，无腹水征，肝剑突下叩出6.0厘米（浊音区）脾未触及，杵状指，两下肢轻度浮肿。

心电：窦性心动过速、不正常心电图，多发性房性期前收缩，不完全右束枝传导阻滞、顺钟向转。

肝功：锌浊正常，麝浊9单位。

血沉：1小时3毫米，2小时11毫米。

血像：红细胞380万/立方毫米 白细胞5000/立方毫米。

血钾16.5毫克%。

治疗经过：入院曾应用青霉素、链霉素、四环

1949

新 中 国
地 方 中 草 药
文 献 研 究
(1949—1979年)

1979

素、金霉素、地戈辛、西地兰、双氢克尿塞、氯化钾、凝血质、维生素K、奴佛卡因等药物治疗20天，病情无明显改善，用强心药物后心率增快110次/分，心律不齐，病人不愿用，停用上述药物，改用卤硷治疗，开始每日静注2.5克，3天后症状减轻，下肢浮肿减轻，尿量增加，端坐呼吸不严重，心率100次/分，期前收缩明显减少，两肺罗音不明显，肝明显缩小，压痛（士）。两周后一次用量增至4.0克，心率降至70～90次/分，期前收缩明显减少，睡眠好转。3周后用量增至5.0克，心率70～80次/分，偶有期外收缩，能仰卧位睡眠，精神状态好，自觉用药后感舒适，生活自理，晨起下床洗盥活动半小时无气短、心悸现象。四周后停静点改口服卤硷1日3.0克。一周余病情稳定，心率稍增快，又10天后，浮肿消失，期外收缩见频，再次用卤硷静点1次10克，病情稳定，症状消失。入院5个月，自用卤硷治疗以来，病情逐渐好转，病人要求再用卤硷治疗两周，基本治愈出院，共用卤硷700.5克，其中静注523.5克，口服177克。

例：15

李×× 女 66岁 诊断：高血压、动脉硬化性心脏病、脑出血。

86

病史：因突然晕倒，意识不清，口歪流涎右半身瘫痪而入院，经维生素K，抗炎等药治疗一周，意识稍有恢复，但言语不清，右上下肢瘫痪，转卤碱疗区。

查体：血压202/110毫米汞柱，意识呈半昏迷状度，言语不清，口角歪，右侧半身瘫痪，心尖区可闻二级收缩期吹风样杂音，节律正常，肺无著变，腹平软肝脾未触及，病理反射未引出。

眼底：白内障，视神经乳头萎缩。

治疗经过：用10%卤碱10毫升加糖静注，7日后意识恢复，言语稍清晰，上下肢能活动。二周后意识完全恢复正常，言语清楚，神经症状全部消失，能下床行走（扶拐）20日后可自行走路，口角稍歪斜。血压下降190/110毫米汞柱，之后血压逐渐下降150—180/110—100毫米汞柱，瘫痪肢体恢复正常。治愈出院。

共用卤碱128克。

例：16

尚× 女 32岁 诊断：多发性风湿性关节炎

病史：60年4月上旬，分娩后，高热持续数天，退热后，四肢关节红肿疼痛，运动受限，经中西医治疗无效。64年秋四肢关节疼痛加重，关节出

87

1949

新 中 国
地方中草药
文 献 研 究
(1949—1979年)

1979

现红肿，关节附近肌肉僵直卧床近三个月，肌肉萎缩日益明显，下肢浮肿，双手不能持物，继之关节变粗，尤以膝关节为著，四肢远端出现冷感，69年3月经新针疗法治疗，疼痛减轻，下肢浮肿仍无改善，冷感仍存在。

查体： 慢性病容，面色苍白，表情呆，神智清晰，语音正常，寡言，毛发无光泽，巩膜无黄染，胸部：语颤正常，肺无异常所见，心尖区可闻二级收缩期杂音心率88次/分，心律正常，腹部：膨隆，无振水音及波动感，肝脾未触及，膝及肘关节明显肿大，四肢关节运动障碍，不能步行，疼痛（＋）下肢肌肉萎缩，压痕（＋）神经反射正常，病理反射未引出。

血抗链"0"400单位。

治疗经过： 69年4月5日口服卤硷粉，一日三克顿服，一周后出现腹泻持续约四周。用药后一周关节疼痛明显减轻，一次可行路50米，食欲增进，睡眠好转，下肢浮肿消失。5月15日心脏听诊可闻1级收缩期杂音。心电图正常，9月10日改口服卤硷上清液一日三克，9月25日全身关节疼痛基本消失，关节活动自如，一次可行走200～300米，并能登上四楼。10月上旬心脏听诊正常，关节疼痛消失。共服卤硷558克。

88

例：17

马×× 男 56岁 诊断：慢性喘息型、支气管炎、慢性肝炎。

病史：6年前感冒后咳嗽不愈,气短,黄色痰,每年均住院1～2次治疗，出院后复发，69年7月来所就诊，呼吸困难，夜间不能卧床，食欲减退，行走困难。

查体：端坐呼吸，口唇发绀，颜面浮肿，阵发性咳嗽，大量泡沫样痰，言语困难，行走不能，胸部：语颤消失，气肿状，心音远，两肺散在明显干湿性罗音，腹部有震水音及波动，下肢浮肿，肝超声：较密2级微波，胸透：两肺野纹理增强。

治疗经过：用抗炎治疗无轻快，口服卤碱一周症状仍无好转，反而加重，卧床不起，改用卤碱加糖静注仍不减轻将10%卤碱增至10毫升,效果明显，并用口服卤碱两周后咳嗽减轻，浮肿消失，肝无疼痛，肺只少许罗音，四周后全身症状消失，肝自觉症状减轻，恢复工作上班生产。

共用卤碱50克。

例：18

王××： 男 36岁 诊断：六型肺结核。

病史：患肺结核已三年，因咯血而来院就医。

89

1949

新 中 国
地 方 中 草 药
文 献 研 究
(1949—1979年)

1979

查体：神志清，巩膜及皮肤无黄染，浅表淋巴结无肿大，胸对称，呼吸无受限体征，心脏正常，两肺无明显疑常呼吸音。胸透三次，左肺上叶可见直径3.0厘米空洞

治疗经过：入院后用链霉素，雷米封等抗痨药物治疗，一个月后又出现喀血，继续用上述药物治疗，患者自述耳鸣，而停用链霉素，改口服雷米封及对氨水杨酸钠，三周后胸透复查，病灶与入院时无改变。改用卤碱治疗，停用一切抗痨药物，每日口服10%卤碱糖浆10～12克，静点 1 %卤碱500毫升10天，以后单纯用口服卤碱糖浆治疗。一个月后胸透，空洞完全闭合，自觉症状消失，治愈出院。

例：19

张×× 男 23岁 诊断：肺结核右侧脓气胸

病史：三年前患肺结核，69年初因结核性脓胸先后到长春，北京等地治疗，疗效不显，后因卧床而来院治疗。

查体：慢性病容，神志清晰，呼吸平稳无气急，胸外形无疑常，叩诊右上肺呈鼓音右下肺为浊音，听诊右肺呼吸音消失，心脏无杂音，节律正常，肝脾（－），胸透：右后 6 肋下为积液，其上为气体。渗出物检验：外观干酪样粘稠液体，蛋白强阳性，

90

细胞数59.600个/立方毫米分叶88%淋巴12%。

治疗经过：入院后用抗痨药物治疗,疗效不显,后改用卤碱治疗,第一次用10%卤碱2.0毫升胸腔注入,无任何不良反应,继续增至6.0毫升,渗出物呈黄褐色,蛋白强阳性,细胞数降至15,600个/立方毫米,注入三次后,胸透:右后九肋下为积液,其上为气体。再将卤碱增至10毫升4次后, 渗出物检验;外观黄褐色, 稀蛋白3.5克, 细胞数10.000个/立方毫米,分叶90%淋巴10%。胸透: 液面仍在后九肋下, 右侧肺部可见被压缩之肺脏阴影呈椭园形。用卤碱治疗六周后胸透, 右肺肋膈角有少量积液。肺听诊呼吸功能已恢复。病人已下床自理生活, 可以在室内外散步。继续用卤碱治疗, 两个半月后, 渗出物检验: 细胞数已降至6.000个/立方毫米。胸透, 右侧有一椭园形液气腔。病人自觉有力, 食欲增进, 体重增加, 睡眠良好, 偶有咳嗽。仍在用卤碱治疗中。

例：20

孙×× 女 35岁 诊断：腰椎结核。

病史：68年5月正常分娩,一个月后左腿疼痛,全身消瘦, 经××医院用抗风湿药物治疗三个月无效。三个月后瘫痪卧床,后用抗炎、抗痨药物治疗,

91

1949

新 中 国
地方中草药
文 献 研 究
(1949—1979年)

1979

效果不显。69年3月经我院巡回医疗队治疗后,介绍来院治疗。

查体:一般状态尚好,明显消瘦,头颈及五官正常,心肺无异常,肝脾未触及,脊柱呈正常弯曲,腰部4~5椎压痛(+),弯腰试验受限,骶髂关节均有明显压痛,右髂关节活动受限,起坐不能,卧床,二便不能自理。X线拍片:腰椎4~5椎体及骶椎上部骨质呈不规则破坏,变形,相应之关节间隙窄,椎弓根部可见骨质破坏。

治疗经过:入院前曾用抗痨药物治疗效果不显,入院后继续用抗炎,抗痨药物二个月病情无减轻,后改用卤硷日口服3克,又改用10%卤硷10毫升加糖静注,7天后能扶人站立,20天后可自行起床,但腰疼仍轻度存在,左腿活动恢复正常,右腿活动后仍感轻度疼痛,继用10%卤硷30毫升加糖静点,可以下床活动,生活自理,已治愈出院。在院治疗期间共用卤硷288克。

例:21

孙×× 女 40岁

诊断:痢疾。

病史:昨日突然腹泻,脓血便6—7次,伴腹痛,里急后重,呕吐胃内容物及水四次,微热,进

92

食少，轻度口喝，未服任何药物来诊。

查体：一般状态良好，心肺无异常，腹平软，肝脾不大，脐下闷痛（十）。

血像：白细胞11,400，中性：53%，淋巴23%杆状24%

便：红白细胞全视野。

治疗经过：入院后用10%卤硷口服，日6克，分三次，次日呕吐停止，大便逐渐好转，第三天脓血便消失，次数减少到2次腹痛消失。第五，六天大便一次，黄色软条便。镜检：无异常，治愈出院已参加劳动。共用卤硷32克。

例：22

国××，女 26岁

诊断：急性黄胆型肝炎。

病史：入院前八天，全身乏力，食欲减退，近三天全身发黄，小便色深而入院。

查体：急性重病容，巩膜及全身皮肤黄染，心肺未见异常。肤部高度膨隆，肝脾未触清。宫底达剑突下，胎位正常。肝功：碘反应（十十）锌浊8单位，射浊16单位，黄疸指数30单位，凡登白试验，间接，直接反应均阳性。

治疗经过：用10%卤硷等渗糖静点，500毫升1

93

1949

新　中　国
地方中草药
文　献　研　究
(1949—1979年)

1979

日1次，口服10%卤硷糖浆100毫升1日3次。前三天静点糖加氢化考地松200毫克/日，病人入院当晚正常分娩，娩后坚持用卤硷治疗，四周后肝功均恢复正常，治愈出院。

例：23

刘×× 女 45岁。

诊断：纤维蛋白原减少症。

病史： 近五天腹痛，突然发生阴道大量流血而来院治疗。

查体： 贫血外观， 神志清， 血压80/50毫米汞柱，胸廓对称，心肺无异常所见，腹部膨隆，宫底于剑突下2指高，胎头在下，有阵发性宫缩，胎心不清，内诊，流血量较多，宫口开大一指多，先露部为头， 未触及胎盘。血像：血红蛋白8.5克，红细胞398万/立方毫米， 白细胞18,400/立方毫米，分叶90%淋巴10%， 出凝血时间均超过正常范围。

治疗经过： 入院后半小时血压降至70/40毫米汞柱，输同型血1400毫升，行剖腹产手术。术后出现针眼、刀口及阴道出血，不凝， 流多半脸盆血液，无一个凝血块。应用仙鹤草素、凝血质维生素K止血无效。改用5%卤硷静注200毫升，4小时后出血减少，又静注5%卤硷250毫升，用药后6小

94

时出血停止。(两次静注卤硷22.5克，相隔不到六小时）之后坚持用卤硷治疗，症状消失，住院两周治愈出院，随访四个月无复发。

例：24

姜××：× 39岁 诊断：再生障碍性贫血。

病史：69年8月患感冒，经卫生所治愈以后，面苍白逐渐加重，月经过多，出血后腰疼、气短、咳嗽，不能饮食，并有呕吐，吐物白水样，发冷发热，并有阴道出血。诊断为再生障碍性贫血。69年12月3日入院。

查体：血压130/60毫米汞柱，脉率130次/分，呼吸22次/分，慢性病容，神智不清，结膜皮肤苍白无黄染，未触及肿大的淋巴结，颈静脉无怒张，胸两侧对称，心界左侧增大，锁骨中线外，心律正，心率130次/分，可闻三级收缩期杂音，肺肝界在第五肋间。呼吸正常，肝脾未触及。两下肢轻度浮肿，阴道流血，皮肤有散在出血点。

检查：胸透：两膈升高，心脏横位，两肺无异常。血像：A型，血红蛋白不能比色，红细胞19万个/立方毫米，白细胞1,700个/立方毫米，分叶64%，杆状4%，淋巴32%，血小板6,800个毫米。尿：白蛋(+)，红细胞3—6，白细胞2—4/45×。

95

1949

新　中　国
地 方 中 草 药
文　献　研　究
(1949—1979年)

1979

治疗经过：病人入院尚有牙龈出血，病情严重紧急输血300毫升。入院后经用对症疗法及卤硷,中药不见好转,输血3150毫升,血像无明显恢复。后改在常规消毒下加局麻进行腰椎棘突骨髓穿刺点滴1％卤硷150毫升,3日后病人自觉心悸头昏均有好转,第二次骨髓穿刺注入1％卤硷250毫升,三天后血像有明显好转,血红蛋白4.5克,红细胞109万/立方毫米,白细胞2,900个/立方毫米,血小板32,000个/立方毫米。第三、四、五次骨髓穿刺注入2％卤硷300毫升后,查骨髓像：红白细胞增生不良,全片未查出核细胞,血小板显著减少,红细胞大小不等,形态不一,中间淡染区扩大。第六次骨髓穿刺注入（浓度、量同前)后血像：血红蛋白3.5克,红细胞100万个/立方毫米,白细胞1.550个/立方毫米,分叶35％淋巴63％,杆状1％,嗜酸1％,血小板36,000个/立方毫米。病人经六次骨髓穿刺滴入卤硷之后　　　　　　　　。现在仍用上述方法继续治疗中。

例：25

李××　女　41岁　诊断：功能性子宫出血。

病史：69年6月分因月经过多,来院刮宫治疗后,月经来潮持续时间较长,量较多,本次因工作

96

过劳，持续出血五天不止，再次来院治疗。

查体：慢性贫血病容，面色苍白，心肺无异常所见，腹平软，肝脾（-）。内诊：因出血未查。

治疗经过：入院后用10％卤碱口服及静注，口服一次 2 克，静注一次1.0克，次日出血减轻，三天后出血停止。一周后内诊：阴道无出血，宫口紧闭，宫体平位正常大质中等，活动性欠佳，无压痛，两侧附件未触及。后改为单纯口服，三周后治愈出院，经随访未复发。在院期间共用卤碱129克，其中静注 9 克，口服120克。

例：26

杨×× 女 14岁 诊断：蜘网膜下腔出血。

病史：患儿于四天前突然头痛，恶心、呕吐，周身疼，脖子硬，服止痛药及拔火罐无效，经急诊查见脑膜刺激征，且腰穿有血性脑水收容入院。

查体：精神欠佳，神志尚清，急重病容，颈强硬、咽赤、呼吸平稳，心肺未见异常，腹软、肝脾不大，抬腿试验阳性，划足底试验阴性，眼底检查双侧乳头高度水肿。

治疗经过：入院后即用10％卤碱40毫升加糖静点，第 2 天病情好转，第 7 天头痛呕吐消失，神志清，抬腿试验阳性，两周后颈软，偶有头疼恶心，

97

1949

新　中　国
地 方 中 草 药
文 献 研 究
(1949—1979年)

1979

20天上述症状消失治愈出院。共用卤碱总量47克。

例：27

曲×× 女 12岁 诊断：牛皮癣。

病史：两个多月来全身发现散在之红色斑点，融合成片状，轻度痒感，并有鳞片状落屑。

查体：一般状态好，面部及全身有大小不等红色斑点，形态不一，以肘膝关节处较多，并呈大片融合约占体表面积70%，伴有鳞状落屑。

治疗经过：入院后用20%卤碱擦剂涂于患处，并口服卤碱上清液10毫升一日三次，静注5%卤碱1.5克一日一次。擦剂用后骚痒略减轻，但出现疼痛。次日卤碱擦剂加少量普鲁卡因，痛感减轻。6日后改用25%卤碱擦剂，静点增至2.0克，面部及躯干部好转，露出健康皮肤。关节附近仍无明显改变。三周后除关节附近未露出健康皮肤，其他处恢复健康，改用5%卤碱擦剂，四周后四肢关节附近开始出现健康皮肤，鳞屑变薄，面积缩小。六周后全愈出院。共用卤碱179克，其中口服120克静注59克。

例：28

宋×× 男 42岁 诊断：玻璃体混浊。

治疗经过：右眼失明，左眼玻璃体混浊，经口服卤碱片剂36天，并以1%卤碱离子透入一个疗程

98

（10天）左眼视力由0.5上升到0.9。

例：29

周××　女　52岁　诊断：阻塞性黄疸，胆囊胆道感染。

病史： 半个月前，无何诱因突然周身不适，发烧，恶心，频吐，有时吐黄色苦水，未吐蛔虫，不能进食，3—4天后感上腹部疼痛阵加剧，右侧腰痛，尿色深，病后未解大便，曾于当地卫生所就诊后服药水（名不详）及中药治疗未凑效，近5—6日来发现巩膜及皮肤发黄来院治疗。

查体： 体温37.4℃，血压100/70毫米汞柱，脉搏80次/分全身皮肤及巩膜重度黄染，心肺无异常，腹平，无肠型及蠕动波，腹壁静脉无怒张，剑突下及右上腹肌紧张及明显压痛，无反跳痛，未触及包块及胆囊，左上腹隐约可触及数个花生米大之包块，具压痛不移动，无移动性浊音，肝脾未触及，前胸腹壁可见蟹足肿。

胸透： 两肺纹理粗，主动脉心型，上纵膈较宽。

化验： 黄疸指数100单位，总胆红质6.3毫克%直接胆红质4.8毫克%，锌浊20单位，麝浊13单位，谷丙转氨酶300单位。

治疗经过： 入院后仅2日用青霉素40万单位一

99

1949
新中国
地方中草药
文献研究
(1949—1979年)
1979

日二次，链霉素0.5克仅用1天，以后用卤硷静点20克，病人体温恢复正常食欲增进，黄疸消退，肝功逐恢复，黄疸指数20单位，锌浊13.5单位，麝浊14单位，谷丙转氨酶正常，住院一个月健康出院。

例：30

孙×× 男 58岁。

诊断：左眼外伤性白内障左眼晶体前脱位。

病史：69年4月5日左眼被木柴击伤，当时有眼痛失明，次日即能看出东西，以后左眼瞳孔区内混浊，约四个月后已完全混浊失明，但有时仍能见到光感，当时病人不同意手术而出院，今年再次来院治疗。

查体：双眼睑结合膜两眦有少许乳头增生，双睑位置正常，双眼角膜清亮，右眼虹膜正常，晶体清晰，眼底乳头正常，动脉光反射稍强，左眼角膜清亮，晶体前脱位，且呈现白色混浊，虹膜已大部遮盖眼底不能见到。

治疗经过：入院后在局麻下行左眼晶体囊外摘除术，术后第一天即出现继发性青光眼（概测眼压卅以上）睫状充血，后即用1％、4％、10％卤硷静点由2.5克渐增到5克、7克、10克，先后共用卤硷55克左眼视力恢复到0.02，出院。

100

注：在用卤硇同时曾用醋氮酰氨 250 毫克一日三次口服，共 5 — 6 天后因无药而停用。

例：31

宋×× 女 52岁。

诊断：慢性气管炎、肺气肿、尿血。

病史：两年前出现慢性咳嗽冬季加重，喀白色痰，胸闷呼吸困难，呼气加重，尚能平卧，20天前因感冒加重，咳嗽喀黄色痰，周身发冷发烧、呼吸困难，颜面发绀，经用青链霉素好转，经门诊介绍入院。

查体：消瘦，能平卧，无发绀，两肺叩诊鼓音肺肝界在右锁骨中线第六肋间，散在干罗音，右肺中叶小水泡音，呼吸音弱，呼气音延长，心浊音区缩小，心音远，心率70次/分，律正，无杂音，腹软心窝部压痛，未触及包块，肝脾未触及，右肾区叩打痛，下肢无浮肿，血压110/70毫米汞柱。

胸透：两中下肺纹理增强。

化验：血沉 1 小时15毫米，2 小时40毫米。

治疗经过：入院后用10%卤硇10克加糖静点一日一次。入院后一周发现尿血，查尿：蛋白(十)红细胞全视野，白细胞 5 — 8 /400×，扁平上皮细胞 3 — 5 /400×，继续用卤硇治疗，血尿逐渐消失用药25天后症状消失，基本治愈出院。共用卤硇250克。

101

1949

新 中 国
地方中草药
文 献 研 究
(1949—1979年)

1979

六、卤硷治疗癌肿的疗效统计

病　　　　名	例数	疗　　　效			注
		显效	有效	无变化	
总　　　　计	77	11	47	19	
胃　　　　癌	21	5	8	8	
肝　　　　癌	12		8	4	
肺　　　　癌	9	1	8		例32
宫　颈　癌	8	1	4	3	
乳　腺　癌	8		6	2	
直　肠　癌	7	2	4	1	
食　道　癌	4		3	1	
膀　胱　癌	3	1	2		
子　宫　癌	2		2		
肾　脏　癌	1		1		
胰　腺　癌	1		1		
绒毛膜上皮癌	1	1			

102

例：32。

孙×× 男 59岁。

诊断：肺转移癌、高血压性心脏病。

病史：68年10月因咳嗽，胸痛，胸透疑为肺结核，用链霉素、雷米封治疗无好转，胸部拍片，发现两肺有大小不等园形阴影30×40个，最大直径约4×3厘米，小者约0.5×0.5厘米，疑为肺恶性肿瘤。11月中旬经长春医大确诊为肺转移癌。11月20日来院治疗。

查体：血压150/90毫米汞柱，脉率104次/分，体温37.8℃，重症恶液质，颜及皮肤色泽污暗，巩膜似黄染，两肺呼吸音减弱，肺底有干鸣，心音亢进，不纯，$A_2 > P_2$，腹部凹陷，无抵抗及压痛，肝脾（一），四肢颤抖，右下肢体运动受限。来院时胸透与转院带来胸片病变一致。

治疗经过：69年11月22日用抗癌药环磷酰胺200毫克隔日静注一次，至12月9日病情危重，白细胞已降至4,200个/立方毫米，停环磷酰胺，12月12日改用10%卤碱20毫升加糖静点，3日后卤碱量增至30毫升，又一周后卤碱量增至40毫升维持20天，后改为50毫升。用卤碱治疗后白细胞上升为5,600个/立方毫米，一周后精神状态好转，意识渐恢复，

103

1949

新　中　国
地 方 中 草 药
文　献　研　究
(1949—1979年)

1979

13天后能下床动活，食欲增进，睡眠好转。用卤硷一个月后拍胸片，病灶吸收2/3，行动自由。70年2月3日拍胸片，除左肺下叶仍残留少许病灶外，其余全部吸收。仍在治疗中。

104